“十四五”职业教育国家规划教材

供高等职业教育药学类、中医药类、护理类、食品药品管理类、
医学技术类、康复治疗类等相关专业使用

微生物学与免疫学

（第五版）

主　编　蔡　凤

副主编　张连英　李　娜　刘　萍
李　光　王　蕾　胥振国

编　者（按姓氏汉语拼音排序）

蔡　凤（南通职业大学）
靖吉芳（惠州卫生职业技术学院）
李　光（岳阳职业技术学院）
李　娜（邢台医学院）
刘　萍（四川护理职业学院）
刘加顺（潍坊护理职业学院）
刘娟娟（山东中医药高等专科学校）
龙小山（广州卫生职业技术学院）
孙佳琳（黑龙江民族职业学院）
汪晓艳（重庆医药高等专科学校）
王焕霞（东莞职业技术学院）
王　蕾（沧州医学高等专科学校）
解彦刚（南通职业大学）
胥振国（合肥职业技术学院）
姚　玲（长沙卫生职业学院）
于　婷（山东药品食品职业学院）
张　丽（山东药品食品职业学院）
张连英（遵义医药高等专科学校）
钟芝兰（广西医科大学玉林校区）

科学出版社

北　京

内 容 简 介

本教材上一版为“十四五”职业教育国家规划教材。本教材分为4篇，包括微生物学概论、微生物与制药、免疫学基础和实验指导。教材详细介绍了多类微生物的生物学特性，同时强化了微生物在制药工业中的应用，如与微生物有关的药物的生产、药品生产中微生物的控制以及药物制剂的微生物学检验等；在免疫学基础中，突出免疫学的知识、技能与药学专业的联系。本教材通过“中科云教育”平台配有PPT、图片、视频等教学资源，便于教师教学并提高学生学习兴趣。

本教材可供高等职业教育药学类、中医药类、护理类、食品药品管理类、医学技术类、康复治疗类等相关专业学生使用。

图书在版编目（CIP）数据

微生物学与免疫学 / 蔡凤主编. -- 5版. -- 北京 : 科学出版社, 2025.6. --(“十四五”职业教育国家规划教材). -- ISBN 978-7-03-080932-2

Ⅰ. R37; R392

中国国家版本馆CIP数据核字第202482MN41号

责任编辑：王昊敏 / 责任校对：周思梦
责任印制：师艳茹 / 封面设计：涿州锦晖

版权所有，违者必究。未经本社许可，数字图书馆不得使用

科学出版社 出版
北京东黄城根北街16号
邮政编码：100717
http://www.sciencep.com
北京中科印刷有限公司印刷
科学出版社发行　各地新华书店经销
*
2004年9月第　一　版　开本：850×1168　1/16
2025年6月第　五　版　印张：15
2025年8月第四十三次印刷　字数：444 000
定价：89.80元
（如有印装质量问题，我社负责调换）

前言

党的二十大报告指出“人民健康是民族昌盛和国家强盛的重要标志。把保障人民健康放在优先发展的战略位置，完善人民健康促进政策。”贯彻落实党的二十大决策部署，积极推动健康事业发展，离不开人才队伍建设。“培养造就大批德才兼备的高素质人才，是国家和民族长远发展大计。”教材是教学内容的重要载体，是教学的重要依据、培养人才的重要保障。本次教材修订旨在贯彻党的二十大报告精神，坚持为党育人、为国育才。

本教材上一版为首批“十四五”职业教育国家规划教材。自2004年第一版出版以来，经历5轮修订，全国多所院校反馈良好。本次修订在保持第4版特色和优势的基础上，主要做了以下调整。

1. 将思政元素融入教材编写，以案例、链接的方式将爱国主义情怀、文化素养、科学精神等有机融入。

2. 教材原先实验内容大多为基础性实验，修订后增加创新性实训项目，如土壤中放线菌的分离、甜酒酿的制作、噬菌体的分离纯化及效价测定、凝集反应等。以上实验的设置主要考虑高职院校的实际教学情况、实验的可操作性、实验的趣味性，学生能运用所学的知识和基本技能，进一步提高综合实训能力。

3. 第二篇“微生物与药学的关系”改为“微生物与制药”，将原教材两章内容（药物制剂的微生物学检查、微生物在制药工业中的应用）进行了更新和拓展，并增加“制药工业中微生物的控制”一章，突出微生物学在药品的生产、质量控制等方面的重要作用。

4. 各章节以“学习目标”为开篇，穿插案例、考点、链接等，并在章末配有自测题，本轮修订进一步优化了自测题试题，使之更加科学、合理。同时，我们配套制作了数字资源，如PPT、图片、视频等，使教学内容更加丰富、立体，便于教师教学，也有利于学生利用碎片化时间进行学习。

我们在编写书稿过程中参考了大量文献资料，在此谨向上述各位作者表示衷心的感谢。教材中若有不足之处，恳请读者提出宝贵意见。

蔡　凤

2024年10月

配 套 资 源

欢迎登录“中科云教育”平台，**免费** 数字化课程等你来！

本系列教材配有图片、视频、音频、动画、题库、PPT 课件等数字化资源，持续更新，欢迎选用！

“中科云教育”平台数字化课程登录路径

电脑端

- 第一步：打开网址 http://www.coursegate.cn/short/KWZP9.action
- 第二步：注册、登录
- 第三步：点击上方导航栏“课程”，在右侧搜索栏搜索对应课程，开始学习

手机端

- 第一步：打开微信“扫一扫”，扫描下方二维码

- 第二步：注册、登录
- 第三步：用微信扫描上方二维码，进入课程，开始学习

PPT 课件，请在数字化课程中各章节里下载！

目 录

第3篇 免疫学基础

第4篇 实验指导

绪　论

一、微　生　物

（一）微生物的概念

微生物（microorganism）是一类个体微小、构造简单、肉眼难以观察，需借助显微镜才能看清外形的微小生物。

在大自然中，生活着一类人们看不见的生物，无论是繁华都市、广阔田野，还是高山之巅、海洋之底，到处都有它们的足迹。它们和植物、动物共同组成了生物大军，使自然界生机勃勃。虽然人们对微生物的认识只有几百年的历史，但微生物却是地球上最早的“居民”。地球诞生至今已有46亿年，最早的微生物35亿年前就已出现，而人类至今只有几百万年的历史。微生物出现最早，又能延续至今，与其自身的特点有关。

（二）微生物的特点

1. 个体小、面积大、新陈代谢能力强　微生物的个体极其微小，需借助显微镜放大数十倍、数百倍甚至数万倍才能看清。表示微生物大小的单位是μm（$1m=10^6μm$）或nm（$1m=10^9nm$）。把一定体积的物体分割得越小，它们的总表面积就越大，其表面积与体积之比就越大，这样微生物就有一个吸收营养、排泄代谢废物的巨大表面，所以新陈代谢能力强。因此，这样一个小体积、大面积的系统是微生物与一切大型生物相区别的关键所在。

2. 吸收多、转化快、繁殖速度快　微生物新陈代谢能力特别强，因此它们的“胃口”也特别大，如发酵乳糖的细菌在1h内可分解比其自身重100～1000倍的乳糖。微生物的这个特性为它们高速生长繁殖提供了充分的物质基础，微生物以惊人的速度“生儿育女”，如大肠埃希菌在合适的条件下，约20min可繁殖一代，以2^n的速度一分二、二分为四、四分成八……如果按这个速度计算，一个细菌10h可繁殖成10亿个！实际上，这种几何级数的繁衍受环境等条件的限制，是不可能实现的，但即使如此，也足以使动、植物望尘莫及了。

3. 适应能力强、易变异　微生物对环境条件，尤其是对恶劣的“极端环境”具有惊人的适应力，这是高等动植物无法比拟的。如大多数细菌能耐-196～0℃（液氮）的低温；一些嗜盐菌能在接近于饱和盐水（32%）的环境下正常生存；许多微生物尤其是产芽孢的细菌可在干燥条件下保存几十年。

由于微生物的个体一般都是单细胞、简单多细胞或非细胞生物，通常都是单倍体，加上它们新陈代谢旺盛、繁殖快的特点，并且与外界环境的接触面大，所以容易受外界条件的影响而发生性状变化。尽管变异的概率只有10^{-10}～10^{-5}，微生物却可以在短时间内产生大量变异的后代，在外界环境条件发生剧烈变化时，变异了的个体适应新的环境而生存下来。

4. 种类多、数量大、分布广　微生物种类繁多。迄今为止，人们所知道的微生物约有10万种。但由于微生物的发现和研究较动植物迟得多，有人估计目前已知的种类只占地球实际存在的微生物总数的20%，所以微生物很可能是地球上物种最多的一类。

虽然我们不能看到微生物，但它们却是无处不在、无孔不入的。85km的高空、11km深的海底、2000m深的地层、近100℃的温泉、-250℃等极端的环境下，均有微生物生存。在人类正常生活的地方，更是微生物生长的适宜场所，其中土壤是多种微生物的大本营，任意取一把土，就是一个微生物的世界，在1g肥沃的土壤中，微生物的数量可达到千百万乃至数亿。除了自然环境，动植物和人体内，如人的肠道中经常居住着100～400种不同的微生物，约100万亿个；把手放到显微镜下观察，一双普通的手上带有细菌4万～40万个，即使刚刚清洗过，上面也有300个细菌，当然这些绝大多数不是致病菌。

（三）微生物的分类

1. 微生物在自然界的地位　将整个生物界划分为几界，有不同的分类系统，除了已确定的动物界和植物界外，其余各界都是随着人类对微生物的深入研究和认识后才发展建立起来的。近100多年来，从两界发展到三界、四界、五界、六界系统，是一个由低到高、由浅到深的认识过程，在此介绍六界系统，如绪图-1所示。

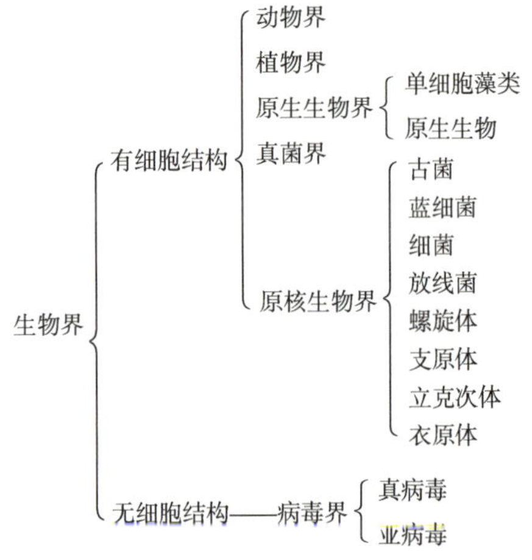

绪图-1　微生物在生物界的分类地位

由绪图-1可以看出，将所有的生物分成有细胞结构和无细胞结构两大类六个界：动物界、植物界、原生生物界、真菌界、原核生物界和病毒界，微生物分属于除动物界和植物界以外的四个界。

2. 微生物的分类　微生物按有无细胞结构分为三种类型。

（1）原核细胞型微生物（原核生物）　由单细胞组成，仅有原始核和裸露的DNA，无核膜和核仁。此类微生物包括细菌、放线菌、蓝细菌、古菌、支原体、衣原体、螺旋体、立克次体等。

（2）真核细胞型微生物（真核生物）　大多由多细胞组成，具有高度分化的核，有核膜和核仁，且有多种细胞器，如内质网、核糖体、线粒体等。此类生物包括真菌、藻类和原虫等。

（3）非细胞型微生物　无细胞结构，只有一种核酸（DNA或RNA）和蛋白质组成，必须寄生于活细胞。病毒属于此类微生物。

3. 微生物的分类单位　与动植物一样，微生物的分类单位自上而下可依次分为：界（kingdom）、门（phylum）、纲（class）、目（order）、科（family）、属（genus）和种（species）。在微生物分类中常用种和属，而种是最基本的分类单位，在种以下还可分为亚种、菌株和型等。

（1）属　指生物学性状基本相同、具有密切关系的一些种组成属。

（2）种　是一大群表型特征高度相似、亲缘关系极其接近、与同属内其他种有着明显差异的菌株的总称。在微生物中，一个种只能用该种的一个典型菌株（type strain）作为具体标本，该典型菌株就是这个种的模式种（type species）。在实际中，有时分离到的纯种具有某个明显而稳定的特征，与典型种不同，称为亚种（subspecies，subsp.）。

（3）型　曾用于表示细菌种内的细分，但现在已废除，目前尚在使用的是以“型”作后缀，如生物型（biotype）、血清型（serotype）、噬菌体型（phagetype）等。

（4）菌株　又称为品系（在病毒中称毒株或株），表示任何由一个独立分离的单细胞繁殖而成的纯种群体。因此，一种微生物的每一不同来源的纯培养物均可称为该菌种的一个菌株。

4. 细菌的命名　一般采用国际通用的拉丁文双名法。其学名（scientific name）由属名和种名两部分组成，前面为属名，用名词并以大写字母开头；后一个为种名，用形容词表示，全部小写，印刷时用斜体字。常在种名之后加上命名者的姓氏（用正体排字），也可省略。在少数情况下，当该种是一个亚种时，学名就应按“三名法”构成，具体如下。

（1）双名法　即属名+种名

例如：金黄色葡萄球菌*Staphylococcus aureus* Rosenbach

大肠埃希菌*Escherichia coli*

（2）三名法　即属名+种名+亚种名（亚种名缩写“subsp.”，排正体以及亚种名称）。

例如：蜡状芽孢杆菌的蕈状亚种　*Bacillus cereus* subsp.*mycoides*

脆弱拟杆菌卵形亚种　*Bacteroides fragilis* subsp. *ovatus*

（3）菌株的名称　都放在学名的后面，可用字母、符号、编号等表示。

例如：大肠埃希菌的两个菌株（B和K12菌株）

Escherichia coli B（*E. coli* B）

Escherichia coli K12（*E. coli* K12）

（4）通俗名称（common name）　除了学名，细菌通常还有俗名。俗名简明、大众化，但不够确切。如结核分枝杆菌学名为*Mycobacterium tuberculosis*，俗名是结核杆菌，英文是tubercle bacillus，常缩写为TB。

（四）微生物的作用

1. 参与自然界的物质循环　微生物在自然界物质循环中起着重要作用。整个生物圈显得生机勃勃，其主要能源依赖于太阳的光能，而组成机体的重要生命元素，如C、N、P、S、Fe等的来源则主要依赖于微生物所推动的物质循环。以碳素循环为例，绿色植物依靠太阳的能量吸收CO_2和H_2O进行光合作用，而大气中所含的CO_2只够供应绿色植物约20年，是微生物将有机物质（如动植物的尸体）中的碳元素分解，产生CO_2释放到大气中。地球上约90%的CO_2是靠这种作用形成的，从而使生物界处于一种良好的碳平衡环境中。其他如氮素循环、硫素循环、磷的循环等都离不开微生物的作用。

2. 在工农业生产上的用途　在农业上，通过固氮微生物的生物固氮作用，将环境中游离氮转化为氨而增加了土壤的肥力，供植物生长所需。这是一种极其温和的生化反应，比人类发明利用铁作催化剂、在高温（300℃）高压（300个大气压）下的化学固氮优越得多。在我国，种植豆科植物作绿肥有近两千年的历史。

在工业上，微生物可应用于食品、酿造、石油化工、皮革以及环境保护等方面。例如，传统上对植物秸秆的利用就是燃烧，能快速取得其中约10%的热能及一些肥效较差的草木灰肥料，而采用现代合理的梯级利用方式，即先将秸秆打碎作牲畜的饲料，再以畜粪进行沼气发酵，可利用90%的化学能，发酵后的残渣还可作为有机肥料，形成饲料-燃料-肥料的良性循环，而关键的沼气发酵则是由产甲烷菌形成甲烷的过程。

在医药工业上，可利用微生物生产抗生素、维生素、氨基酸、核苷酸、生物碱以及酶制剂等。如目前临床上广泛应用的青霉素，就是由英国人弗莱明（Fleming）于1929年发现的，为人类抗细菌性感染做出了巨大贡献。近年来，随着分子生物学和基因重组技术的发展，很多药物，如胰岛素、干扰素、生长激素等都可通过基因工程这一现代生物技术，利用基因重组的菌株进行生产并应用于临床。

3. 微生物的危害　尽管大多数微生物对人类是有益无害的，但其中有一小部分可引起人类与动植物的疾病，这种具有致病性的微生物称为病原微生物。人类的许多传染病，如传染性很强的痢疾、流行性感冒等；感染率较高的肝炎病毒；危害性大、病死率高的艾滋病等，均由病原微生物感染引起。

随着现代微生物学的发展，一些新的病原体不断被发现。例如，羊瘙痒病，该病的病原经过近两个世纪的研究都未能证实，直到20世纪80年代初期才证实病原体是一种比病毒还小，不含任何核酸而只含有致病能力的蛋白质，称为朊病毒。朊病毒能引起人及动物中枢神经系统疾病，1985年首次在英国发现的牛海绵状脑病（疯牛病）也是由它引起，对养牛业、饮食业以及人的生命安全造成巨大威胁；1997年发现的禽流感病毒H5N1亚型、2013年的H7N9亚型不仅造成了人类的伤亡，同时重创了家禽养殖业；2003年的严重急性呼吸综合征（SARS）由SARS冠状病毒（SARS-CoV）引起；2019年年末暴发的新型冠状病毒感染由新型冠状病毒（SARS-CoV-2）引起，均对人类的健康造成极大的威胁。

此外，微生物还可引起工农业生产中的原料、产品、药材、木材、食品等的腐败霉变，造成经济损失和人体伤害。

二、微生物学

1. 微生物学的定义 微生物学（microbiology）是研究微生物的形态结构、生理代谢、遗传变异、生态分布以及与人类、动植物、自然界之间相互关系的一门学科。学习、研究微生物的目的是充分利用微生物对人类有益的一面，开发微生物资源并运用到生活、生产中；控制其有害的方面，能使人类的传染性疾病得到有效的预防和治疗。

2. 微生物学的分科 微生物学作为基础生物学，研究领域和范围日益广泛和深入，已涉及医学、工业、农业和环境等许多方面，从而形成了一些分支学科。按应用领域来分，有工业微生物学、农业微生物学、医学微生物学、药学微生物学、食品微生物学等分支学科；按研究对象来分，有细菌学、真菌学、病毒学等；按微生物所在的生态环境来分，有土壤微生物学、海洋微生物学、环境微生物学等。此外，研究人和动物对微生物反应的免疫学也成了一门独立的分支学科。

药学微生物学作为微生物学的一个分支，其范畴除了研究微生物学的基础理论外，还包括研究、生产微生物药物，微生物控制，保证药品质量等方面的内容。

三、微生物学发展史

（一）微生物学的经验时期

在古代，人们虽然没有看到过微生物，但已经将微生物学知识运用到工农业生产和疾病防治上了。如我国北魏《齐民要术》书中详细记载了制醋的方法；长期以来民间用盐腌、糖渍、烟熏、风干等方法保存食品，实际上都是通过抑制微生物的生长以防止食物的腐烂变质。在医药方面，明朝李时珍在《本草纲目》书中就有对患者穿过的衣服应该进行消毒的记载；在11世纪有种人痘预防天花，到16世纪（明代）此法传至俄国、朝鲜、日本等国家。此外，我国很早就应用茯苓、灵芝等中草药治疗疾病。

（二）微生物学形态学时期

首次观察到微生物的是荷兰人列文虎克（1632—1723），他于1676年用自制的世界上第一台显微镜，观察到了雨水、牙垢、粪便中的微生物，并正确描述了他所看到的各种形态的细菌和原虫，为微生物的存在提供了有力的证据，从此揭开了微生物形态学时期的序幕。当之后人们使用效率更高的显微镜观察他所描述的“小动物”，并知道它们引起人类的疾病和产生许多有用的物质时，才真正意识到他对人类认识世界所做出的伟大贡献。

（三）微生物学发展时期

从1676年到1861年近200年的时间里，人们对微生物的研究仅停留在形态描述的低级水平上，直到法国科学家巴斯德（1822—1895）的出现，这些微小生物的来源及其与疾病的关系才得以阐明，他为微生物学的发展建立了不朽的功勋，被誉为“微生物学之父”。

巴斯德的主要贡献：①否定了自然发生学说，巴斯德用著名的曲颈瓶实验（绪图-2）证明有机物质的腐败变质是由微生物引起，从而彻底推翻了当时盛行的自然发生学说。②证实发酵由微生物引起，而酒类变质是因污染了杂菌所致，并发明了巴氏消毒法。当时在法国占重要经济地位的酿酒业出现了酒质变酸的问题，为了解决这一问题，巴斯德将各种酒放在显微镜下观察，发现酒是微生物的产物，发酵由微生物引起。未变质的葡萄酒和啤酒中有一种圆球状的酵母细胞，在它们的作用下谷物才发酵成酒；而变质的酒中，有一根根细棍似的乳酸杆菌，正是它们使得酒质变酸。找到病因后，他通过反复试验，终于找到了简便而有效的方法，时至今日仍一直使用的巴氏消毒法（63℃ 30min或72℃ 15秒），解决了牛奶、酒类等的消毒问题。③找出蚕病的病因及解决方法。19世纪60年代，蚕病的流行使法国的养蚕业面临严重的威胁，巴斯德发现这是由微生物导致的一种传染病，并告诉人们预防方法很简单，就是检查淘汰病蛾，不用病蛾的卵孵蚕，从而遏止了病害的蔓延。④发现免疫现象，进行免疫接种。巴斯德观察到患过某种传染病并痊愈的动物，以后对该病有免疫力。通过减轻病原微生物毒力的方法，用减毒的炭疽、鸡霍乱病原菌分别免疫绵羊和鸡获得成功；在此基础上，巴斯德发明并使用了狂犬疫苗。

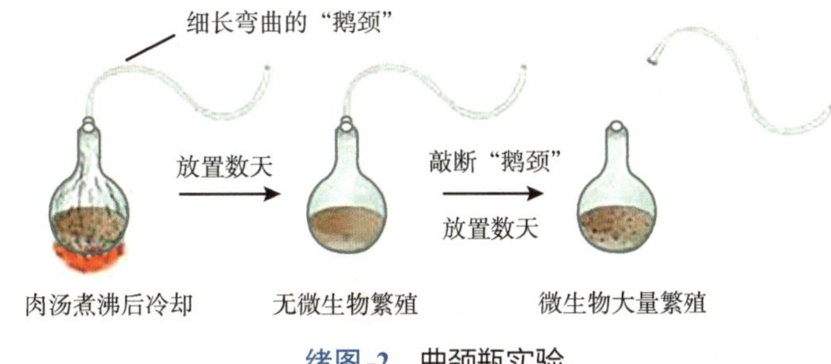

绪图-2　曲颈瓶实验

微生物学的另一奠基人是德国医生科赫（1843—1910），他的功绩主要有三个方面：①创立了固体培养基划线分离纯种法，通过固体培养基可将环境中或患者排泄物中的细菌分离成单个的菌落，从而建立了纯培养技术，他先后分离出炭疽杆菌（1877年）、结核杆菌（1882年）和霍乱弧菌（1883年）等多种导致人类传染病的病原性细菌。②提出了确立病原菌的科赫法则，主要内容是：病原微生物总是在患传染病的机体中发现，健康机体中不存在；可以在体外获得病原菌的纯培养物；将病原菌接种于健康动物后能引起同样的疾病，并可从患病动物体内重新分离出相同的病原菌。③发明了用苯胺对细菌进行染色的细菌染色法、带照相机的显微镜直接拍摄细菌的显微摄影技术。

继巴斯德和科赫等的研究工作后，微生物学有了迅速的发展，一系列分支学科相继创立了。

（1）病毒学　俄国学者伊万诺夫斯基于1892年发现了首例病毒——烟草花叶病毒；1897年德国Löffler和Frasch发现牛口蹄疫病毒；1901年美国科学家分离出对人致病的黄热病毒。此后，相继分离出人类、动植物的许多病毒。

（2）免疫学　1796年英国医生詹纳（1749—1823）发明了接种牛痘预防天花的方法，揭开了免疫学的序幕；巴斯德研制鸡霍乱、炭疽以及狂犬病疫苗的成功，为人工免疫在预防医学中的应用开辟了广阔的前景。随着人们对免疫机制的研究，形成以俄国学者梅契尼可夫为代表的细胞免疫学说和德国学者欧立希为代表的体液免疫学说，这两派学说后来得到了统一，其实双方只是各强调了免疫的一个方面。现代免疫学的理论、技术和应用已有很大进展。

（3）化学治疗法和抗生素　20世纪初（1909年），德国医生和化学家欧立希合成了治疗梅毒的化学药物——砷凡纳明和新砷凡纳明，从而开创了化学治疗微生物传染性疾病的新时期。1935年，德国医生杜马克及其同事制备出了能治疗链球菌感染的新化学治疗剂——百浪多息，后来证明它的抑菌有效成分是磺胺，此后就形成了目前使用的磺胺类药物。1929年，弗莱明发现青霉素并于20世纪40年代应用于临床，随后链霉素、氯霉素等抗生素相继发现。化学药物和抗生素在疾病的治疗和控制方面起了重要作用。

（四）现代微生物学时期

近几十年来，随着生物化学、遗传学、细胞生物学、分子生物学等学科的发展，以及电子显微镜，气相、液相色谱技术，免疫学技术，单克隆抗体技术等的发展，可以在分子水平上探讨微生物基因结构的功能、致病的物质基础及诊断方法，一些新的病原微生物，如军团菌、幽门螺杆菌、人类免疫缺陷病毒（HIV）、严重急性呼吸综合征（SARS）冠状病毒、新型冠状病毒等相继被发现。同时，微生物学也从一门较为独立的以应用为主的学科，迅速成为一门前沿的基础学科，在生命科学、生物工程等的研究中发挥重要的作用。

对于医药类微生物学工作者而言，今后面临的挑战还很多。在药物生产上，深入开展病原微生物的生物学特性及致病机制的研究，为开发新药提供理论基础，其中重点是对抗病毒药物的研制与开发；

加强微生物耐药性机制的研究，解决细菌耐药性问题。在预防方面，研制开发免疫原性好、副作用小的重组疫苗及嵌合疫苗（微生物抗原与佐剂或细胞因子嵌合表达的疫苗）等新型疫苗。在病原微生物诊断方面，要规范微生物学诊断方法，建立快速、特异、简便的早期诊断方法，特别是病毒的诊断。加强微生物特异性诊断技术的建立、人员培训及国际合作与信息网络的建立，对突发性的公共卫生传染事件有快速、准确的反应和相应的措施。同时，要加强同相关学科的交流与协作，以推动微生物学的发展。

自测题

一、名词解释

微生物　微生物学　原核微生物　真核微生物　种　属

二、填空题

1. 微生物按有无细胞结构分为______、______和________三类。
2. 细菌的命名一般采用________。学名由属名和种名两部分组成，________在前面，后一个为________，印刷时用________。
3. 微生物学按研究对象不同可分为________、________和________。
4. 首例应用于临床的抗生素是________，由________国科学家________发现；治疗梅毒感染的化学治疗剂砷凡纳明是________国的化学家________发明；“百浪多息”抑菌的有效成分是________。
5. 六界系统将生物分成六个界，微生物分属于除________和________界以外的________、________、________和________四界。
6. 第一台显微镜由荷兰人________于________年发明；被誉为“微生物之父”的科学家是________，他用________推翻了自然发生学说；细菌纯培养技术是________建立的。

三、简答题

1. 微生物有哪些特点？
2. 巴斯德的重要贡献有哪些？
3. 什么是“科赫法则”？
4. 微生物有哪些作用？

（蔡　凤　解彦刚）

第 1 篇　微生物学概论

第 1 章　细　菌

学习目标

1. 知识目标： 掌握细菌测量单位和细菌的基本形态、细菌结构及功能、细菌生长繁殖的条件、细菌的致病途径及致病物质、细菌合成代谢产物在药学中的应用；熟悉一些常用培养基的种类及用途、细菌在培养基中的生长现象、常见病原性细菌及其所致疾病和防治原则；了解感染的来源和类型。

2. 能力目标： 培养严格无菌操作的观念，能准确识别细菌的形态。

3. 素质目标： 树立生物安全意识和环境保护意识。

细菌（bacterium）是一类具有细胞壁的原核细胞型微生物，一个细菌为一个细胞。细菌在适宜的条件下具有相对稳定的形态与结构，具有体积微小、结构简单，无成形的细胞核、无核仁和核膜，除核糖体外无其他细胞器等特点。细菌种类繁多，在自然界中分布广泛，与人类关系密切。

第 1 节　细菌的形态与结构

一、细菌的大小

细菌体积微小，通常以微米（μm）作为测量细菌大小的单位。人的肉眼最小分辨率为0.1mm，所以观察细菌要借助于光学显微镜将其放大几百倍到上千倍才能看到。

链接　体积最大的细菌

纳米比亚珍珠硫细菌，是目前已知最大的原核生物，呈球形，大多宽度为0.1～0.3mm，但有些大至0.75mm，几乎可用肉眼观察到。它们的数量很多，存在于纳米比亚海岸的沉淀物中，因含有微小的硫磺样颗粒，所以呈现闪烁的白色。当它们排列成一行的时候，就好像一串闪亮的珍珠链。

二、细菌的基本形态

细菌有球形、杆形和螺旋形三种基本形态，分别称为球菌、杆菌和螺旋菌（图1-1）。

（一）球菌

球菌（coccus）呈圆球形或近似圆球形，有的呈矛头状或肾状。单个球菌的直径为0.8～1.2μm。根据繁殖时细菌细胞分裂方向、分裂后细菌粘连程度以及排列方式的不同可分为以下几种（图1-2）。

1. 双球菌（diplococcus）　菌体细胞在一个平面上分裂，分裂后的两个新菌体成对排列，如淋病奈瑟球菌。

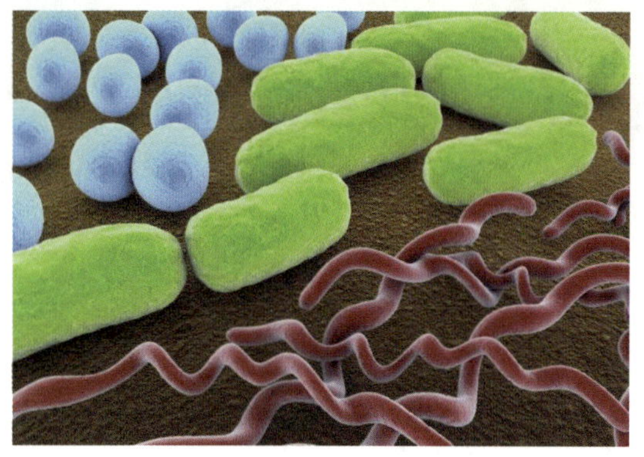

图 1-1 细菌的基本形态

2. 链球菌（streptococcus） 菌体细胞在一个平面上分裂，分裂后菌体呈链状排列，如溶血性链球菌。

3. 四联球菌（tetrads） 菌体细胞在两个相互垂直的平面上分裂，分裂后的新菌体排列在一起呈正方形，如四联微球菌。

4. 八叠球菌（sarcina） 菌体细胞在三个互相垂直的平面上分裂，八个菌体重叠呈立方体状，如藤黄八叠球菌。

5. 葡萄球菌（staphylococcus） 菌体细胞在几个不规则的平面上分裂，菌体多堆积在一起而呈葡萄状排列，如金黄色葡萄球菌。

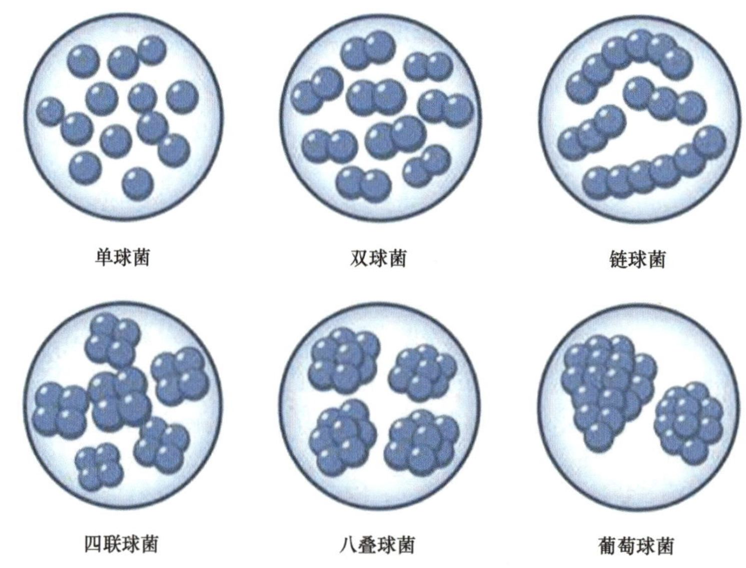

图 1-2 细菌的基本形态和排列

球菌是细菌中的一大类。对人类有致病性的病原性球菌主要引起化脓性炎症，又称化脓性球菌（pyogenic coccus）。

（二）杆菌

各种杆菌（bacillus）的大小、长短、弯度、粗细差异较大。大多数杆菌中等大小，长2～5μm，宽0.3～1.0μm。菌体的形态多数呈直杆状，也有的菌体微弯。菌体两端多呈钝圆形（如大肠埃希菌），少数两端平齐（如炭疽杆菌），也有两端尖细（如梭杆菌）或末端膨大呈棒状（如白喉杆菌）。杆菌一般分散排列，偶有成对或排列呈链状（如炭疽杆菌），个别呈“八”字状或栅栏状（如白喉杆菌）排列（图1-3）。

（三）螺旋菌

螺旋菌（spiral bacterium）菌体弯曲（图1-4），可分为以下几种。

1. 弧菌 菌体只有一个弯曲，呈弧状或逗点状，如霍乱弧菌。

2. 螺菌 菌体有数个弯曲，如鼠咬热螺菌。

细菌形态受到各种理化因素的影响。一般说来，在生长条件适宜时培养8～18h的细菌形态较为典型，而幼龄细菌形体较长。当细菌衰老或在陈旧培养物中或环境中有不适合细菌生长的物质（如药物、抗生素、抗体、过高的盐分等）时，细菌常常出现不规则的形态，如梨形、气球状、丝状等。这种由于环境条件改变而引起的细菌形态变化称为多形性。当然这种因环境条件改变而发生的细菌形态变化是暂时的，恢复合适的生存条件，其形态可恢复正常。故观察细菌形态特征时，应选择典型形态的细菌进行观察。

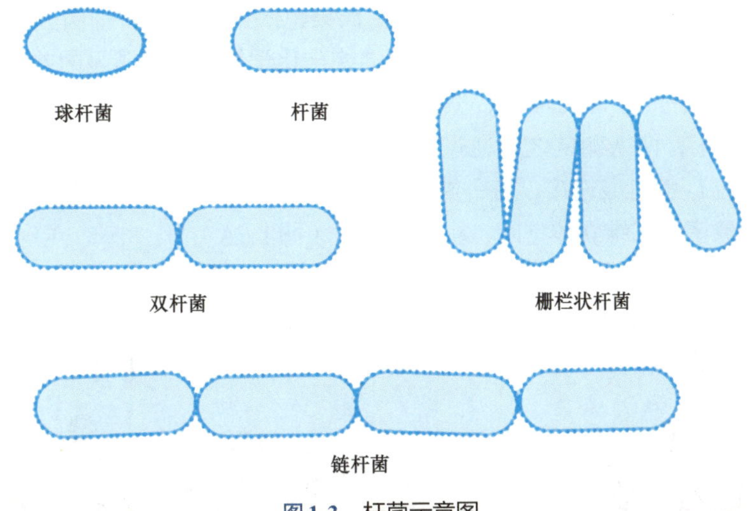

图1-3 杆菌示意图

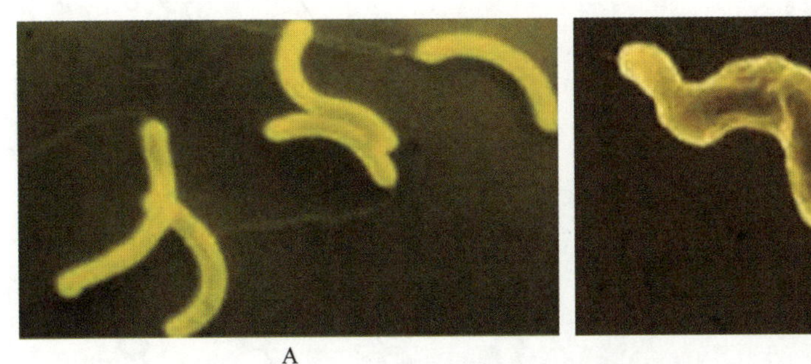

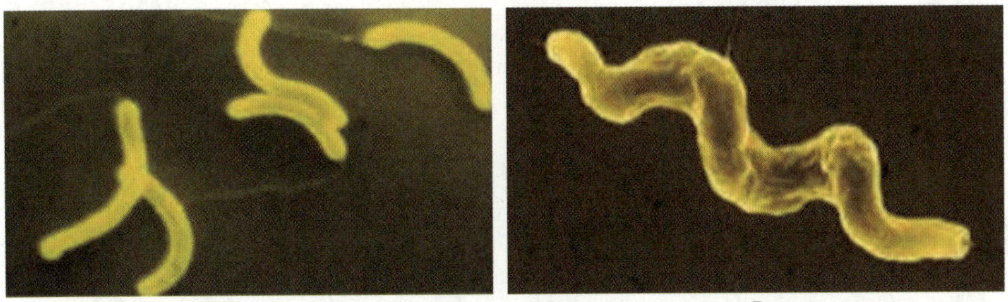

图1-4 螺旋菌示意图

A. 弧菌；B. 螺菌

三、细菌的结构

细菌的结构对细菌的生存、致病性和免疫性等均有一定影响。细菌的结构分为基本结构和特殊结构。基本结构是各种细菌共有的结构，包括细胞壁、细胞膜、细胞质和核质；特殊结构是某些细菌在一定条件下所特有的结构，包括芽孢、荚膜、鞭毛和菌毛（图1-5）。

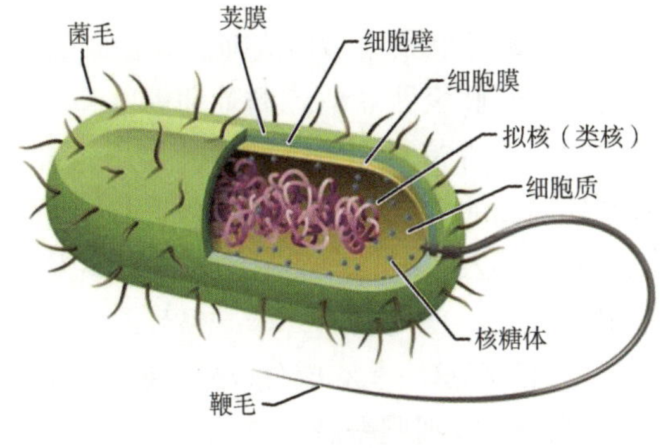

图1-5 细菌细胞结构

（一）基本结构

1. 细胞壁（cell wall） 为细菌表面比较复杂的结构，位于细菌最外层，是一层平均厚度15～30nm、质量均匀的网状结构，可承受细胞内强大的渗透压而不被破坏。细胞壁紧贴在细胞膜外，坚韧而有弹性。

（1）细胞壁主要成分 是肽聚糖（peptidoglycan），又称黏肽，为原核细胞细胞壁所特有。除古菌外，几乎所有细菌的细胞壁都含有肽聚糖。肽聚糖是由肽聚糖单体聚合而成的多层网状大分子结构。肽聚糖单体由聚糖骨架和四肽侧链组成，其中聚糖骨架由*N*-乙酰葡萄糖胺（G）和*N*-乙酰胞壁酸（M）以β-1, 4糖苷键连接形成，四肽侧链在*N*-乙酰胞壁酸分子上连接（图1-6），侧链之间再由肽桥（或肽链）连接起来，组成一个机械性很强的网状结构。各种细菌细胞壁的聚糖骨架均相同，但四肽侧链的氨基酸组成以及连接方式随菌种而异。

肽聚糖单体 { *N*-乙酰葡萄糖胺(G) | β-1, 4 糖苷键 | *N*-乙酰胞壁酸(M) }
|
四肽侧链

图1-6 肽聚糖单体组成

细菌细胞壁肽聚糖结构如图1-7所示，利用革兰氏染色法染色后可将细菌分为革兰氏阳性菌（G^+）和革兰氏阴性菌（G^-）两大类，两类细菌的细胞壁结构与化学组成具有明显的差异。

革兰氏阳性菌，如金黄色葡萄球菌，其细胞壁肽聚糖可多达15～50层，四肽侧链氨基酸由*L*-丙-*D*-谷-*L*-赖-*D*-丙组成，两条侧链之间通过五个甘氨酸组成的五肽交联桥交联连接。交联时五肽交联桥一端与侧链第三位*L*-赖氨酸连接，另一端与侧链第四位*D*-丙氨酸连接。这样金黄色葡萄球菌细胞壁的肽聚糖形成坚固致密的三维立体空间，机械强度大（图1-7A）。

革兰氏阴性菌，如大肠埃希菌，其细胞壁肽聚糖仅有1～2层，四肽侧链中第三位的氨基酸为二氨基庚二酸（DAP），以肽链直接与相邻四肽侧链中的*D*-丙氨酸相连，且交联率低，无五肽交联桥。这样大肠埃希菌细胞壁的肽聚糖仅形成结构较为疏松的二维平面结构（图1-7B）。

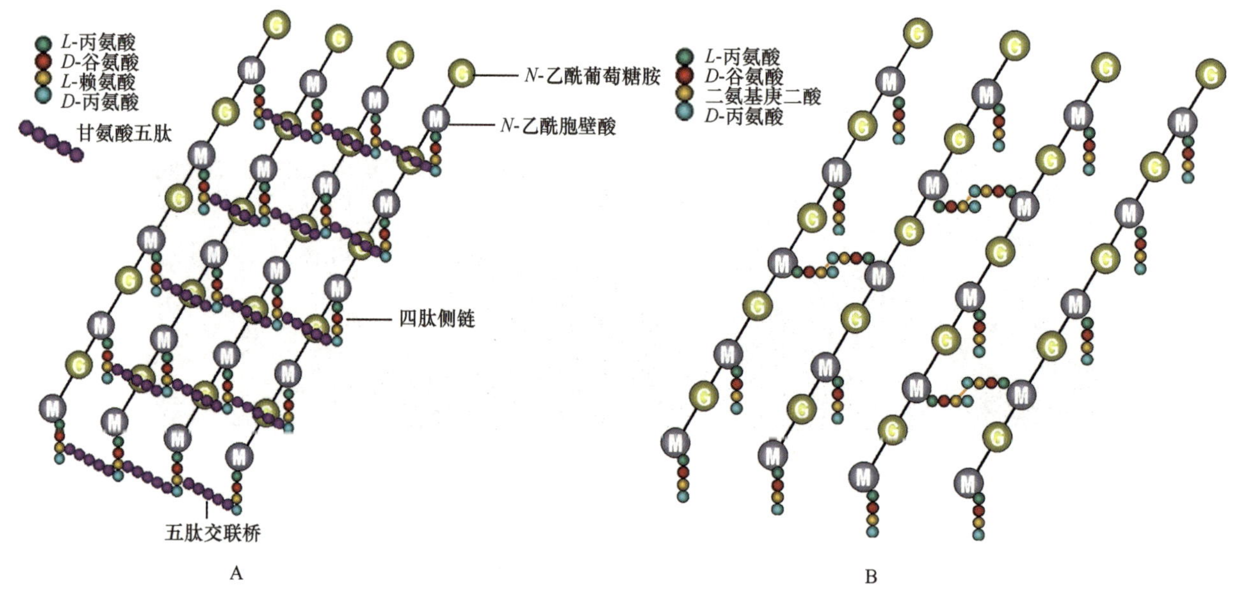

图1-7　细菌细胞壁肽聚糖结构

A. 金黄色葡萄球菌（G^+）细胞壁肽聚糖结构；B. 大肠埃希菌（G^-）细胞壁肽聚糖结构

凡能破坏肽聚糖结构或抑制其合成的物质，都能损伤细胞壁而使细菌变形或杀伤细胞。例如，溶菌酶能切断肽聚糖中*N*-乙酰葡萄糖胺和*N*-乙酰胞壁酸之间的β-1, 4糖苷键，导致多糖骨架破坏，引起细菌裂解；青霉素和头孢菌素的作用是抑制肽聚糖中五肽交联桥的形成，G^+菌不能合成完整的细胞壁而死亡。通常G^-菌对溶菌酶没有G^+菌敏感，这是因为G^-菌有外膜的屏障作用，使得药物不易到达作用靶位。人体细胞无细胞壁结构，亦无肽聚糖，故溶菌酶、青霉素和头孢菌素等对人体细胞无毒性作用。

除肽聚糖这一基本成分以外，G^+菌和G^-菌的细胞壁各有其特殊成分。

（2）G^+菌细胞壁特有成分　G^+菌细胞壁较厚，20～80nm，肽聚糖含量丰富，占细胞壁干重的50%～80%。此外，尚有大量特殊组分磷壁酸，磷壁酸分壁磷壁酸和膜磷壁酸两种。壁磷壁酸一端与细胞壁中肽聚糖的*N*-乙酰胞壁酸连接，另一端游离于细胞壁外；膜磷壁酸一端与细胞膜连接，另一端也游离于细胞壁外。磷壁酸的主要功能有：①其抗原性很强，是革兰氏阳性菌的重要表面抗原。②在调节离子通过黏肽层中起作用。③与某些酶的活性有关。④某些细菌的磷壁酸，能黏附在人类细胞表面，其作用类似菌毛，与致病性有关。

（3）G^-菌细胞壁特殊成分　G^-菌细胞壁较薄，10～15nm，占细胞壁干重的5%～20%。此外，还有特殊成分外膜，位于细胞壁肽聚糖层的外侧，其组成由内向外分别为脂蛋白、脂质双层、脂多糖（LPS）。①脂蛋白一端以蛋白质部分连接于肽聚糖的四肽侧链上，另一端以脂质部分连接于外膜的磷脂上，使外膜与肽聚糖层构成一个整体。②脂质双层是G^-菌细胞壁的主要结构，除转运营养物质外，还有屏障作用。脂质双层能阻止多种物质穿过，抵抗某些化学药物的作用，所以革兰氏阴性菌对溶菌酶等的抵抗力比革兰氏阳性菌强。③脂多糖由脂质A、核心多糖和特异性多糖三部分组成，习惯上将脂多糖称为细菌内毒素。其中，脂质A是细菌内毒素的生物活性成分，为革兰氏阴性菌的致病物质，无种属特异性，各种革兰氏阴性菌内毒素引起的毒性作用大致相同；核心多糖位于脂质A的外层，具有属特异性，同一属的细菌核心多糖相同；特异性多糖分布在脂多糖的最外层，由数个至数十个低聚糖（3～5个单糖）重复单位构成，是G⁻菌的菌体抗原（O抗原），具有种属特异性，其长度、单糖的种类、排列顺序和空间构型随细菌种类的不同而不同。

细菌细胞壁结构模式见图1-8，分为G^+菌（图1-8A）和G^-菌（图1-8B）。

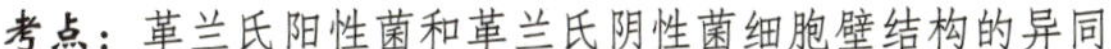
考点：革兰氏阳性菌和革兰氏阴性菌细胞壁结构的异同

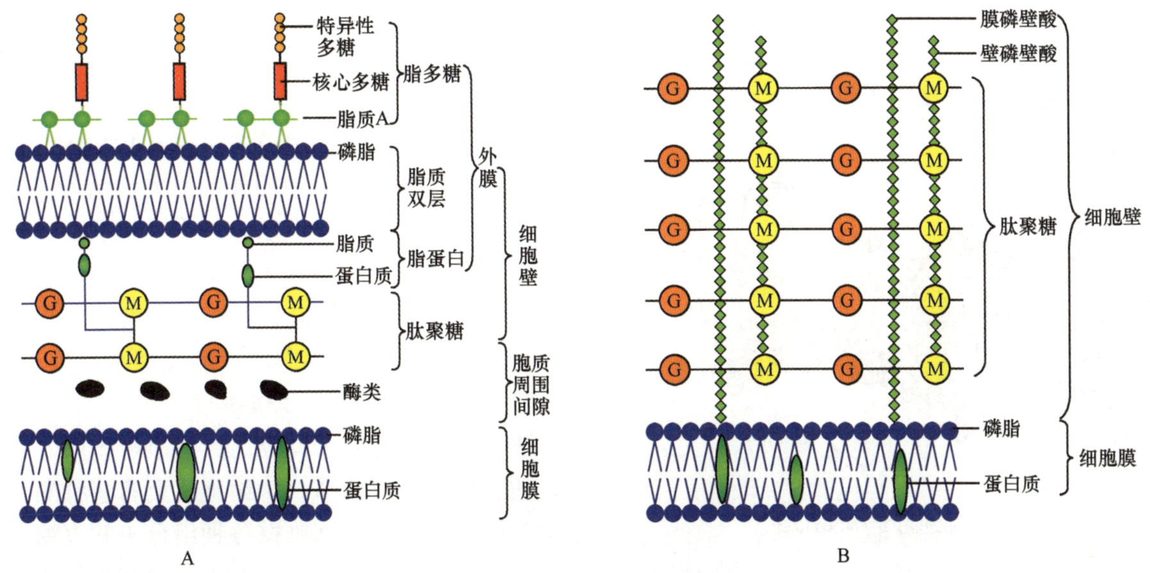

图1-8 细菌细胞壁结构模式图

A. G^-菌细胞壁结构模式图；B. G^+菌细胞壁结构模式图

G^+菌和G^-菌的细胞壁结构显著不同，导致这两类细菌在染色性、抗原性、毒性、对某些药物敏感性等方面存在很大的差异（表1-1）。

表1-1 革兰氏阳性菌与革兰氏阴性菌细胞壁结构的比较

特征	G^+菌	G^-菌
结构	三维空间（立体结构）	二维空间（平面结构）
强度	较坚韧	较疏松
厚度	厚，20～80nm	薄，10～15nm
肽聚糖含量	多，占胞壁干重的50%～80%	少，占胞壁干重的5%～20%
肽聚糖层数	多，15～50层	少，1～2层
磷壁酸	有	无
外膜层	无	有

（4）细胞壁的功能 ①细菌细胞壁坚韧而富有弹性，使细菌能承受胞内巨大渗透压而不被破坏，可维持细菌固有形态并保护细菌；②细菌的细胞壁可允许水分及直径小于1nm的可溶性小分子自由通过，与细胞膜共同参与细菌内外物质的交换；③细胞壁的化学组成与细菌的耐药性、致病性、抗原性以及对噬菌体的敏感性有关；④细胞壁是细菌生长、分裂和鞭毛运动所必需的结构。

（5）L型细菌 指细胞壁缺陷的细菌，可自然发生，也可人工诱变。因L型细菌首次由李斯特研究所（Lister Institute）发现，故以其名字第一个字母命名。用青霉素或溶菌酶处理可除去G^+菌的细胞壁，原生质仅被一层细胞膜包裹，称为原生质体。用溶菌酶和乙二胺四乙酸处理，可除去G^-菌肽聚糖层及部分脂多糖，得到细胞壁部分缺陷的圆球体。

L型细菌的形态因细胞壁缺损而呈高度多形性，有球状、杆状和丝状等。其大小不一，对环境尤其是渗透压非常敏感。在普通生长条件下，L型细菌因不能承受细胞内巨大的渗透压而破裂，但在高渗液、适宜的培养条件下，L型细菌仍可生长。L型细菌生长较缓慢，一般在琼脂平板上培养2～7d后才能形成“油煎蛋”样细小菌落。

资料表明，L型细菌有致病作用。临床上从一些反复发作的尿路感染、风湿病或脑膜炎患者的标本中，都曾分离出L型细菌，而且抗生素治疗多数效果不明显，且易反复发生。若遇有症状明显而临床标本常规细菌培养为阴性者，应考虑L型细菌感染的可能性。

2. 细胞膜（cell membrane） 又称细胞质膜，位于细胞壁内侧，为紧包在细胞质外的具有弹性的半渗透性生物膜，约占细胞干重的10%。

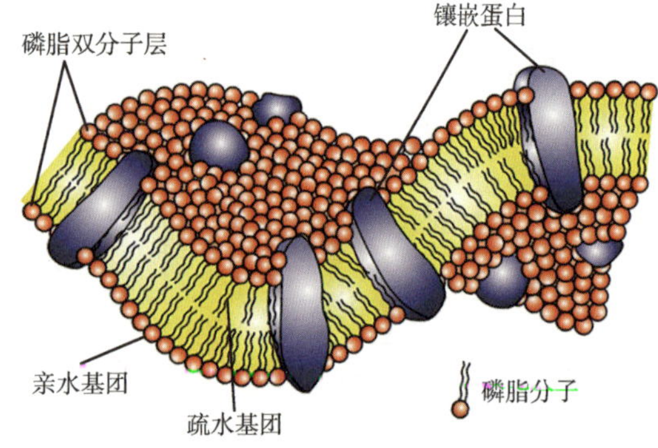

图1-9 细菌细胞膜结构模式图

（1）细胞膜的组成 细胞膜主要由磷脂和蛋白质组成。电子显微镜下的细胞膜呈明显的三夹板结构，在上下两暗色层间夹一浅色的中间层。细胞膜上的磷脂分子由能溶于水的极性头（磷酸端）和不溶于水的非极性尾（烃端）构成。极性头朝向膜的内外两个表面，具亲水性；非极性尾则埋藏在膜的内层，形成磷脂双分子层，各种功能的蛋白质分布其间（图1-9）。

（2）细胞膜的功能 ①具有选择性通透作用，是菌体内外物质交换的主要通道；②细胞膜上有多种酶，参与细胞的代谢活动；③是细胞壁各种组分（肽聚糖、磷壁酸、脂多糖等）和荚膜等大分子的合成场所；④是细菌鞭毛的着生点，细菌鞭毛通过其与细胞内的能量系统相连并进行运动。

（3）细菌细胞膜的其他结构 ①中介体：在电子显微镜下可观察到由细胞膜向胞质中内陷、折叠、弯曲形成的囊状物，称为中介体。中介体与细胞的分裂、呼吸、胞壁合成以及芽孢形成有关，多见于革兰氏阳性菌。②质周间隙：在G^-菌的细胞膜与细胞壁之间有一空间，称为质周间隙。该间隙有丰富的蛋白质和酶类，与营养物质的分解、吸收和运转有关。同时，能破坏某些抗生素的酶，如青霉素酶，也在此间隙内。

3. 细胞质（cytoplasm） 又称为原生质，为无色透明黏稠的胶状物，基本成分是水、糖、蛋白质、脂类、核酸及少量无机盐。细胞质是细菌生活的内环境，含丰富的酶系统，是细菌合成和分解代谢的主要场所。细胞质中还存在多种重要结构。

（1）质粒（plasmid） 是染色体外的遗传物质，游离于细胞质中，为闭环双链DNA分子，但分子量比染色体小，其长度一般为1×10^3～200×10^3bp。质粒携带某些特殊的遗传信息，编码如细菌的耐药性（R质粒）、毒力（Vi质粒）、性菌毛（F质粒）等。质粒能进行独立复制，非细菌生存所必需，失去质粒的细菌仍能正常存活。

（2）核糖体（ribosome） 又称核蛋白体，是细胞合成蛋白质的场所，其化学组成为RNA和蛋白质，由50S和30S两个亚基构成，沉降系数为70S。核糖体也是许多抗菌药物选择作用的靶位，如链霉素能与30S亚基结合，红霉素能与50S亚基结合，从而干扰细菌蛋白质的合成，导致细菌死亡。

（3）胞质颗粒（cytoplasm granula） 又称内含物大多数为贮藏的营养物质，包括多糖、脂类、多聚磷酸盐等。较为常见的是储藏高能磷酸盐的异染颗粒（metachromatic granula），嗜碱性较强，用特殊染色法可染成与菌体其他部位不同的颜色。根据异染颗粒的形态及位置，可以鉴别细菌。

4. 核质（nuclear plasm） 又称拟核、类核，由裸露的双链DNA缠绕而成，是细菌遗传变异的物质基础，决定细菌的遗传特征。细菌的核质一般呈球状、棒状或哑铃状，多集中在菌体中部，无核膜和核仁。

（二）特殊结构

细菌的特殊结构包括芽孢、荚膜、鞭毛和菌毛。

1. 芽孢（spore） 某些细菌在生长发育后期，在菌体细胞内形成一个圆形或椭圆形的、折光性强的特殊结构，称为芽孢。芽孢主要由革兰氏阳性菌产生，多形成于代谢末期，与营养物质的缺乏、代谢产物的积累等因素有关，但芽孢形成的决定因素在于细菌的芽孢基因。在合适的营养和温度条件下，芽孢可萌发成一个新的菌体，一个芽孢形成一个菌体。因此芽孢不是细菌的繁殖体，只是处于代谢相对静止的休眠状态。

芽孢的形状、大小以及在菌体中的位置随菌种而异，这些特点有助于细菌的鉴别（图1-10）。如炭疽杆菌的芽孢为卵圆形，比菌体小，位于菌体中央；破伤风梭菌的芽孢为正圆形，比菌体大，位于顶端，形似鼓槌状。

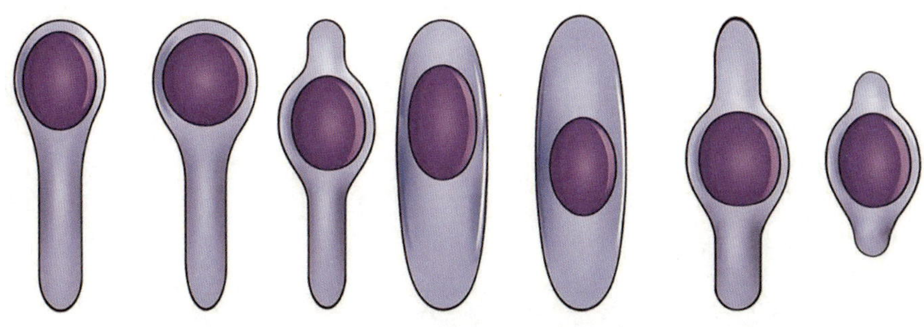

图1-10 各种类型芽孢的示意图

芽孢在自然界中分布广泛，有的芽孢可存活数十年之久，因此要严防芽孢污染伤口、用具、敷料、手术器械等。芽孢的抵抗力强，对热力、干燥、辐射、化学消毒剂等理化因素均有强大的抵抗力，一般方法难以将其杀死。芽孢可耐100℃沸水煮沸数小时，杀灭芽孢最可靠的方法是高压蒸汽灭菌（121℃ 20min）。因此，在消毒灭菌时往往以芽孢是否被杀灭作为判断灭菌效果的指标。

芽孢对理化因素抵抗力强的原因可能与以下因素有关：①芽孢的含水量少，蛋白质受热不易变性。②芽孢是由多层的致密结构包裹的坚实小体，药物等不易渗入。③芽孢体内含有一种特殊成分，即2, 6-吡啶二羧酸，以钙盐形式存在，增强了菌体的耐热性。

2. 荚膜（capsule） 是某些细菌在一定条件下向细胞壁外分泌的一层黏液性物质，厚度在0.2μm以上称为荚膜或大荚膜，在光学显微镜下可以观察到，如肺炎链球菌荚膜（图1-11）。厚度在0.2μm以下的称为微荚膜，如伤寒沙门菌的Vi抗原。

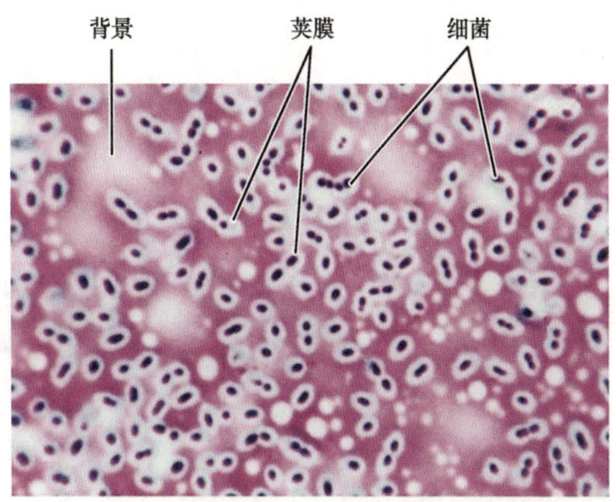

图1-11 细菌的荚膜（荚膜染色，1000×）

荚膜的化学组成因菌种而异，一般为多糖或多肽类物质。如肺炎链球菌、脑膜炎奈瑟菌（脑膜炎球菌）等的荚膜由多糖组成，少数细菌的荚膜为多肽，如炭疽杆菌荚膜。荚膜不易着色，用特殊染色法染色后才能看清荚膜。

细菌的荚膜一般在机体内或营养丰富的培养基中才能形成。有荚膜的细菌在固体培养基上形成光滑型（S型）或黏液型（M）菌落，失去荚膜后菌落变为粗糙型（R）。

荚膜并非细菌生存所必需，失去荚膜细菌仍可存活。

荚膜的功能：①具有抗吞噬作用，保护细菌免遭吞噬细胞的吞噬和消化作用，因而与细菌的毒力有关；②能潴留水分使细菌具有抗干燥能力；③储存养料；④可使菌体附着于适当的物体表面，是引起感染的重要因素，如某些链球菌的荚膜物质黏附于人的牙齿而引起龋齿。

3. 鞭毛（flagellum） 某些细菌菌体上具有细长而弯曲的丝状物，称为鞭毛。鞭毛的化学成分主要是蛋白质，数目少则1～2根，多则可达数百根。鞭毛的长度常超过菌体若干倍，但直径很细，通常为10～30nm，必须用电子显微镜直接观察，或用特殊染色法染色后在普通光学显微镜下观察，大肠埃希菌周鞭毛3D模式图见图1-12。

根据鞭毛的数目、位置和排列不同，可将有鞭毛的细菌分为：①单毛菌，整个菌体只有一根鞭毛，位于菌体的一端，如霍乱弧菌；②双毛菌，在菌体两端各具一根鞭毛，如空肠弯曲菌；③丛毛菌，在菌体的一端或两端有一丛或两丛鞭毛，如铜绿假单胞菌（一丛）或红色螺菌（两丛）；④周毛菌，菌体周身都有鞭毛，如伤寒沙门菌、枯草杆菌等（图1-13）。

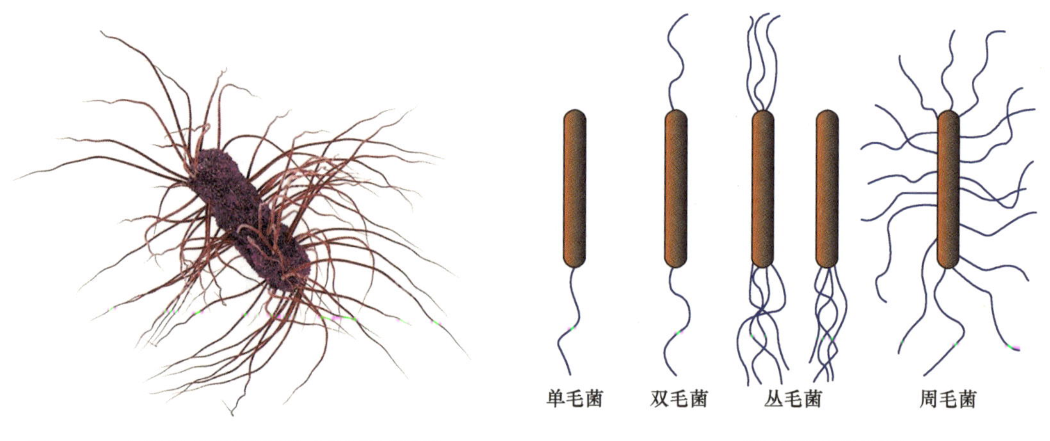

图1-12 大肠埃希菌周鞭毛（3D模式图）

图1-13 细菌鞭毛的类型

鞭毛的主要功能：①作为细菌的运动器官，可采用悬滴法和压滴法观察细菌的运动情况，还可以采用半固体培养基穿刺接种法初步判断细菌能否运动；②作为鉴别细菌的依据，鞭毛蛋白具有特殊的抗原性，称为鞭毛抗原（H抗原），对某些细菌的鉴定及分类具有重要的意义；③与细菌的致病性有关，如霍乱弧菌、空肠弯曲菌等细菌可通过活泼的鞭毛运动穿过小肠黏膜表面的黏液层，黏附于上皮细胞表面而引起病变。

4. 菌毛（pilus） 许多G^-菌和少数G^+菌的菌体表面遍布的比鞭毛更为纤细且短而直的丝状物，称为菌毛，又称纤毛（cilium），用电子显微镜才能观察到。其化学成分是菌毛蛋白，菌毛与细菌的运动无关（图1-14）。

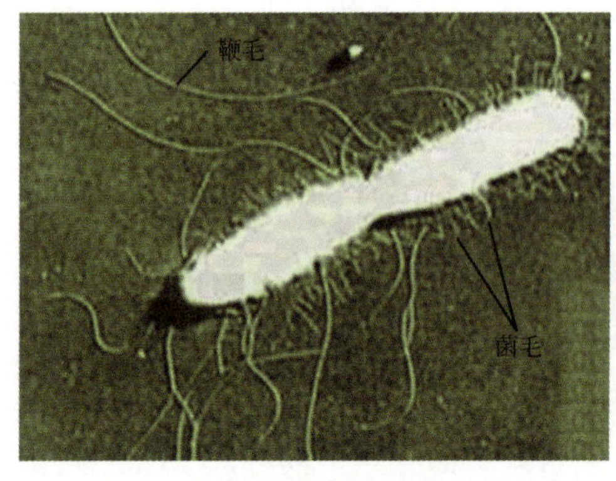

图1-14 细菌的鞭毛和菌毛

根据形态和功能的不同，菌毛可分为普通菌毛和性菌毛两种。

（1）普通菌毛 短、细、直，遍布菌体表面，能与宿主黏膜表面的受体相互作用，具有黏附或定居于各种细胞表面的能力，与细菌的致病性密切相关，无普通菌毛的细菌易被黏膜细胞的纤毛运动、肠蠕动或尿液冲洗清除。

（2）性菌毛 比普通菌毛粗且长，一个细菌的性菌毛有1～4根。性菌毛由质粒携带一种致育因子的基因编码，故性菌毛又称F菌毛。带有性菌毛的细菌称为F^+菌或雄性菌，无性菌毛的细菌称为F^-菌或雌性菌。性菌毛能在细菌之间传递某些遗传性状，如细菌的毒性及耐药性，这是某些肠道杆菌容易产生耐药性的原因之一。

考点：革兰氏阳性菌和革兰氏阴性菌细胞壁结构的异同、细菌的特殊结构及功能

第2节 细菌形态的检查方法

显微镜是观察细菌形态的重要工具，人类正是借助显微镜才进入到微生物的世界。随着科技的发展，显微镜的种类和用途也越来越多，如暗视野显微镜、相差显微镜、电子显微镜等，可根据实验目的不同选用不同的显微镜。一般微生物实验室使用的是普通光学显微镜，其最大分辨力为0.25μm，放大1000倍左右就能看清细菌的外形。

一、不染色标本的检查法

将细菌直接置于普通光学显微镜或暗视野显微镜下观察，可观察到细菌的生活状态、运动状况及繁殖方式等，常用悬滴法或压片法。由于细菌是无色半透明体，直接镜下观察其形态很不清楚，一般要用染色法进行检查。

二、染色标本的检查法

细菌染色多用碱性染料，如亚甲蓝、结晶紫、碱性复红等。由于细菌的等电点为pH 2～5，因而在近中性溶液中带有负电荷，易与带正电荷碱性染料的着色基团结合而着色。

（一）单染色法

细菌只用一种染料着色，染色前要先将细菌制成标本，过程如下：细菌涂片→干燥→固定→染色→显微镜观察。因单染色法只用一种染料，如用结晶紫染料，细菌则被染成紫色；若用亚甲蓝则细菌染成蓝色。通过该方法，可观察细菌的大小、形态和排列等，但不能鉴别细菌。

（二）复染色法

复染色法使用两种或两种以上的染料着色，可将不同种的细菌或同种细菌的不同结构染成不同的颜色，不仅可以观察细菌的形态和结构，还有助于鉴别细菌种类，故又称鉴别染色法。

1. 革兰氏染色法（Gram staining） 是细菌学上常用的染色方法，基本过程：细菌涂片→干燥→固定→结晶紫初染→卢戈碘液助染→95%乙醇溶液脱色→苯酚复红复染→干燥→油镜镜检，如图1-15所示。

（1）结果 染成紫色的细菌为G^+菌，如金黄色葡萄球菌、枯草杆菌等；染成红色的细菌为G^-菌，如大肠埃希菌、伤寒沙门菌等。

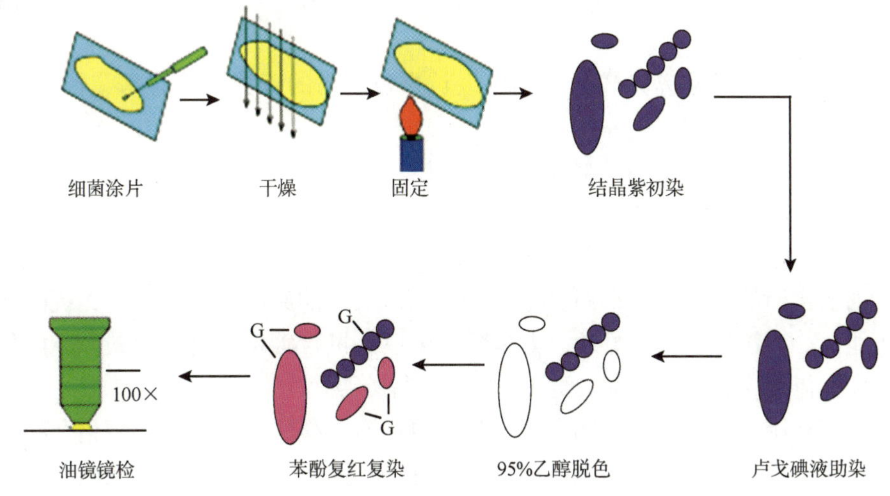

图1-15 细菌的革兰氏染色过程

（2）原理　革兰氏染色法与细菌成分、细胞壁组成差异、细菌等电点等因素有关，但目前认为主要是因为G^+菌细胞壁肽聚糖层厚，脂质含量少，乙醇不易脱色，故呈紫色;G^-菌刚好相反，所以染成红色。

（3）意义　①革兰氏染色法将细菌分为阳性菌和阴性菌，有助于细菌的鉴别。②由于G^+菌大多产生外毒素，G^-菌大多产生内毒素，将有助于了解细菌的致病性。③指导临床用药，如多数G^+菌对青霉素较敏感，而多数G^-菌对青霉素不敏感。

2. 抗酸染色法（acid-fast staining method）　用来鉴别抗酸性细菌和非抗酸性细菌，过程如下：细菌涂片→干燥→固定→苯酚复红复染加温染色→盐酸乙醇脱色→亚甲蓝复染→干燥→镜检。染成红色的细菌称为抗酸性细菌，如结核杆菌、麻风杆菌等；染成蓝色的细菌称为非抗酸性细菌，临床上绝大多数病原菌为非抗酸性细菌。

（三）特殊染色法

细菌的某些结构需要用特殊的染色方法才能着色，如荚膜、芽孢、鞭毛等。

考点：革兰氏染色法的染色过程及意义

第3节　细菌的生长与繁殖

和所有生物一样，细菌需要从外界环境中摄取水分和营养物质，以获得能量并合成自身的成分，完成各种生理活动，维持细菌的生长与繁殖。

一、细菌的化学组成

细菌的化学组成主要是水和固体成分。其中，水分约占菌体重量的80%，固形成分包括蛋白质、核酸、糖类、脂类、无机盐等，约占菌体重量的20%。

二、细菌的营养物质

根据细菌对营养物质的需要，可将细菌分成自养菌和异养菌两大营养类型（表1-2）。

表1-2　细菌的营养类型及实例

营养类型	能源	碳源	实例
光能自养菌	光	CO_2	蓝细菌
光能异养菌	光	有机物	红螺细菌
化能自养菌	无机物	CO_2	硫化细菌
化能异养菌	有机物	有机物	绝大多数细菌

不同细菌对营养物质的需求差别较大，细菌生长繁殖必需的营养物质有水、碳源、氮源、能源、无机盐和生长因子等。

1. 水　是一切生物生长繁殖不可或缺的成分。细菌细胞中水的主要作用有：①作为良好的溶剂，细菌对物质的吸收和运输须在水中进行。②参与细菌代谢过程中所有的生化反应，并提供氢、氧元素。③有效散发代谢过程中释放的能量，调节细菌温度。

2. 碳源　是细菌代谢的主要能量来源，也是合成菌体必需的原料。碳源分为无机碳源和有机碳源两类，除自养菌能以CO_2作为唯一碳源外，大多数细菌以有机含碳化合物作为碳源，如葡萄糖、麦芽糖等都能被细菌吸收利用，致病性细菌主要从糖类中获得碳源。

3. 氮源　细菌可利用各种含氮化合物合成自身的蛋白质、核酸以及其他含氮化合物。多数病原性细菌利用有机含氮化合物作为氮源，如氨基酸、蛋白胨等；固氮菌等少数细菌能以空气中的游离氮或无机氮作为氮源，如硝酸盐、铵盐等。

4. 能源 是为微生物生命活动提供最初能量来源的营养物质和辐射能。主要有光能（少数微生物能利用）和化学能（绝大多数微生物能利用）。在能源中，某些营养要素只有一种功能，如光能仅提供能量；而有些营养要素具有多种功能，如NH_4^+是硝酸细菌的氮源和能源物质，蛋白质、氨基酸等同时具有作为碳源、氮源和能源的功能。

5. 无机盐 在细菌细胞中以离子的形式存在，是细菌生长代谢中的重要营养物质。细菌中各类无机盐的主要作用为：①构成菌体成分。②调节菌体内外渗透压。③促进酶的活性或作为某些辅酶组分。④某些元素与细菌的生长繁殖、致病性密切相关。如白喉棒状杆菌产毒株，其毒素产量明显受到培养基中铁含量的影响，当培养基中铁浓度降至7mg/L时，可使白喉杆菌毒素产量显著增加。

6. 生长因子 是某些细菌在生长过程中必需的、需要量虽少但又自身不能合成的一类有机物质，包括维生素、某些氨基酸、脂类、嘌呤、嘧啶等。

三、细菌营养物质的吸收方式

一般认为，细菌吸收营养物质可通过细胞膜以四种方式来实现，分别如下。

1. 单纯扩散（simple diffusion） 物质由高浓度侧向低浓度侧扩散，运输过程中的动力是菌体内外溶质的浓度差，不需要耗能。运送的物质主要是氧、水分、甘油等分子。该方法不是细胞吸收营养的主要方式。

2. 促进扩散（facilitated diffusion） 由特异性载体蛋白协助物质从高浓度侧向低浓度侧转运，不需要耗能。该方法可加快膜运送物质的速度，直到细胞内外浓度达到平衡。

3. 主动运输（active transport） 物质从低浓度侧向高浓度侧转运，需要膜上的特异性载体蛋白参与，要耗能。运送的物质主要有氨基酸、乳糖、无机离子等物质。该方法是细菌吸收能量的主要方式。

4. 基团转运（group translocation） 是利用能量将物质转运与代谢相结合，转运方向与物质的浓度梯度无关，需要特异性载体蛋白参与，消耗能量。被转运物质在运送前后会发生分子结构的变化，如葡萄糖、果糖、核苷酸等。

考点： 细菌吸收营养的主要方式

四、细菌的生长繁殖

（一）细菌生长繁殖的条件

1. 适当的营养 水、碳源、氮源、能源、无机盐和生长因子等为细菌的新陈代谢、生长繁殖提供必需的原料和足够的能量。

2. 适宜的温度 不同细菌对温度的要求不同，过高或过低都不利于其生长。根据细菌对温度的适应性，细菌可分为嗜冷菌、嗜温菌和嗜热菌。嗜冷菌的最适生长温度小于20℃，嗜温菌的最适生长温度为2～40℃，嗜热菌在高至56～60℃中生长最好。病原性细菌均为嗜温菌，最适温度为37℃，与人体体温相近，实验室培养细菌往往采用37℃培养。

3. 合适的pH 大多数细菌最适pH为7.2～7.6，在此范围内细菌的酶活性最强。少数细菌在碱性条件下生长良好，如霍乱弧菌在pH 8.4～9.2时生长最好。也有的细菌最适pH偏酸，如乳酸杆菌最适pH为5.5。人类的血液、组织液pH为7.4，细菌易生存；胃液偏酸，绝大多数细菌可被杀死。在实验室中培养细菌时，由于细菌代谢过程中分解糖产酸，使pH下降而影响菌体生长，所以培养基中应加入缓冲剂以保持pH稳定。

4. 必要的气体环境 主要指O_2和CO_2。一般细菌代谢中都需要CO_2，但大多数细菌代谢所产生的CO_2即可满足自身需要。根据细菌对氧气的需要不同，细菌可分为：①专性需氧菌：即必须在有氧的环境下才能生长繁殖的细菌，如结核分枝杆菌、枯草芽孢杆菌。②专性厌氧菌：即在无氧环境下才能生长繁殖的细菌，如破伤风梭菌。③兼性厌氧菌：即在有氧或无氧环境下均能生长繁殖，但在有氧时生长更好的细菌，多数病原菌都是兼性厌氧菌。

专性厌氧菌在有氧条件下生长受到抑制，其原因可能是：①厌氧菌缺乏细胞色素与细胞色素氧化酶，不能氧化那些氧化还原电势较高的氧化型物质。②厌氧菌缺乏过氧化氢酶、过氧化物酶和超氧化物歧化酶（SOD），不能清除有氧环境下所产生的超氧离子（O_2^-）和过氧化氢（H_2O_2），因而难以存活。③有氧条件下，厌氧菌某些酶的—SH基被氧化为—S—S基，导致酶失去活性。

（二）细菌的繁殖方式和速度

1. 细菌的繁殖方式 细菌主要以无性二分裂方式进行繁殖。细菌吸收营养物质生长发育到一定阶段，细胞体积增大，在细胞中间逐渐形成横隔，由一个母细胞分裂成两个大小相等的子细胞。细菌细胞分裂是连续的，两个子细胞正在形成之际，又在子细胞的中央形成横隔，开始第二次分裂。有的细胞分裂后便相互分离，有的不分离则形成多种排列方式。

2. 细菌个体的繁殖速度 细菌繁殖速度极快。细菌分裂增殖的必需时间，称为代时（generation time），细菌代时的长短取决于细菌的种类，同时又受环境条件的影响。细菌代时一般为20～30min，个别细菌较慢，如结核分枝杆菌繁殖一代需15～18h。若以大肠埃希菌的代时为20min计算，在最佳条件下培养8h后，1个细菌可繁殖到200万个以上，10h后可超过10亿个，24h后细菌繁殖的数量可庞大到难以计算的程度。但实际上，由于细菌繁殖中营养物质的消耗、毒性产物的积聚以及环境pH的改变，细菌绝不可能始终保持原速度无限增殖，一定时间后细菌活跃增殖的速度会逐渐减慢，死亡菌数增加、活菌数减少。

3. 细菌群体的生长繁殖 将一定数量的细菌接种于适当的培养基，定时取样计算细菌数，用于研究细菌生长过程的规律。以培养时间为横坐标，细菌数的对数为纵坐标，可得到一条生长曲线（图1-16）。

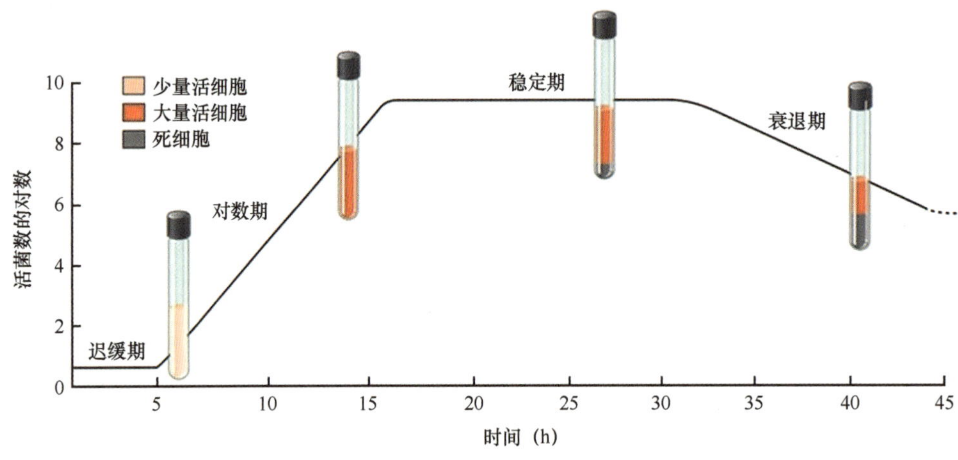

图1-16 细菌的生长曲线

根据细菌的生长曲线，细菌群体的生长繁殖可分为以下四期。

（1）迟缓期 为细菌接种至培养基后适应环境、繁殖前的准备时期，一般为1～4h。此期的特点是：细菌不分裂，活菌数不增加，细菌体积增大，代谢活跃，为细菌的分裂储备充足的酶、能量及中间代谢产物。

（2）对数期 又称指数期，培养8～18h。此期的特点是：细菌生长繁殖迅速，活菌数以几何级数增长。对数期细菌的形态、染色、生物活性都很典型，对外界环境因素的作用敏感，是研究细菌性状、做药敏试验的最佳时期。

（3）稳定期 此时培养基中营养物质消耗，有机酸和H_2O_2等毒性产物积累，pH下降等不利因素出现。此期的特点是：细菌繁殖速度渐趋下降，细菌繁殖数和死亡数趋于平衡，活菌数保持相对稳定；

细菌的形态和生理特性逐渐发生改变，芽孢多在此期形成；产生相应的代谢产物，如外毒素、内毒素和抗生素等。

（4）衰退期 此期的特点是细菌繁殖速度越来越慢，细菌死亡数超过繁殖数；细菌形态显著改变，如变长、肿胀、畸形，甚至菌体自溶；生理代谢活动趋于停滞。

掌握细菌的生长规律，对于研究细菌生理和生产实践有着重要的指导意义。如在生产中可选择适当的菌种、菌龄、培养基以缩短迟缓期；在无菌制剂的制备中应把灭菌工序安排在迟缓期以减少热原的污染；在实验室实训时则需尽量采用处于对数期的细菌作为实验材料；在发酵工业上，为获得更多的代谢产物，可适当调控和延长稳定期；利用芽孢在衰退期成熟，可保存菌种。

考点：细菌生长曲线，各个时期的特点

五、细菌的人工培养

为更好地了解细菌，根据细菌生长繁殖的特点用人工方法为细菌提供营养物质和适宜的外部环境，对细菌进行人工培养。

（一）培养基及分类

培养基（culture medium）是人工配制的、适合微生物生长繁殖或积累代谢产物的营养基质。培养基应具备的条件：①含有合适的营养物质；②具有适当的pH；③灭菌后维持无菌状态。

1. 按培养基的营养成分和使用目的不同分类

（1）基础培养基 含有能满足一般细菌生长繁殖所需要的营养物质。如肉汤培养基，由牛肉浸膏或肉汤、蛋白胨、氯化钠和水等组成。

（2）营养培养基 在基础培养基中加入诸如血液、血清、酵母浸膏等营养物质，以满足对营养要求较高或有特殊营养要求的细菌生长的需求。如链球菌需要在血琼脂平板上才能生长。

（3）选择培养基 利用不同细菌对化学药物的敏感性不同，在培养基中加入一定的化学物质以抑制某些细菌的生长，从而筛选出目的菌。如在培养基中加入胆酸盐，能选择性地抑制革兰氏阳性菌的生长，便于革兰氏阴性菌的生长，该法常用于肠道病原菌的分离。

（4）鉴别培养基 由于不同细菌生化反应能力有差异，在基础培养基内加入特殊的底物和指示剂，以达到鉴别细菌的目的。如细菌的糖发酵试验，可根据细菌分解糖类产酸产气以及指示剂的变色来鉴别。

（5）厌氧培养基 专门用于厌氧菌培养与鉴别的培养基。厌氧培养基一般含有特殊的营养物质，氧化还原电位低，利于厌氧菌的生长。常用的厌氧培养基有庖肉培养基、巯基乙酸钠培养基等。

2. 按培养基物理状态的不同分类

（1）固体培养基 因含有凝固剂而呈现固体状态的培养基。常用的凝固剂是琼脂（agar）。琼脂是一种从海藻中提取的多糖类物质，熔点为96℃，冷却到45℃以下即可凝固。琼脂非细菌的营养物质，仅作为赋形剂使用，在液体培养基中加入1.5%～2.0%的琼脂即可制成固体培养基。固体培养基在科学研究和生产实践上有着广泛的用途，可用于菌种的分离、保存、纯化和活菌计数等。

（2）半固体培养基 与固体培养基相比较，半固体培养基中的琼脂加入量为0.2%～0.8%，硬度低。半固体培养基主要用于鉴别细菌有无鞭毛，即检测细菌有无运动能力。

（3）液体培养基 不需要加入琼脂，培养基各组分均匀分布，微生物能充分利用培养基中的养料。实验室常用的液体培养基为营养肉汤；发酵工业中使用的种子培养基和发酵培养基也是液体培养基，可用于细菌生理学研究、摇瓶培养以获得大量菌体以及工业化的生产。

除上述两种分类方法外，培养基还可按培养微生物的种类不同分为细菌培养基、放线菌培养基和真菌培养基；按培养基的成分不同分为合成培养基、天然培养基和半合成培养基等。

（二）细菌在培养基中的生长现象

将细菌接种到培养基中，放置于恒温箱37℃培养18～24h，可肉眼观察到细菌的生长现象。

1. 细菌在液体培养基中的生长现象

（1）均匀浑浊　大多数兼性厌氧菌在液体培养基中为均匀分散生长，整个培养基呈现均匀浑浊现象，如金黄色葡萄球菌。

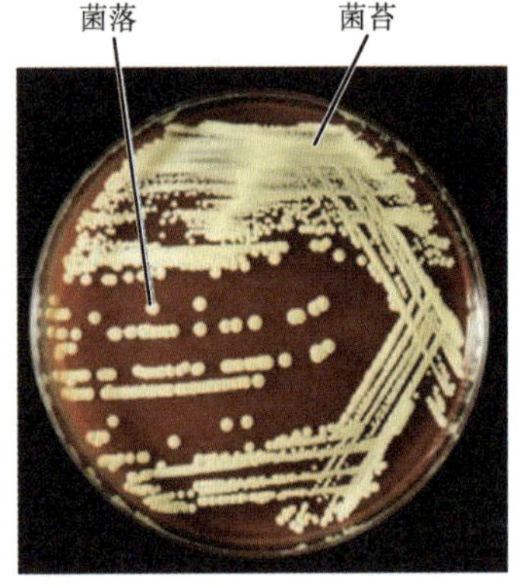

图1-17　在固体培养基上生长的细菌

（2）表面生长　某些专性需氧菌在液体培养基中进行表面生长，在液面上形成菌膜，又称菌膜生长，如枯草芽孢杆菌。

（3）沉淀生长　少数呈链状的细菌如链球菌，在液体培养基中生长时可沉积在培养基的底层，表现出沉淀生长现象。

2. 细菌在固体培养基中的生长现象

（1）在琼脂斜面上的生长现象　将细菌在斜面培养基上划线培养后，可看到连成一片的纯培养物，称为菌苔（bacterial lawn），如图1-17所示。

（2）在琼脂平板上的生长现象　将细菌在琼脂平板上划线培养后，由单个细菌繁殖而成的肉眼可见的细菌集团称为菌落（colony，图1-17），每一菌落通常是由一个细菌不断分裂增殖堆积形成的纯种细菌。不同细菌的菌落有不同的特点，表现在菌落的大小、形状、色泽、边缘、透明度、湿润度、表面光泽度等方面有差异，可用于细菌的鉴别（图1-18）。

3. 细菌在半固体培养基中的生长现象　用穿刺接种法将细菌接种在半固体培养基中培养，有鞭毛的细菌能沿着穿刺线扩散生长，使穿刺线模糊不清呈放射状或云雾状；无鞭毛的细菌只能沿着穿刺线生长，穿刺线周围的培养基仍较透明。

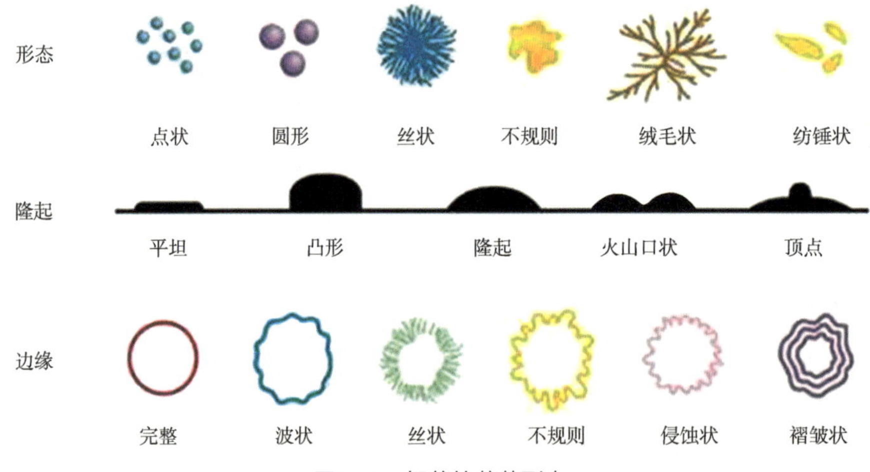

图1-18　细菌的菌落形态

（三）细菌的人工培养在医药上的应用

1. 疾病的病原学诊断和治疗　在诊断某些传染病时，需要将患者体内的病原性细菌进行纯培养，鉴定其种类后才能确定是哪种疾病。同时，病原菌确定后，需做药敏试验以找出该菌敏感的药物，为临床治疗提供合理的用药选择。

2. 细菌学研究　研究细菌的生理特点、遗传变异性、致病性、耐药性和免疫性等，均离不开人工培养细菌。

3. 生物制品的制备　生物制品研制单位在研制菌苗、疫苗、类毒素、抗毒素和免疫血清时，都必须对纯种细菌进行筛选和培养。

4. 基因工程 利用细菌具有易培养和繁殖迅速的特点，在基因工程中细菌常用作基因受体细胞来使用。

考点： 细菌在培养基中的生长现象

第 4 节 细菌的新陈代谢

细菌的新陈代谢是指发生在细菌细胞中的各种分解代谢和合成代谢的总和，包括物质代谢和能量代谢。

一、细菌的能量代谢

细菌代谢所需能量，绝大多数是通过生物氧化作用而获得的。生物氧化是指在酶的作用下细菌细胞内所发生的一系列氧化还原反应。细菌的生物氧化类型分为：①需氧呼吸：以氧分子作为最终氢（或电子）受体的称为需氧呼吸。②厌氧呼吸：以无机物作为最终氢（或电子）受体的称为厌氧呼吸。③发酵：以有机物作为最终氢（或电子）受体的称为发酵。三者比较见表1-3。

表 1-3 细菌的生物氧化与产能

生物氧化类型	受氢体	总反应	释放的能量（kJ）
需氧呼吸	分子氧	$C_6H_{12}O_6+6O_2 \longrightarrow 6CO_2+6H_2O$	2878.59
厌氧呼吸	无机物	$C_6H_{12}O_6+12KNO_3 \longrightarrow 6CO_2+6H_2O+12KNO_2$	1794.94
发酵	有机物	$C_6H_{12}O_6 \longrightarrow 2CO_2+2C_2H_5OH$	225.94

二、细菌的代谢产物

细菌在分解和合成代谢中能产生多种代谢产物，故其代谢产物可分为分解代谢产物和合成代谢产物两类。

（一）分解代谢产物的检测

细菌的分解代谢产物因其具备的酶不同而有所差异。细菌各分解代谢产物可通过生化方法检测，通常称为细菌的生化反应，一般用于细菌的鉴别。常用的检测方法有如下几种。

1. 糖发酵试验 不同细菌分解糖的种类和代谢产物等均不同，一般以是否分解某种糖、是否产酸产气等现象来鉴别细菌。如大肠埃希菌和伤寒沙门菌，均为革兰氏阴性菌，其中大肠埃希菌含有乳糖分解酶，能分解乳糖产酸产气；伤寒沙门菌无乳糖分解酶，不能分解乳糖产酸产气，由此两种细菌通过糖发酵试验可以区分开来（表1-4）。

表 1-4 糖发酵试验结果

细菌	葡萄糖	乳糖
大肠埃希菌	⊕	⊕
伤寒沙门菌	+	-

注：“⊕”表示产酸产气；“+”表示产酸不产气；“-”表示既不产酸也不产气。

2. 吲哚试验（indole test） 含有色氨酸酶的细菌可分解色氨酸生成吲哚，吲哚无色，若加入对二甲氨基苯甲醛后，该试剂可与吲哚结合形成红色的玫瑰吲哚，称吲哚试验阳性，如大肠埃希菌、变形杆菌等；不含色氨酸酶的细菌，因不能分解色氨酸，不能产生吲哚，加入对二甲氨基苯甲醛后不变红色，称为吲哚试验阴性，如产气荚膜梭菌。

3. 甲基红试验（methyl red test） 大肠埃希菌和产气荚膜梭菌都是G^-短杆菌，两者都能分解葡萄糖、乳糖，产酸产气，不易区别。但两者产生的酸类和总酸量不同：产气荚膜梭菌分解葡萄糖产生丙酮酸后，可使2分子丙酮酸进一步转变为1分子中性的乙酰甲基甲醇，使培养基中的酸类减少，pH变大，加入甲基红指示剂后呈橘黄色，为甲基红试验阴性；大肠埃希菌分解葡萄糖产生的丙酮酸，不转化为乙酰甲基甲醇，培养液呈酸性，pH≤4.5，加入甲基红指示剂后呈红色，称甲基红试验阳性。

4. VP试验（Voges-Proskauer test，VP test） 产气荚膜梭菌生成的乙酰甲基甲醇在碱性条件下，可被空气中的O_2氧化生成二乙酰，二乙酰可与培养基中含胍基的化合物反应，生成红色化合物，称VP试验阳性；大肠埃希菌可分解葡萄糖产生丙酮酸，不生成乙酰甲基甲醇，无二乙酰产生，故VP试验阴性。

5. 枸橼酸盐利用试验（citrate utilization test） 产气荚膜梭菌能利用枸橼酸盐作为唯一碳源在培养基上生长，分解枸橼酸盐生成碳酸盐，同时分解培养基的铵盐生成氨，由此培养基变为碱性，使指示剂溴百里酚蓝（BTB）由淡绿转为深蓝，此为枸橼酸盐利用试验阳性；大肠埃希菌不能利用枸橼酸盐，故为枸橼酸盐利用试验阴性。

吲哚试验（I）、甲基红试验（M）、VP试验（VP）、枸橼酸盐利用试验（C）四种试验合称为IMViC试验（i是在英文中为了发音方便而加上去的），常用于鉴定肠道杆菌（表1-5）。

表1-5 IMViC试验结果

细菌	I	M	VP	C
大肠埃希菌	+	+	–	–
产气荚膜梭菌	–	–	+	+

注："+"阳性，"–"阴性。

气相色谱法和液相色谱法可通过对细菌分解代谢产物中挥发性或不挥发性有机酸和醇类的检测，为细菌种类的确定提供准确、快速的辅助信息，是目前细菌生化鉴定的高新技术。

（二）合成代谢产物及其临床意义

细菌通过新陈代谢不但能合成菌体的组成成分，如蛋白质、脂肪、核酸等，还能合成很多在医学上具有重要意义的代谢产物。

1. 致热原（pyrogen） 又称热原质或热原，是能引起人或动物机体发热的物质，致热原主要包括细菌体中的脂多糖，酵母菌中的酵母多糖也有致热原的特性。致热原耐高热，高压蒸汽灭菌121℃ 20min不能使其破坏，加热至180℃持续4h或250℃持续45min才能使致热原失去作用。致热原可通过一般细菌滤器，但没有挥发性，所以，除去液体中致热原的最好方法是蒸馏法。药液、水等被细菌污染后，有致热原存在的可能性，输注机体后可引起发热反应，严重的可致死。生物制品或注射液制成后要除去致热原比较困难，所以在制备和使用过程中必须严格无菌操作，防止细菌污染以确保无致热原存在。

临床使用注射剂时，常有患者发生寒战、发热、头痛、恶心、休克等症状，严重时甚至死亡，此为热原反应。

2. 毒素（toxin） 细菌产生的毒素有内毒素和外毒素两种，具体见本章第5节相关内容。

3. 侵袭性酶 某些细菌可产生具有侵袭性的酶，能损伤机体组织，促进细菌在机体中的扩散，是细菌重要的致病因素，如链球菌的透明质酸酶等。

4. 色素（pigment） 某些细菌在营养丰富、氧气充足、温度适宜等条件下能产生色素，可用于细菌的鉴别。细菌色素有两类：①水溶性色素，溶于水，能弥散至培养基或周围组织中，如铜绿假单胞菌产生的绿脓色素使培养基或脓汁呈绿色。②脂溶性色素，不溶于水，仅保持在菌体内使菌落着色而培养基颜色不变，如金黄色葡萄球菌的金黄色色素。

5. 抗生素（antibiotic） 由某些微生物在代谢过程中产生的能抑制或杀死其他微生物或癌细胞的物质，称为抗生素。抗生素多由放线菌和真菌产生，细菌仅产生少数几种，如多黏菌素、杆菌肽等。

6. 细菌素（bacteriocin） 为某些细菌产生的仅作用于有近缘关系细菌的抗菌物质。细菌素为蛋白类物质，抗菌范围很窄，无治疗意义，但可用于细菌分型和流行病学调查。

7. 维生素（vitamin） 某些细菌产生的维生素，除供自身需要外还可分泌到菌体所在的环境中，如大肠埃希菌合成的维生素B_6、维生素B_{12}、维生素K_2等，对人体有利。

考点：细菌合成代谢产物在药学中的应用

第5节 细菌的致病性

细菌的致病性是指细菌在宿主体内定居、增殖并引起疾病的性质，具有致病性的细菌称为致病菌或病原菌（pathogenic bacterium）。有些细菌在正常情况下对人不致病，但在机体抗病能力降低等特定条件下可致病，称为条件致病菌。病原菌进入机体后能否引起感染，取决于病原体的致病性和机体的免疫力状态两方面的因素。病原菌的致病作用与其毒力、侵入数量、侵入途径和机体的免疫状态密切相关。

一、细菌的毒力

细菌的毒力（virulence）是指细菌致病能力的强弱程度，通常以半数致死量（LD_{50}）表示。LD_{50}即在一定时间内，通过一定途径使一定体重或年龄的实验动物半数死亡所需要的最小细菌数或毒素量。病原菌毒力由侵袭力和毒素构成。

考点：细菌毒力的构成

（一）侵袭力

侵袭力（invasiveness）是指细菌突破机体的防御机能，在体内定居、繁殖、扩散蔓延的能力。构成侵袭力的主要物质有细菌的侵袭性酶、荚膜及其他表面结构。

1. 细菌的侵袭性酶 本身无毒性，但在细菌感染的过程中能起到破坏机体组织屏障的作用，利于细菌抗吞噬或向深层组织中扩散，常见如下。

（1）血浆凝固酶（coagulase） 金黄色葡萄球菌产生的血浆凝固酶能使血浆中液态的纤维蛋白原转变为固态的纤维蛋白，加速血浆的凝固以保护病原菌不被吞噬或免受抗体等的作用。

（2）链激酶（streptokinase） 大多数引起人类感染的链球菌能产生该酶，链激酶的作用是能激活溶纤维蛋白酶原成为溶纤维蛋白酶，使纤维蛋白凝块溶解利于细菌扩散。

（3）透明质酸酶（hyaluronidase） 又称扩散因子，可溶解机体结缔组织中的透明质酸，使结缔组织疏松，通透性增加。如A群链球菌产生的透明质酸酶，可促使病原性细菌在组织中迅速扩散，造成全身性感染。

（4）胶原酶（collagenase） 能水解肌肉和皮下组织中的胶原蛋白，便于细菌在组织中扩散。产气荚膜梭菌能产生该酶。

此外，许多细菌形成的神经氨酸酶是一种黏液酶，能分解细胞表面的黏蛋白；A群链球菌产生的链道酶，可分解脓液中的DNA而加速细菌的蔓延。

2. 荚膜与其他表面结构 细菌的荚膜具有抗吞噬作用和抗杀菌物质的作用，如将无荚膜细菌注射到易感动物的体内，细菌易被吞噬和消除；有荚膜的细菌则可引起易感动物病变，甚至死亡。肺炎链球菌、炭疽芽孢杆菌、鼠疫耶尔森菌等的荚膜是很重要的毒力因素。有些细菌表面有其他表面结构或类似荚膜的物质，如链球菌的微荚膜、沙门氏杆菌的Vi-抗原、大肠埃希菌的K抗原等，不仅能阻止细菌被吞噬，并有抵抗补体和抗体的作用。此外，黏附因子如G^-菌的普通菌毛、G^+菌的膜磷壁酸等，细菌可借助于这些黏附因子黏附在组织细胞的表面。

（二）毒素

细菌毒素（toxin）按其来源、性质和作用的不同，可分为外毒素和内毒素两大类。

1. 外毒素（exotoxin） 外毒素主要由G^+菌产生，少数G^-菌也能产生，如痢疾志贺菌的神经毒素、霍乱弧菌的肠毒素等。外毒素毒性强，小剂量即能使易感机体致死。如纯化的肉毒梭菌外毒素是目前已知的毒性最强的物质，1mg可杀死2亿只小鼠；破伤风毒素对小鼠的致死量为6～10mg；白喉毒素对豚鼠的致死量为3～10mg。

外毒素具有高度的亲组织性，能选择性地作用于某些组织和器官，引起特殊病变。如破伤风梭菌、肉毒梭菌、白喉棒状杆菌所产生的外毒素，虽具有嗜神经性，但作用部位不同，临床症状也不相同。破伤风痉挛毒素对脑干和脊髓前角神经细胞有高度亲和性，可阻止甘氨酸等抑制性神经递质的释放，使骨骼肌出现强烈痉挛；肉毒毒素可阻断外周胆碱能神经末梢传递乙酰胆碱等介质的释放，麻痹运动神经末梢，使眼和咽部等肌肉松弛性麻痹；白喉毒素有和周围神经末梢、心肌等特殊组织的亲和性，通过抑制蛋白质合成引起心肌炎、肾上腺出血和神经麻痹等。

链接 微整形神器—A 型肉毒杆菌毒素

"瘦脸针""除皱针""瘦腿针"这几个微整形名词，其实有一个共同的名字：A型肉毒杆菌毒素。它可阻断神经递质乙酰胆碱的释放，使肌肉张力下降或肌肉松弛性麻痹，最初是用来治疗12岁以上肌张力障碍的患者，如斜视、眼肌痉挛症等。近年来在临床常通过局部肌内注射，达到瘦脸、瘦腿、面颈部除皱等美容目的。不规范注射肉毒毒素也可能会引发一定的并发症和副作用，如头痛、眼睑下垂、复视、闭眼不全、面部肌肉不对称、假面样感觉等，有些甚至出现过敏性休克。

外毒素的化学成分是蛋白质，不耐热，不稳定，60～80℃约30min即被破坏。外毒素抗原性强，可经0.3%～0.4%甲醛溶液处理去毒后的制品称为类毒素。类毒素毒性消除但仍保留有抗原性，能刺激机体产生特异性的抗毒素。类毒素一般作为预防某些传染病使用，如注射白喉类毒素可以预防白喉杆菌感染。

2. 内毒素（endotoxin） 主要是G^-菌细胞壁中的脂多糖成分，存在于菌体内，是菌体的结构成分。细菌在存活状态时不释放出来，只有当细菌死亡破裂或用人工方法裂解细菌后才能释放，故称内毒素。大多数G^-菌都有内毒素，如沙门菌、痢疾志贺菌、大肠埃希菌、淋病奈瑟球菌等。此外，极个别的G^+菌以及螺旋体、衣原体、支原体等也含有脂多糖，所以具有内毒素样活性。

内毒素毒性作用相对较弱，对组织器官的选择性不强，各种细菌产生的内毒素具有相似的致病作用，引起的主要临床症状有：①极微量的内毒素可致机体发热反应。②白细胞反应，表现为白细胞总数在开始短暂降低后迅速持续升高，伤寒沙门菌例外。③低血压与休克。大量内毒素入血可导致内毒素血症，内毒素通过活化巨噬细胞、中性粒细胞等诱发其释放多种生物活性介质，使小血管功能紊乱而微循环障碍，表现出微循环衰竭、血压下降、主要组织器官血液灌注不足等，严重者可发展为内毒素休克。④弥散性血管内凝血（DIC），指微血栓广泛沉积在小血管中，是一种复杂的病理过程或综合征，可引起皮肤黏膜出血渗血、内脏广泛出血等现象，严重者可致死。

内毒素化学性质稳定，耐热，加热100℃ 1h不被破坏。加热160℃ 2～4h，或用强碱、强酸、强氧化剂煮沸30min才能灭活。内毒素抗原性弱，不能用甲醛脱毒制成类毒素。

外毒素和内毒素的区别见表1-6。

表 1-6 细菌外毒素和内毒素的比较

比较项	外毒素	内毒素
来源	G^+菌及部分G^-菌分泌到细菌外	G^-菌细胞壁成分
化学组成	蛋白质	脂多糖
热稳定性	不稳定，易破坏	耐热，不易破坏
毒性作用	强，各种外毒素有高度的亲组织性，能选择性地作用于某些组织和器官，引起特殊病变	弱，各种内毒素对组织器官的选择性不强，具有相似的致病作用，可引起发热、白细胞反应、低血压与休克、DIC等
抗原性	强，可刺激机体产生抗毒素。经甲醛处理可脱毒成为类毒素，可用于人工自动免疫	弱，刺激机体后产生抗菌性抗体，不产生抗毒素，不能经甲醛处理成为类毒素
编码基因	常为质粒	染色体

考点：外毒素和内毒素的特点

为了提高药品质量和用药安全，人们对热原进行了广泛研究。1923年赛尔伯特（Seibert）提出了用家兔检测热原的方法，该法的特点是可在规定时间里观察到家兔的体温变化，反映了致热原引起哺乳类动物体温变化的复杂过程。1942年《美国药典》首先将家兔热原检测法收入药典成为法定方法，1953年《中华人民共和国药典》（以下简称《中国药典》）开始收载该方法。半个多世纪以来家兔热原检测法为保障药品质量和用药安全发挥了重要作用，但随着制药工业的发展和临床用药的要求，该方法的局限性也越来越明显。因为家兔热原检测法只局限于某种药物进入机体血液循环后是否能引起体温变化，而热原反应作为判断药品是否污染热原已不能满足医药工业发展的需要，由此引入了鲎试验法。鲎又称为中国鲎，出现在4亿年前的泥盆纪，至今仍保持着原始生物的状态，被称为“海洋活化石”。鲎的血液中因含有铜离子而呈蓝色，微量的内毒素即可使鲎血液中的凝固因子产生凝胶反应。鲎试剂是从鲎血液中提取变形细胞溶解物经低温冷冻干燥而制成的生物试剂，利用它能快速灵敏地检测出人体中0.01～1.00ng/ml的微量内毒素，在制药和食品工业中可用于对毒素污染的监测。《中国药典》2025版的一部、三部和四部都详细介绍了家兔热原检查法和鲎试剂法的检测方法。

二、细菌的数量

病原菌引起感染，必须有足够的数量。有些病原菌毒力极强，极少量的侵入即可引起机体发病，如鼠疫杆菌，数个细菌侵入人体就可发生感染；对大多数病原菌而言，需要达到一定的数量才能引起感染，少量的侵入易被机体防御系统清除。细菌致病所需的数量与毒力成反比，毒力越强则致病所需的菌数越少。

三、细菌的入侵途径

病原菌的侵入途径与感染发生有密切关系，多数病原菌只有通过特定的门户侵入，并在特定部位定居繁殖才能引起感染。如痢疾志贺菌必须经口侵入，定居于结肠内才能发生疾病；破伤风梭菌只有经伤口侵入，在厌氧条件下于局部组织生长繁殖产生外毒素，才可引发疾病，若随食物进入机体则无法感染。病原菌的这种特性是在长期进化过程中，细菌寄生与机体免疫系统抗寄生之间相互作用、相互适应的结果。

细菌侵入机体的途径主要有：①经消化道感染：如痢疾志贺菌、霍乱弧菌等。②经呼吸道感染：如结核分枝杆菌、白喉棒状杆菌等。③经创伤感染：如金黄色葡萄球菌、乙型溶血性链球菌等。④接触感染：如淋病奈瑟球菌、布鲁氏菌等。⑤节肢动物媒介感染：如鼠疫耶尔森菌等。有些病原菌可通过多种途径感染，如炭疽杆菌可通过破损的皮肤黏膜、呼吸道、消化道感染；结核分枝杆菌除常见的呼吸道感染外，还可通过破损的皮肤黏膜、消化道感染。

考点：细菌致病的主要途径

四、感染的发生、发展和结局

感染（infection）又称传染，是指病原菌在一定条件下突破机体的防御屏障侵入机体，产生不同程度的病理过程。传染过程的发展与结局，取决于病原菌的毒力、数量、机体免疫状况以及环境等影响因素。

（一）感染的来源

1. 外源性感染 指引起感染的病原菌来自宿主体外。外源性感染的传染源主要有患者、恢复期患者、健康带菌者、病畜、带菌动物和媒介昆虫等。

2. 内源性感染 指引起感染的病原菌来自机体自身的体表或体内。内源性感染的病原菌大多是体内的正常菌群，少数是感染后以潜伏状态存在于体内的病原菌，如结核分枝杆菌。当机体免疫力降低，或由于外界因素的影响，如长期大量使用抗生素、恶性肿瘤、器官移植等可发生内源性感染。

（二）感染的类型

1. 隐性感染（inapparent infection） 当机体免疫力较强，或入侵的病原菌数量不多、毒力较弱时，感染后对人体损害较轻，不出现明显的临床症状，称隐性感染。隐性感染后机体可获得特异性免疫力，在防止同种病原菌感染上有重要意义。

2. 显性感染（apparent infection） 当机体免疫力较弱，或入侵的病原菌毒力较强、数量较多时，感染后病原菌可在机体内生长繁殖，产生毒性物质，造成机体组织细胞受到一定程度的损害，表现出明显的临床症状和体征，称显性感染，即传染病。显性感染的过程在体内可分为潜伏期、发病期和恢复期，这是机体免疫力与病原菌之间力量对比变化所造成的，也反映了感染与免疫的发生与发展。

显性感染按病情缓急可分为急性感染和慢性感染两类。急性感染发病急，病程短，只有数日或数周，病愈后病原菌从体内消失，如霍乱等。慢性感染发病慢，病程长，往往持续数月或数年，胞内寄生菌可引起慢性感染，如结核分枝杆菌。

显性感染按感染的部位可分为局部感染和全身性感染两类。

（1）局部感染（local infection） 病原菌侵入机体后只局限在一定部位定居，经生长繁殖产生毒性产物引起局部病变。局部的感染是由于机体的免疫作用使得入侵的病原菌限制于局部，阻止病原菌在机体中的蔓延扩散，如化脓性球菌引起的疖、痈等。

（2）全身性感染（systemic infection） 机体与病原菌相互作用中，由于机体的免疫功能薄弱，不能局限病原菌，以致病原菌及其毒性产物向周围扩散，经淋巴系统或直接入血，引发全身性感染。临床上全身性感染可能出现下列情况。

1）菌血症（bacteremia）：病原菌在感染部位生长繁殖，不断入血做短暂停留，但由于受到机体细胞免疫和体液免疫的作用，病原菌未能在血中大量生长繁殖，并不出现明显临床症状，如伤寒早期的菌血症、布鲁氏菌菌血症。

2）毒血症（toxemia）：病原菌只在机体的局部生长繁殖，细菌不侵入血流，但其产生的大量毒素和炎症介质进入血流，经血液循环到达易感组织细胞而引起全身中毒症状，可表现为寒战、高热，严重时可发生心、肝、肾等实质器官损害甚至休克，如白喉、破伤风等。

3）败血症（septicemia）：在机体防御能力大为减弱的情况下，病原菌不断侵入血流并在其中大量繁殖，释放毒素，诱生大量炎症介质，引起寒战、高热、呼吸急促、心动过速、皮疹、出血、淋巴结及肝脾大、白细胞计数和分类增高等全身中毒的表现，造成机体严重损害，如鼠疫耶尔森菌可引起败血症。

4）脓毒血症（pyemia）：有局部化脓性病灶伴毒血症，病原菌尚未进入血液时的病症。通常是短暂的过渡过程，很快演变为典型的脓毒败血症。

5）脓毒败血症（septicopyemia）：化脓菌感染或伴有局部化脓性病灶的败血症。即化脓菌先在局部感染引起化脓性炎症，而后在血液内大量繁殖、播散到全身各器官组织，形成多发性的转移性化脓病灶，如金黄色葡萄球菌严重感染时引起的脓毒败血症。

3. 带菌状态 机体在隐性感染或传染病痊愈后，病原菌未被及时清除，而在体内继续存在并不断排出体外，称带菌状态。处于带菌状态的人称带菌者（carrier），带菌者虽然体内带有病原菌但无临床症状，不易引起人们的注意，是传染病流行的重要传染源。健康人包括隐性感染者若体内带有病原菌，称健康带菌者，如在流行性脑脊髓膜炎或白喉的流行期间，不少健康人的鼻咽腔内可带有脑膜炎奈瑟菌或白喉棒状杆菌；医护人员因常与患者接触，易成为带菌者。病愈后体内带有病原菌的人，称恢复期带菌者，如痢疾、伤寒、白喉恢复期带菌者比较常见。及时查出带菌者并有效地加以隔离治疗，是防止传染病流行的重要手段之一。

考点：细菌感染的类型

第6节 常见病原性细菌

球 菌

球菌（coccus）是细菌中的一大类，根据革兰氏染色法可分为G^+菌和G^-菌两类，对人致病的球菌主要有葡萄球菌、链球菌、淋病奈瑟球菌等。由于此类球菌能引起机体发生化脓性炎症，所以又称化脓性球菌。

一、葡萄球菌

葡萄球菌（*Staphylococcus*）广泛地分布于自然界，人和动物的体表以及与外界相通的腔道中也有，是最常见的化脓性球菌。

（一）生物学性状

1. 形态与染色 典型的葡萄球菌呈球形，直径0.4～1.2μm，无鞭毛和芽孢。通过染色在显微镜下可看到葡萄串样的排列（图1-19），革兰氏染色阳性。

考点：葡萄球菌的典型形态与染色特性

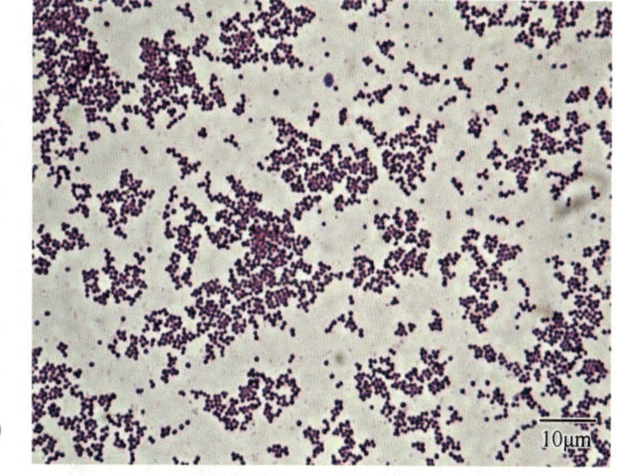

图1-19 葡萄球菌（革兰氏染色，1000×）

2. 培养特性 营养要求不高，在普通培养基上生长良好，需氧或兼性厌氧，最适生长温度37℃，最适pH 7.4左右。葡萄球菌的耐盐性很强，能在含10%～15% NaCl的培养基中生长，利用此特性可用于菌种筛选。不同型的菌株可产生不同的色素，使菌落呈现不同的颜色。

3. 分类 葡萄球菌分类方法很多，根据生化反应和产生色素的不同，分为金黄色葡萄球菌（*S. aureus*）、表皮葡萄球菌（*S. epidermidis*）、腐生葡萄球菌（*S. saprophyticus*）三类。金黄色葡萄球菌产生金黄色色素，致病性较强，为致病菌，许多国家药典规定，在外用药物中不得检出金黄色葡萄球菌。表皮葡萄球菌产生白色色素，致病性弱或无。腐生葡萄球菌产生白色或柠檬色色素，一般不致病。

4. 抵抗力 葡萄球菌是抵抗力较强的无芽孢细菌。在干燥的脓汁、痰液中可存活数月，加热80℃ 30～60min才被杀死。对碱性染料敏感，用2%～4%结晶紫（甲紫）可治疗皮肤黏膜的葡萄球菌感染，对青霉素、红霉素、庆大霉素等抗生素敏感，但随着抗生素的广泛使用耐药菌株逐年增加，给临床治疗带来一定困难。

考点：葡萄球菌的抵抗力

（二）致病性

案例1-1

患儿，男，10岁，因左手小指外伤后肿胀、疼痛1日前来就诊。经检查，其伤口感染病菌已化脓，且脓汁黏稠，炎症部位与周围组织界限清晰。取脓性分泌物涂片，用革兰氏染色法染色后镜检，发现有呈葡萄状排列的G^+球菌。

问题：1. 初步诊断该患者可能感染了何种细菌？

2. 该细菌具有什么样的生物学性状？

金黄色葡萄球菌可通过伤口、裂口以及消化道而感染，其产生的致病物质主要有血浆凝固酶、溶血毒素、肠毒素和杀白细胞素等，主要所致疾病如下。

1. 化脓性感染 金黄色葡萄球菌的局部化脓性感染有疖、痈、毛囊炎、脓疱疮等，其特点是脓汁黄且黏稠，病灶局限，与周围组织界限明显。内脏器官也可因金黄色葡萄球菌进入血流播散而发生感染，导致肺炎、脓胸、中耳炎、心内膜炎等疾病。若用外力挤压疖、痈或过早切开尚未成熟的脓肿，金黄色葡萄球菌可通过淋巴和血液扩散至全身，导致全身性感染，引起败血症、脓毒血症等，葡萄球菌引起的败血症最为常见。

2. 食物中毒 由葡萄球菌肠毒素引起。当人们食用了被肠毒素污染过的食品1～6h后，会出现恶心、呕吐、腹泻等胃肠道症状，患者发病较急，但预后良好，一般1～2d可自行痊愈。

3. 假膜性肠炎 健康人的肠道中有少量金黄色葡萄球菌寄居，若长期使用广谱抗生素，肠道中不耐药的大肠埃希菌、脆弱类杆菌等被杀伤，耐药的金黄色葡萄球菌乘机大量繁殖产生肠毒素，引起以腹泻为主要症状的急性肠炎。葡萄球菌性肠炎本质是一种菌群失调症，其病理特点为肠黏膜上覆盖着一层由炎性渗出物、坏死组织和细菌组成的假膜。

（三）防治原则

注重个人卫生，对伤口及时处理以免感染；严格无菌操作，防止医院内交叉感染；对脓肿应及时切开排脓，根据药敏试验合理选用抗生素进行治疗。

二、链 球 菌

链球菌（*Streptococcus*）是另一大类常见的化脓性球菌。此类细菌种类多，型别复杂，广泛分布于自然界以及人和动物的咽腔、胃肠道等部位，多数为人体的正常菌群，少数为致病菌。

（一）生物学性状

1. 形态与染色 显微镜下可看到链球菌呈球形或卵圆形，链状排列。链的长短不一，短的由4～8个细菌组成，长的可达20～30个细菌（图1-20）。临床标本及固体培养基中以短链多见，液体培养基中易形成长链，链的长短与菌种、生长环境有关。革兰氏染色阳性，但培养时间较长或被吞噬细胞吞噬后可转为阴性。无芽孢和鞭毛，有的可形成由透明质酸组成的荚膜，但继续培养后可被链球菌产生的透明质酸酶分解而消失。

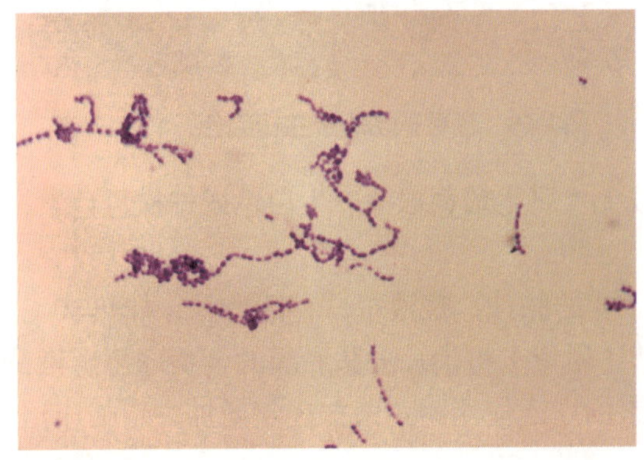

图1-20 链球菌（革兰氏染色，1000×）

考点：链球菌排列方式与染色特性

2. 培养特性 营养要求较高，在普通培养基上生长不良，需要在含有血清、血液的培养基上生长。需氧或兼性厌氧，少数专性厌氧。最适生长温度为37℃，最适pH在7.4左右。

3. 分类　链球菌的分类方法有多种，根据溶血能力和溶血现象可分为三类。

（1）甲型溶血性链球菌　菌落周围有草绿色溶血环，又称草绿色链球菌。甲型溶血性链球菌是人体呼吸道、肠道的正常寄居菌，为条件致病菌，可引起亚急性细菌性心内膜炎、泌尿系统感染等疾病。

（2）乙型溶血性链球菌　菌落周围可形成一个2～4mm宽且完全透明的无色溶血环，故又称溶血性链球菌。乙型溶血性链球菌能产生溶血毒素，致病力强，可引起人和动物的多种疾病。

（3）丙型链球菌　菌落周围无溶血环，又称为不溶血性链球菌。丙型链球菌常存在于乳类和粪便中，一般无致病性。

此外，还可以根据链球菌细胞壁中多糖抗原不同，将链球菌可分为A、B、C、D、E、F、G、H、K、L、M、N、O、P、Q、R、S、T、U、V共20群，对人类致病的链球菌90%属A群。

4. 抵抗力　链球菌抵抗力不强，加热60℃ 30min可被杀死，对一般消毒剂敏感。冷冻干燥可保存数月至数年而不丧失致病力。乙型溶血性链球菌对青霉素、氯霉素、红霉素等抗生素敏感，青霉素是治疗链球菌感染的首选药物，极少产生耐药性。

（二）致病性

致病性链球菌可通过直接接触、飞沫吸入或皮肤、黏膜等伤口侵入机体，产生多种毒素和侵袭性酶，主要有透明质酸酶、链激酶、链道酶、溶血毒素和红疹毒素等，主要所致疾病如下。

1. 化脓性感染　局部皮肤和皮下组织感染致病性链球菌，可引起痈、脓疱疮、蜂窝织炎、淋巴结炎、淋巴管炎等，其化脓性特点是脓汁稀薄，病灶与周围组织界限不清晰。此外，还可发生扁桃体炎、中耳炎、肾盂肾炎、产褥热等其他系统的化脓性感染。

考点：链球菌局部化脓性感染特点

2. 猩红热　为急性呼吸道传染病，是因感染溶血性链球菌后其产生的红疹毒素而导致的中毒性疾病，临床症状为发热、咽峡炎、全身弥漫性鲜红皮疹、疹退后有明显的脱屑等。

3. 链球菌超敏反应性疾病　有些患者感染链球菌后，可发生风湿病或急性肾小球肾炎。该类疾病的病变部位虽不能检出链球菌，但可检出链球菌抗原与相应抗体形成的免疫复合物，此类疾病是由病原菌引起机体发生了超敏反应而致。

链球菌感染后，机体可获得一定的免疫力。但由于链球菌的型别多，各型之间又无交叉免疫，故可反复感染。

（三）防治原则

注意环境卫生，对患者和带菌者应及早治疗，以减少传染源。对急性咽峡炎或扁桃体炎患者应及早彻底治疗，防止风湿病或急性肾小球肾炎等超敏反应性疾病的发生。治疗可选用青霉素、红霉素等药物。

三、淋病奈瑟球菌

淋病奈瑟球菌（*Neisseria gonorrhoeae*）简称淋球菌，是淋病的病原体，淋病是一种性传播疾病，主要表现为泌尿生殖系统黏膜的化脓性炎症。

（一）生物学性状

1. 形态与染色　淋病奈瑟球菌呈卵圆形或圆形，常成双排列，两球菌接触面平坦，像一对黄豆（图1-21）。长约0.7μm，宽约0.5μm，无芽孢和鞭毛，有荚膜和菌毛。革兰氏染色阴性。

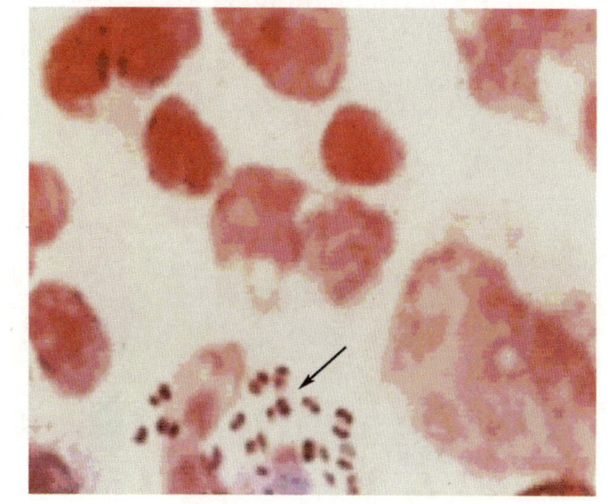

图1-21　淋病奈瑟球菌（革兰氏染色，1000×）

2. 培养特性 营养要求较高，用普通培养基不易培养，在含有血清、血液、卵黄囊等的培养基上才能生长良好。专性需氧，初次从人体标本分离时，为了促进其生长，需提供5%～10%的二氧化碳。最适培养温度为37℃，最适pH为7.5。

3. 抵抗力 淋病奈瑟球菌对理化因素的抵抗力普遍较弱。对热敏感，加热55℃ 5min可灭活，100℃立即死亡。淋病奈瑟球菌对各种消毒剂也很敏感，尤其对可溶性银盐敏感，1∶4000的硝酸银溶液可快速杀死淋球菌，在1%苯酚溶液中1～3min死亡。

考点： 淋病奈瑟球菌排列方式与染色特性

（二）致病性

就目前所知，除黑猩猩能实验感染淋病奈瑟球菌外，人类是淋病奈瑟球菌唯一的自然宿主，主要通过直接性接触传播，间接传染较少见。临床表现分为无并发症淋病和有并发症淋病，无并发症淋病男性最常见的表现是尿道炎，女性则为宫颈炎；有并发症淋病男性主要为附睾炎，女性主要为盆腔炎。此外，其他部位如咽部、直肠和眼结膜亦可为原发性感染部位。

考点： 淋病奈瑟球菌所致疾病

（三）防治原则

预防淋病应加强性健康教育，杜绝不正当性关系，取缔娼妓；患者应及早到正规医院治疗；常选用头孢曲松、大观霉素等抗感染药物治疗。

杆　菌

杆菌（bacillus）在细菌中种类繁多，形态复杂，广泛分布于自然界。在此主要介绍常见的致病性杆菌。

一、肠道杆菌

（一）埃希菌属

大肠埃希菌（*Escherichia coli*），是肠杆菌科埃希菌属的代表菌种，是肠道中的正常菌群，在一定条件下进入人体的其他部位可致病。

1. 生物学性状 大小为（0.5～0.7）μm×（2～3）μm，无芽孢，有鞭毛，革兰氏染色阴性（图1-22）。在普通琼脂培养基上生长良好，最适温度为37℃，最适pH为7.4左右。埃希菌属的细菌在土壤、水中可存活数月，且比其他肠道杆菌具有较强的耐热性，加热55℃ 60min或60℃ 15min仍有部分细菌存活。亚硝酸盐、胆盐、煌绿等对其有选择性抑制作用，本属细菌对磺胺类药、链霉素、金霉素等均敏感，青霉素的作用较弱。

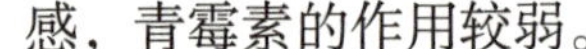

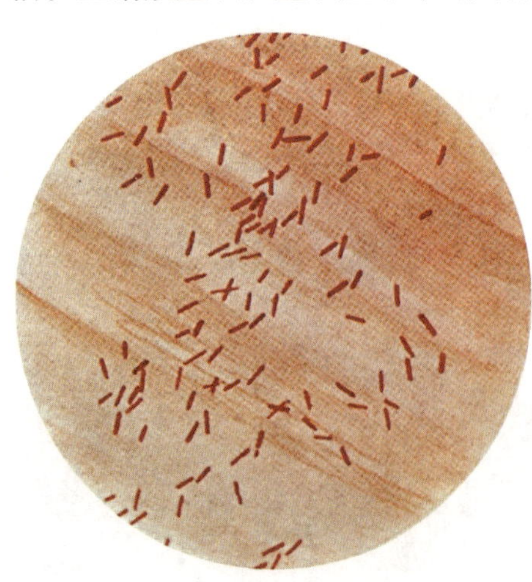

图1-22 大肠埃希菌（革兰氏染色，1000×）

2. 致病性 埃希菌属细菌一般不致病，某些菌株还能产生大肠菌素，抑制肠道致病菌和腐生菌的繁殖。但在机体免疫力下降或外伤等作用下，该菌寄居部位改变可侵入肠道外组织或器官，引起化脓性炎症，如胆囊炎、腹膜炎、尿道炎、肾盂肾炎和手术后感染等。某些致病性大肠埃希菌可引起婴儿腹泻或急性胃肠炎等肠道感染。

3. 卫生学检查 大肠埃希菌寄居肠道随粪便排出体外，可污染水源、土壤和食品等。环境中检出大肠埃希菌数量愈多，表明粪便污染环境的情况愈严重，间接提示有肠道致病菌存在的可能性。大肠埃希菌被许多国家药典列为控制菌之一，国际上也广泛将大肠埃希菌作为卫生学检查的指示菌，常用大肠菌群数作为饮水、食品等粪便污染的指标之一。

大肠菌群是指在37℃ 24小时内发酵乳糖、产酸产气的肠道杆菌，包括埃希氏菌属、柠檬酸杆菌属、克雷伯菌属及肠杆菌属等。我国《生活饮用水卫生标准》(GB5749—2022)规定，在100ml饮用水中不得检出总大肠菌群和大肠埃希菌，且每毫升生活饮用水中菌落总数不超过100。

(二)沙门菌属

沙门菌属(*Salmonella*)是寄生于人和动物肠道内的一大群形态、生化反应和抗原构造相似的G^-杆菌，是肠杆菌科中重要的一个属。沙门菌属的细菌能引起人畜共患病的发生，如伤寒沙门菌引起的伤寒，迄今仍是发展中国家一种常见的肠道传染病，沙门菌食物中毒在全球范围内也是一个引人瞩目的公共卫生问题。

1. 生物学性状 大小为(0.5～1.0)μm×(2～3)μm，通常具有周鞭毛，无芽孢，一般无荚膜。革兰氏染色阴性。营养要求不高，在普通培养基上即能生长，需氧或兼性厌氧，最适温度为37℃，最适pH为7.4左右。沙门菌属细菌抵抗力不强，60℃ 15min即可被杀死，在5%苯酚溶液5min死亡。但在水中可存活2～3周，在粪便中可存活1～2个月，对氯霉素、复方磺胺甲噁唑等药物敏感。

2. 致病性 本属细菌可通过食物、饮水等消化道途径感染，能产生毒力较强的内毒素。此外，其致病性还取决于各种沙门菌的不同侵袭力以及机体的免疫力。临床上可引起三种类型的疾病：

(1)伤寒和副伤寒 又称肠热症，由伤寒沙门菌(*S. typhi*)和甲、乙、丙型副伤寒沙门菌(*S. paratyphi* A、*S. paratyphi* B、*S. paratyphi* C)引起。

伤寒的病程较长，为3～4周。病菌经消化道侵入，以菌毛吸附在小肠黏膜表面，到肠壁淋巴组织大量繁殖，进入血流引起第一次菌血症，患者主要出现头痛、食欲缺乏、持续发热等前驱症状。病菌随血流进入器官和组织，如肝、脾、肾、骨髓、胆囊，有时甚至是心脏，在其间生长繁殖后，再次进入血液引起第二次菌血症，并释放内毒素。此时患者全身中毒症状加剧，表现为持续高热，肝脾大，血液中的白细胞数量显著下降，约有50%患者胸腹部皮肤出现玫瑰疹。胆囊中的细菌随胆汁进入肠道，部分排出，部分经肠黏膜再次进入肠淋巴组织，引起迟发型超敏反应，导致局部肠壁组织坏死、溃疡，严重者可发生出血和肠穿孔。肾脏中的细菌可随尿液排出体外。随着机体细胞免疫的建立和加强，细胞内的寄生病菌被杀灭，病情得到缓解，机体逐渐恢复，少数患者可成为胆囊带菌者。

副伤寒与伤寒有相似的病理过程，但症状较轻，病程也短，为1～3周。

伤寒和副伤寒的带菌者是该类疾病重要的传染源，因此对饮食行业工作者进行带菌检查尤为必要。伤寒痊愈后机体可获得牢固免疫力，主要依赖细胞免疫。

(2)食物中毒 是最常见的沙门菌感染。由肠炎沙门菌、猪霍乱沙门菌等引起的食物中毒，需大量病菌进入机体才能致病，且潜伏期短，一般于12～48h发病。主要症状有恶心、呕吐、腹泻、发热等急性胃肠道症状。病程短，2～4d内可自愈，预后良好。

(3)败血症 多由猪霍乱沙门菌引起，病菌进入肠道后，很快侵入血流，常引起脑膜炎、胆囊炎、心内膜炎、肾盂肾炎等，败血症症状严重。

3. 防治原则 搞好饮食卫生，加强饮水、食品等的卫生监督以切断传染源。对食品加工和饮食服务人员定期进行健康检查，及早发现带菌者并及时治疗。治疗上常用氯霉素、氨苄西林、复方磺胺甲噁唑等药物。

(三)志贺菌属

志贺菌属(*Shigella*)细菌统称为痢疾志贺菌或痢疾杆菌，是引起人类及灵长类动物细菌性痢疾的致病菌。

1. 生物学性状 大小为(0.5～0.7)μm×(2～3)μm，不形成荚膜，无芽孢和鞭毛，有菌毛。革兰氏染色阴性。营养要求不高，在普通培养基上生长良好，需氧或兼性厌氧，37℃培养18～24h后菌落呈光滑湿润、无色半透明、边缘整齐的光滑型圆形菌落，直径约2mm。本属细菌对理化因素的抵抗力较弱，各种志贺菌中相对以宋氏志贺菌对外界环境的抵抗力最强，福氏志贺菌、鲍氏志贺菌次之，痢疾志贺菌抵抗力最弱。在污染的物品和瓜果蔬菜上，志贺菌属细菌可存活10～20d，加热60℃ 15min或阳光照射30min可被杀死。该属细菌对酸敏感，在粪便中有其他产酸菌即可使本属细菌在数小时内死亡。因此对该属细菌的粪检必须及时，否则不易检出。该属细菌对各种消毒剂敏感，由于抗生素的广泛应用，志贺菌属细菌的耐药菌株不断增多。

2. 致病性 志贺菌属的致病物质主要是侵袭力和内毒素，少数菌株还可产生外毒素。传染源是痢疾患者和带菌者，传播途径主要是粪-口途径。痢疾是常见的肠道传染病，在我国全年均可发生，以夏、秋常见，人对志贺菌属细菌普遍易感。常见感染有两种类型。

（1）急性菌痢 根据毒血症及临床症状严重程度，分为四型。

轻型：全身中毒症状轻，可无发热或仅低热。表现为急性腹泻，大便次数及量少，脓血便少见。可有轻微腹痛，里急后重较轻或缺如。病程3～7d。

中型：起病急骤，畏寒发热，体温可达39℃以上，伴头痛、乏力、食欲减退，数小时后出现腹痛、腹泻、里急后重等肠道症状。排便初为稀便，后转为黏液脓血便。排便次数较多，可达10余次/天。可有左下腹压痛。病程1～2周。

重型：除上述腹泻症状外，还可出现严重腹胀及中毒性肠麻痹，严重失水可引起外周循环障碍，出现心、肾功能不全。多见于老年、体弱、营养不良者。

中毒型（或暴发型）：起病急骤，以高热、休克、惊厥和神志障碍为主要表现。初期腹泻症状轻或缺如。多见于2～7岁儿童，病死率高。

（2）慢性菌痢 反复发作或迁延不愈2个月以上。

3. 防治原则 应控制传染源、切断传播途径、保护易感人群。对急性菌痢患者及早发现、及时隔离、彻底治疗。对从事饮食业、保育员、自来水厂的工作人员等应定期进行体检，及早发现带菌者。加强粪便、饮食、饮水的管理，搞好环境卫生，饭前便后洗手，注意饮食卫生和个人卫生。加强流行病学调查分析，针对流行规律采取相应措施。治疗上可用氟喹诺酮类如环丙沙星、磺胺类如复方磺胺甲噁唑、头孢菌素类如头孢曲松钠等抗菌药物。中医治疗时，急性痢疾多以湿热痢、寒湿痢论治，慢性痢疾临床多以阴虚痢、虚寒痢论治，可根据不同症状给予相应方剂治疗。

二、分枝杆菌

分枝杆菌属（*Mycobacterium*）是一类生物学性质独特的细菌，因菌体细长稍弯曲有分枝生长的趋势，故称分枝杆菌。该属引起人类疾病的主要是结核分枝杆菌和麻风分枝杆菌，在此仅介绍结核分枝杆菌。结核分枝杆菌（*Mycobacterium tuberculosis*）又称结核杆菌，是人和动物结核病的病原菌。结核病已成为传染病中的头号杀手，对人类的身体健康是一个重大威胁。

（一）生物学性状

考点：结核分枝杆菌的生物学性状

1. 形态与染色 大小0.4μm×（1～4）μm，结核分枝杆菌的典型形状是细长略弯曲，呈单个或分枝状排列，有荚膜、无鞭毛、无芽孢。革兰氏染色不易着色，一般用齐-内染色（Ziehl-Neelsen staining）法染色，结核分枝杆菌被染成红色，其他细菌和背景中的物质为蓝色（图1-23）。

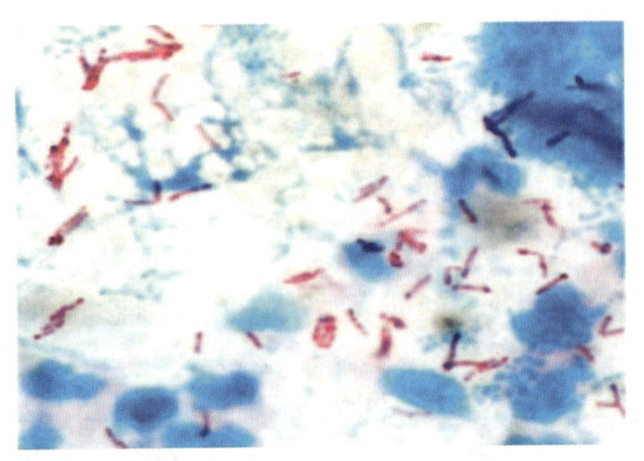

图1-23 结核分枝杆菌（抗酸染色，1000×）

2. 培养特性 营养要求高，在含有蛋黄、马铃薯、甘油和天门冬素等培养基上才能生长。专性需氧菌，最适温度为37℃，最适pH为6.5～6.8。生长缓慢，繁殖一代约需18h，接种后培养3～4周才出现肉眼可见的菌落。菌落干燥，坚硬，表面呈颗粒状，呈乳酪色或黄色，形似菜花样。

3. 抵抗力 结核分枝杆菌因含有大量脂类，对某些理化因素的抵抗力较强。在干痰中可存活6～8个月，若黏附于尘埃上，保持传染性8～10d。阳光直射下该菌2～7h可被杀死，故结核患者的衣物可用日光消毒。在3% HCl或NaOH溶液中能耐受30min，因而常用酸、碱中和处理污染严重的检材，杀死杂菌和消化黏稠物质，提高检出率。结核分枝杆菌对湿热、紫外线、乙醇的抵抗力弱，在液体中加热63℃ 15min或在75%乙醇溶液中数分钟即可死亡。

4. 变异性 结核分枝杆菌对链霉素、利福平、异烟肼等抗结核药物较易产生耐药性。耐药菌株常出现活力和毒力减弱，如异烟肼耐药菌株对豚鼠的毒力消失，但对人类仍有一定的致病性。卡-介（Calmette-Guérin）二氏将牛型结核分枝杆菌培养于胆汁、甘油、马铃薯培养基中，历时13年经230次传代，使其毒力发生变异，成为对人无致病性且仍保持良好免疫性的菌株，称为卡介苗（Bacille Calmette-Guérin，BCG）。卡介苗接种于人体后，可使机体获得抗结核免疫力。

（二）致病性

结核分枝杆菌的致病作用可能与菌体在组织细胞内大量增殖引起炎症反应、菌体自身成分与其代谢产物的毒性作用、细菌诱导机体产生迟发型超敏反应性损伤等有关。结核分枝杆菌可通过呼吸道、消化道和破损的皮肤黏膜等多种途径进入易感机体，引起多种脏器组织的结核病，按病变部位可分为肺结核和肺外结核两类。肺结核指结核病变发生在肺、气管、支气管和胸膜等部位。肺外结核指结核病变发生在肺以外的器官和部位，如淋巴结（除外胸内淋巴结）、骨、关节、泌尿生殖系统、消化系统、中枢神经系统等部位。机体的肺结核有五种表现类型。

1. 原发性肺结核 机体首次感染结核分枝杆菌，多见于儿童。结核分枝杆菌随同飞沫或尘埃通过呼吸道进入肺泡，被巨噬细胞吞噬后在其内大量生长繁殖，最终导致巨噬细胞死亡崩解，释放出的结核分枝杆菌或在细胞外繁殖侵害，或被其他巨噬细胞吞噬再重复上述过程，如此反复形成以中性粒细胞和淋巴细胞浸润为主的渗出性炎症病灶，称为原发灶。随着机体抗结核免疫力的建立，原发灶大多可纤维化和钙化而自愈。但原发灶内可长期潜伏少量结核分枝杆菌，不断刺激机体强化已建立的抗结核免疫力，也可作为以后内源性感染的来源。

2. 继发性肺结核 多见于成年人。大多为内源性感染，极少由外源性感染所致。继发感染的特点是病灶局限，一般不累及邻近的淋巴结，主要表现为慢性肉芽肿性炎症，形成结核结节，发生纤维化或干酪样坏死。病变常发生在肺尖部位，病菌可随痰液排出体外，传染性强。

3. 血行播散性肺结核 极少数免疫力低下者，结核分枝杆菌可经血流扩散至全身，导致血行播散性肺结核，包括急性、亚急性和慢性血行播散性肺结核。

4. 气管、支气管结核 包括气管、支气管黏膜及黏膜下层的结核病。

5. 结核性胸膜炎 包括干性、渗出性胸膜炎和结核性脓胸。

（三）免疫性

人体对结核分枝杆菌的感染率很高，但发病率却较低，这表明机体对结核分枝杆菌有较强的免疫力。而这种免疫力的持久性，依赖于结核分枝杆菌在机体内的存活，一旦体内结核分枝杆菌消失，抗结核免疫力也随之消失，此免疫称为有菌免疫或传染性免疫（infection immunity）。抗结核免疫主要是细胞免疫，发挥作用的细胞包括致敏的T淋巴细胞和被激活的巨噬细胞。致敏的T淋巴细胞可直接杀死带有结核分枝杆菌的靶细胞，释放能激活巨噬细胞的多种淋巴因子；被激活的巨噬细胞对结核分枝杆菌有吞噬消化、抑制繁殖、阻止扩散和杀灭的能力。值得注意的是，在机体感染结核分枝杆菌时，细胞免疫与迟发型超敏反应是同时存在的，而迟发型超敏反应的发生对机体有不利的一面。

测定机体对结核分枝杆菌有无免疫力可采用结核菌素试验。结核菌素试验可使用旧结核菌素（old

tuberculin，OT）和结核纯蛋白衍生物（purified protein derivative，PPD）两种试剂，目前主要采用结核纯蛋白衍生物。试验时在受试者左前臂掌侧前1/3中央皮内注射一定量的PPD，72h后（48～96h）检查反应，以皮肤硬结为准，硬结平均直径≥5mm者为阳性；硬结平均直径＜5mm或无反应者为阴性。如受试者曾感染过结核分枝杆菌或接种过卡介苗，其结核菌素试验结果会表现出在注射部位出现迟发型超敏反应炎症，是为阳性，说明该受试者对结核分枝杆菌有一定的免疫力。结核菌素试验可用来检测可疑患者是否感染结核分枝杆菌、接种卡介苗后是否阳转以及检测机体细胞免疫功能。

（四）防治原则

考点：预防结核病的有效方式

1. 预防接种 卡介苗接种是预防结核病的有效措施之一，广泛接种卡介苗能大大降低结核病的发病率。通常新生儿出生后就必须接种，一般在接种后6～8周，结核菌素试验转阳（硬结直径为5～15mm）则表示接种者已产生免疫力，若结核菌素试验阴性则应再补种，接种卡介苗成功后所产生的特异性免疫力可维持6～10年。未接种过卡介苗的，年龄3个月以内者直接补种，3个月至3岁者，要先进行结核菌素试验，阴性补种，年龄≥4岁者没必要再补种。

2. 治疗 对结核病患者应早发现、早治疗，采用联合应用抗结核药促使病灶愈合、消除症状和防止复发。常用的抗结核药物有异烟肼、链霉素、对氨基水杨酸钠和利福平等，各种抗结核药物合并应用，有协同、降低菌体耐药性产生和减少药物毒性等作用。目前由于结核分枝杆菌耐药菌株较多，因此在治疗过程中应做药敏试验，以选用合适的药物。

三、破伤风梭菌

破伤风梭菌（*Clostridium tetani*）是破伤风的病原菌，广泛存在于自然界，尤其在土壤中多见。当机体受到创伤，或伤口被污染，或新生儿在断脐时消毒不严使用不洁器械等，均有可能感染该菌。

（一）生物学性状

考点：破伤风梭菌的生物学性状

1. 形态与染色 大小为（0.5～1.7）μm×（2.1～18.1）μm，菌体细长，有周鞭毛，有芽孢，无荚膜。成熟的芽孢为正圆形，位于菌体顶端，使得菌体呈鼓槌状，这是该菌的形态特征（图1-24）。革兰氏染色阳性，但培养时间过久可转呈革兰氏阴性。

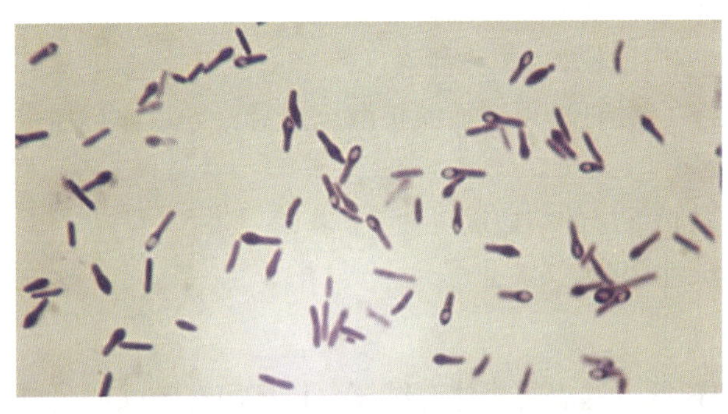

图1-24 破伤风梭菌的芽孢（镜下观，革兰氏染色，1000×）

2. 培养特性 营养要求不高，在普通培养基上能生长，常用肉渣培养基培养，肉汤呈浑浊状并产生硫化氢、甲基硫醇等有腐臭味的气体。专性厌氧菌，在有氧条件下不能生长繁殖，最适生长温度为37℃，最适pH为7.4左右。

3. 抵抗力 破伤风梭菌繁殖体的抵抗力与一般细菌相似，但其芽孢的抵抗力极强，在土壤中可存活数十年，耐煮沸1h，5%苯酚溶液中可存活10～15h，对青霉素敏感。

（二）致病性

考点：破伤风梭菌感染的条件

破伤风梭菌能产生毒性强烈的外毒素，一种是破伤风痉挛毒素，又称神经毒素，对神经系统尤其是脑干神经核脊髓前角神经细胞有高度的亲和力，对人的致死量小于1μg，是引起破伤风的主要致病物质；另一种是溶血毒素，能引起组织局部坏死和心肌损害，与致病性无关。

破伤风梭菌及其芽孢随外伤侵入机体，是否形成感染需要条件，即伤口局部能否造成厌氧环境。

伤口窄而深，且混有其他需氧或兼性厌氧菌，或伤口内有异物或大量组织时其氧化还原电势下降等，均易形成厌氧环境，有利于破伤风梭菌芽孢的萌发和细菌繁殖。

破伤风的潜伏期平均为6～10d，亦有短于24h或长达20～30d甚至数月。新生儿破伤风一般在断脐带后7d左右发病，故俗称七日风。一般来说，潜伏期或前驱症状持续时间越短，病情就越严重，死亡率越高。患者先有乏力、头晕、头痛、烦躁不安、打哈欠等前驱症状，这些前驱症状一般持续12～24h。接着出现典型的肌肉强烈收缩，患者咀嚼不便，张口困难，牙关紧闭，面部表情肌群阵发性痉挛，呈现出独特的"苦笑"面容。随后患者表现出颈项强直、角弓反张等症状。在持续紧张收缩的基础上，任何轻微刺激，如光线、声响、震动或触碰患者身体，均能诱发全身肌群的痉挛和抽搐。持续性呼吸肌群和膈肌痉挛，可以造成呼吸停止，致人死亡。疾病期间，患者神志清楚，一般无高热。

（三）防治原则

考点：破伤风的防治原则

彻底清创是预防破伤风感染的有效方法。正确处理伤口，对于污染严重的伤口，特别是战伤，要清除伤口周围的一切坏死无活力的组织以及异物，充分引流，初期不予缝合。如发现接生消毒不严时，可用3%过氧化氢溶液洗涤脐部，然后涂以碘酊消毒。除了清创，还有下列一些主要措施。

1. 人工主动免疫 注射类毒素可以使机体产生破伤风抗毒素而获得免疫力。我国已在儿童计划免疫程序中推行"白、百、破"混合疫苗注射，使机体获得对百日咳、白喉、破伤风三种常见病的免疫力。

2. 人工被动免疫 现常用的被动免疫法是注射从牛或马等动物血清中精制所得的破伤风抗毒素（TAT）。对于受伤后可能被破伤风梭菌污染的人，应尽早肌内注射TAT 1500～3000U；对于已发病的破伤风患者应早期、足量注射TAT，以中和破伤风外毒素，一旦破伤风外毒素与神经组织结合，TAT则不能发挥效应。TAT是一种异种蛋白，有抗原性，可导致机体过敏反应，因此注射前要做皮试，如为阳性，可采用脱敏疗法。青霉素可抑制破伤风梭菌，并有助于其他感染的预防，可及早使用。

案例 1-2

患者，男，32岁，因张口困难2日前来医院就诊。自述4日前被锈迹斑斑的铁耙刺伤小腿，到乡卫生院对伤口实施清创缝合，拆线后遂表现出说话、吞咽时张口困难，颈部和背部肌肉疼痛等症状。经检查，该患者体温37.5℃，神志清晰，张口度只有0.1cm，咬肌和颈部肌肉张力明显变强。初步诊断为破伤风。

问题：1. 该患者可能感染了何种细菌？

2. 对该患者应采取哪些防治措施？

四、铜绿假单胞菌

1882年法国微生物学家Carle Gessard首先从临床脓液标本中分离到，因其脓液呈绿色，故命名为铜绿假单胞菌（*Pseudomonas aeruginosa*），又称绿脓杆菌，是假单胞菌属的代表菌。铜绿假单胞菌在自然界分布广泛，人和动物的皮肤、呼吸道、消化道等也有存在。人、畜肠道是铜绿假单胞菌的繁殖场所，临床感染的病原菌主要来自肠道。

（一）生物学性状

1. 形态与染色 大小为（0.5～1.0）μm×2μm，杆状，单个、成对或短链排列，单端1～3根鞭毛，有菌毛，无芽孢。革兰氏染色阴性。

2. 培养特性 营养要求不高，在普通培养基上生长良好。专性需氧菌，最适生长温度为35℃，但能在41℃生长。铜绿假单胞菌的菌落大小不一，边缘不齐，扁平湿润，能产生多种水溶性色素，主要有：①绿脓色素：使脓汁呈现蓝绿色，溶于水和氯仿中，无荧光性。②荧光色素：黄绿色，只溶于水。③脓红色素：红褐色，溶于水。

3. 抵抗力 铜绿假单胞菌对外界的抵抗力较其他无芽孢细菌强，在干燥或潮湿的地方均能长期生存。对热的抵抗力不强，加热56℃ 30min可被灭活。对染料、苯酚、甲酚皂等消毒剂敏感，但对醛类、汞类和表面活性剂等有不同程度的抵抗力。铜绿假单胞菌天然能抵抗多种抗生素，如青霉素、头孢霉素、卡那霉素、四环素、链霉素等，有天然抗药菌之称。

（二）致病性

铜绿假单胞菌是人体正常菌群之一，寄居在皮肤、肠道等处，与其他菌群保持相对平衡。但在长期大量使用抗生素、大面积烧伤或机体免疫功能低下时，可引起急性或慢性感染，如皮肤、黏膜感染，肺炎，脑膜炎，败血症等，是医院内感染的重要病原菌之一。此外，由于该菌能产生胶原酶，故一旦眼部感染铜绿假单胞菌，会导致角膜溃疡、穿孔甚至失明。因此，《中国药典》规定，滴眼液、眼膏制剂以及一般外用药物不得检出铜绿假单胞菌。

（三）防治原则

因铜绿假单胞菌对大多数抗生素有耐药性，故临床上应用单一抗生素治疗的有效率很低。目前，常用的抗生素有羧苄西林、头孢哌酮、氨基糖苷类的庆大霉素等，使用前应进行药敏试验，并采用联合用药的方式。同时，免疫治疗也是控制铜绿假单胞菌感染的有效措施，如注射多价菌苗、丙种球蛋白等。

螺 旋 菌

一、霍乱弧菌

霍乱弧菌（*Vibrio cholerae*）是霍乱的病原体。

（一）生物学性状

1. 形态与染色 霍乱弧菌的形态非常典型（图1-25）。菌体弯曲如弧形或逗点状，无荚膜、无芽孢，单端鞭毛。革兰氏染色阴性。

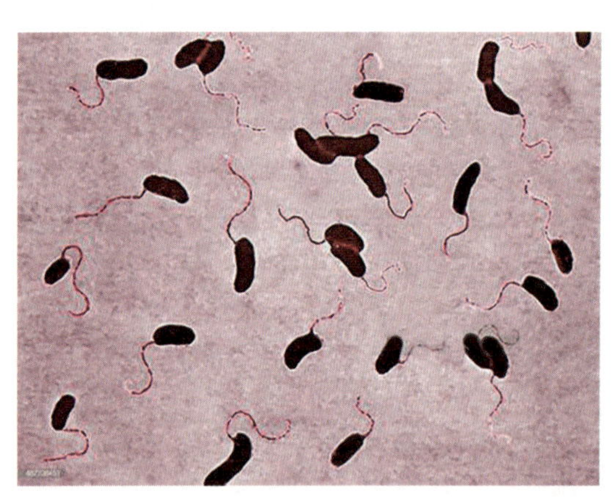

图1-25 霍乱弧菌（镜下观，鞭毛染色，1000×）

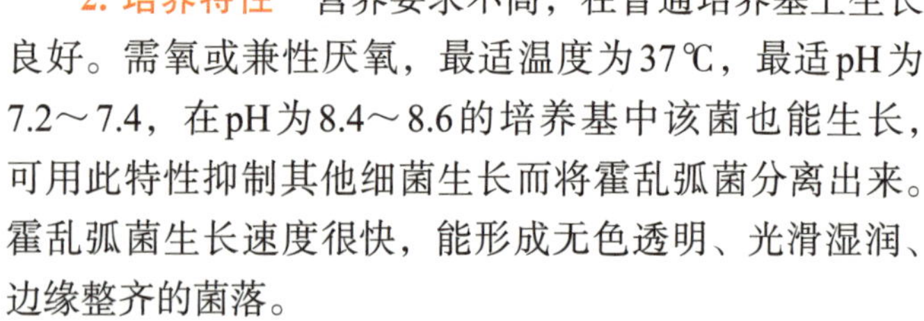

2. 培养特性 营养要求不高，在普通培养基上生长良好。需氧或兼性厌氧，最适温度为37℃，最适pH为7.2～7.4，在pH为8.4～8.6的培养基中该菌也能生长，可用此特性抑制其他细菌生长而将霍乱弧菌分离出来。霍乱弧菌生长速度很快，能形成无色透明、光滑湿润、边缘整齐的菌落。

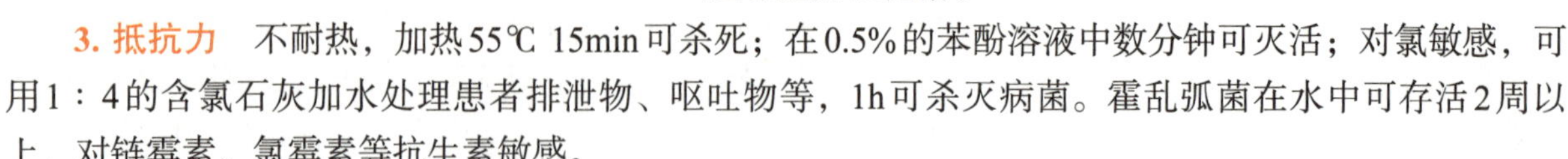

3. 抵抗力 不耐热，加热55℃ 15min可杀死；在0.5%的苯酚溶液中数分钟可灭活；对氯敏感，可用1∶4的含氯石灰加水处理患者排泄物、呕吐物等，1h可杀灭病菌。霍乱弧菌在水中可存活2周以上，对链霉素、氯霉素等抗生素敏感。

（二）致病性

霍乱弧菌可通过鞭毛运动穿过肠黏膜表面的黏液层，借助菌毛黏附于肠上皮细胞，迅速进行生长繁殖，产生霍乱肠毒素，霍乱肠毒素是目前已知的致泻作用最强的外毒素。患者和带菌者为传染源，被污染的水源或食物经消化道感染人体。霍乱弧菌对酸敏感，但如通过胃酸到达小肠，则经过短暂的潜伏期后便骤然发病。主要症状多以剧烈腹泻开始，继之呕吐，每天大便数次至数十次，排泄物呈米泔样。上吐下泻严重，常引起体内水、电解质的丢失，可导致电解质平衡紊乱和代谢性酸中毒。经过补液纠正脱水后，大多数患者逐渐恢复正常，少数出现微循环衰竭、休克而死亡。

霍乱是急性胃肠道传染病，发病急，传播快，危害十分严重。霍乱在《中华人民共和国传染病防治法》中被列为甲类传染病，也是《国际卫生条例》规定的国际检疫传染病之一。至今在世界上已发生过7次霍乱大流行，特别是1961年暴发的第七次世界大流行，波及五大洲的140多个国家和地区，死亡人数达万人。

（三）防治原则

早发现、早隔离、早治疗是防治霍乱的基本原则。加强卫生宣传教育，搞好饮食卫生以及粪便无害化处理，保障饮水。治疗上可使用氯霉素、诺氟沙星等药物。

二、幽门螺杆菌

1983年，幽门螺杆菌（*Helicobacter pylori*，简称Hp）首次从慢性活动性胃炎患者的胃黏膜活检组织中分离成功，是目前所知能够在人胃中生存的唯一微生物种类。目前我国Hp感染率约50%，感染部位主要在胃及十二指肠球部，是与胃炎、胃溃疡和胃癌有关的病原体。

（一）生物学性状

1. 形态与染色 幽门螺杆菌是一种运动活泼、单极、多鞭毛、末端钝圆、螺旋形弯曲的细菌（图1-26），革兰氏染色阴性。

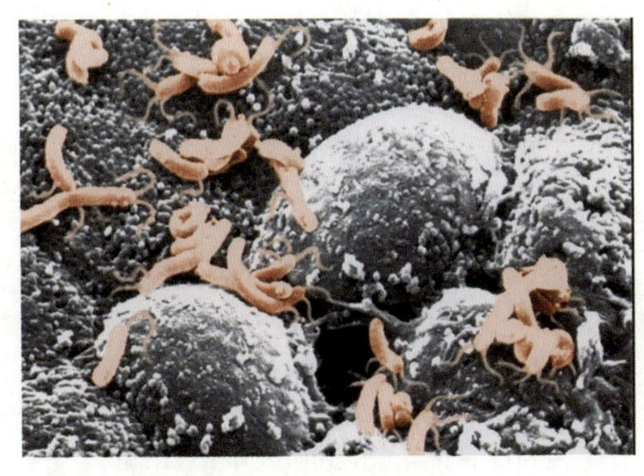

图1-26 幽门螺杆菌

2. 培养特性 幽门螺杆菌是微需氧菌，对生长条件要求十分苛刻，在普通培养基中不生长，需补充血、血清、淀粉、胆固醇等，常用的非选择性培养基基础为脑心浸液琼脂、胰蛋白胨大豆琼脂、哥伦比亚琼脂等。最适温度为35～37℃，30℃和42℃均生长不良，此特点可与其他弯曲菌区别，生长pH为5.5～8.5。

3. 抵抗力 幽门螺杆菌在体外非常脆弱，不耐热，对普通的消毒剂都非常敏感。

（二）致病性

幽门螺杆菌主要存在于感染者的胃、口腔和粪便中，其传播途径主要有口-口传播（如共餐、接吻等）和粪-口传播（如进食被污染的水或食物），具有明显的家庭聚集现象。

感染的主要症状是反酸、烧心以及胃痛、口臭；还会引起慢性胃炎，主要临床表现是上腹部不适、隐痛，有时发生嗳气、反酸、恶心、呕吐，病程缓慢，但是容易反复发作，长期存在可能导致胃癌。

（三）防治原则

目前尚无有效疫苗预防幽门螺杆菌的感染，在日常生活中要尽量控制传染源，切断传播途径，保护易感人群。

链接 ^{14}C（碳-14）呼气试验

^{14}C呼气试验是一种用于检测幽门螺杆菌感染的诊断方法。这种试验的原理基于幽门螺杆菌在胃组织黏膜内产生的尿素酶，能够被^{14}C标记的尿素分解成氨和含有^{14}C的CO_2。通过收集并测定含有^{14}C标记的CO_2量，可以判断是否存在幽门螺杆菌感染。^{14}C呼气试验是一种有效、方便且无创的幽门螺杆菌检测方法，有助于及时发现并治疗幽门螺杆菌感染，从而维护人们的胃部健康。

在自然界中，^{14}C往往通过宇宙射线与大气中的氮原子相互作用产生。我国秦山核电依托其重水堆机组生产^{14}C，这是全球首次实现利用商用堆生产^{14}C放射性同位素，也是我国首次实现^{14}C批量化生产，这将彻底解决国内^{14}C同位素自主供给严重短缺的问题，助力“健康中国”建设。

根除幽门螺杆菌，一般采用铋剂四联疗法，即选用一种质子泵抑制剂或钾离子竞争性酸阻滞剂（P-CAB）与铋剂，搭配两种低耐药率的抗菌药物，如阿莫西林、四环素、呋喃唑酮或克拉霉素，治疗周期为14d。另外，高剂量的阿莫西林（3.0g/d）联合加倍剂量的质子泵抑制剂（PPI），如艾司奥美拉唑或雷贝拉唑，亦是可行的治疗方案。

其他一些常见的病原性细菌见表1-7。

表1-7 其他常见病原性细菌

细菌分类	菌名	革兰氏染色	传播途径	主要致病
球菌	肺炎链球菌	G^+	呼吸道	大叶性肺炎
	脑膜炎奈瑟菌	G^-	呼吸道	流行性脑脊髓膜炎
杆菌	百日咳鲍特菌	G^-	呼吸道	百日咳
	白喉棒状杆菌	G^+	呼吸道	白喉
	产气荚膜梭菌	G^+	创伤	气性坏疽
	肉毒梭菌	G^+	消化道	食物中毒
	炭疽芽孢杆菌	G^+	破损皮肤、消化道、呼吸道	皮肤炭疽、肠炭疽、肺炭疽

自测题

一、判断题

1. 细菌的异常形态是细菌的固有特征。（ ）
2. 外膜是G^+菌特有的成分。（ ）
3. G^+菌和G^-菌细胞壁的共同成分是肽聚糖。（ ）
4. 条件致病菌对人体或动物体一定具有致病性。（ ）
5. 只要病原菌进入机体就会引起疾病。（ ）
6. 细菌是一类结构简单，细胞壁坚韧，以二分裂方式繁殖的真核细胞型微生物。（ ）
7. 芽孢有极强的抗热、抗辐射、抗化学物质和抗干燥的能力，同时具有繁殖功能。（ ）
8. 所有细菌生长都需要氧气。（ ）
9. 致热原不耐热。（ ）
10. 细菌产生的侵袭性酶不是毒素，所以与致病无关。（ ）
11. 细菌能引起人类疾病，人工培养细菌是不道德的。（ ）
12. 原来澄清透明的药液如出现浑浊、沉淀或形成菌膜等现象，要考虑被细菌污染，不能使用。（ ）
13. 菌毛是细菌的运动器官。（ ）
14. 质粒是细菌染色体外的遗传物质。（ ）
15. 细菌的毒力越强，引起的疾病通常越严重。（ ）
16. 细菌生命活动所需的能量是通过生物氧化作用获得的。（ ）
17. 性菌毛比普通菌毛粗且长，一般细菌的性菌毛有1～4根。（ ）
18. 只要病原菌具有较强的毒力，就一定能引起机体致病。（ ）
19. 菌血症是指细菌侵入血液，并且在血液中大量繁殖，造成严重的中毒症状。（ ）
20. 人类是淋病奈瑟球菌唯一的自然宿主，主要通过直接性接触传播。（ ）

二、单项选择题

1. G^+菌细胞壁特有的成分是（ ）
   A. 肽聚糖 B. 外膜
   C. 脂多糖 D. 磷壁酸
2. 有关芽孢叙述错误的是（ ）
   A. 是细菌的休眠体 B. 是细菌的特殊结构
   C. 是细菌的繁殖体 D. 对不良环境的抵抗力很强
3. 有关鞭毛的叙述错误的是（ ）
   A. 化学成分为蛋白质
   B. 是细菌的运动器官
   C. 伸出细胞表面，呈波浪状
   D. 可传递遗传物质
4. 关于菌毛的说法错误的是（ ）
   A. 是细菌的运动器官
   B. 有普通菌毛与性菌毛之分
   C. 普通菌毛与细菌致病性有关
   D. 性菌毛可传递遗传物质

5. 荚膜的化学组分主要是（ ）
A. 多糖和多肽 B. 脂类和核酸
C. 蛋白质和核酸 D. 多糖和脂类
6. 细菌生长繁殖所需的条件不包括（ ）
A. 营养物质 B. 气体
C. 温度 D. 光线
7. 细菌的测量单位是（ ）
A. nm B. cm
C. mm D. μm
8. 下列哪种结构不是细菌的基本结构（ ）
A. 细胞壁 B. 细胞膜
C. 荚膜 D. 细胞质
9. 能维持细胞固有外形的结构是（ ）
A. 细胞壁 B. 荚膜
C. 鞭毛 D. 菌毛
10. 细菌的“核质以外的遗传物质”是指（ ）
A. mRNA B. 核蛋白体
C. 质粒 D. 性菌毛
11. 以下不属于细菌特殊结构的是（ ）
A. 荚膜 B. 鞭毛
C. 菌毛 D. 核质
12. 关于荚膜的作用正确的是（ ）
A. 与细菌繁殖有关 B. 与细菌变异有关
C. 与细菌致病力有关 D. 与细菌代谢有关
13. 细菌对外界抵抗力最强的特殊结构是（ ）
A. 荚膜 B. 鞭毛
C. 菌毛 D. 芽孢
14. 具有黏附作用的结构是（ ）
A. 细胞壁 B. 荚膜
C. 鞭毛 D. 菌毛
15. 判断灭菌是否彻底的标准是（ ）
A. 繁殖体被完全杀灭 B. 芽孢被完全杀灭
C. 鞭毛蛋白变性 D. 菌体DNA变性
16. 与细菌致病性有关的细菌结构有（ ）
A. 核质 B. 普通菌毛
C. 芽孢 D. 性菌毛
17. 实验室工作中，应采用处于（ ）的细菌作为实验材料
A. 迟缓期 B. 对数期
C. 稳定期 D. 衰退期
18. 检查细菌最常用的染色方法是（ ）
A. 悬滴法 B. 单染色法
C. 抗酸染色法 D. 革兰氏染色法
19. 革兰氏染色法的意义为（ ）
A. 鉴别细菌 B. 指导临床选用药物
C. 反映细菌的致病物质 D. 以上均正确
20. 在发酵工业中，为了得到更多的代谢产物，可适当调控并延长（ ）
A. 迟缓期 B. 对数期
C. 稳定期 D. 衰退期
21. G^+菌的颜色为（ ）
A. 蓝色 B. 紫色
C. 红色 D. 黄色
22. 有关鞭毛的不正确叙述是（ ）
A. 化学成分是蛋白质 B. 具有良好的抗原性
C. 是细菌的运动器官 D. 可传递遗传物质
23. 性菌毛的作用是（ ）
A. 传递遗传物质
B. 和细菌的黏附有关
C. 和细菌的运动有关
D. 和菌体蛋白质的合成有关
24. 各种细菌细胞壁的共有成分为（ ）
A. *N*-乙酰葡萄糖胺 B. 脂多糖
C. 黏肽（肽聚糖） D. 磷壁酸
25. 细菌吸收营养的主要方式是（ ）
A. 单纯扩散 B. 促进扩散
C. 主动运输 D. 基团转位
26. 大多数病原菌生长繁殖最适酸碱度是（ ）
A. pH 7.2～7.6 B. pH 6.2～6.4
C. pH 6.8～7.0 D. pH 7.8～8.0
27. 大多数病原菌生长繁殖最适温度是（ ）
A. 18～25℃ B. 25～35℃
C. 25～40℃ D. 37℃
28. 下列物质中不属于细菌合成代谢产物的是（ ）
A. 色素 B. 细菌素
C. 致热原 D. 抗毒素
29. 下列代谢产物中，哪一种可鉴别细菌（ ）
A. 毒素 B. 侵袭性酶
C. 致热原 D. 细菌素
30. 我国卫生标准规定生活饮用水的细菌总数每毫升不得超过（ ）
A. 200 B. 1000
C. 100 D. 500

三、多项选择题

1. 下列关于外毒素的说法正确的有（ ）
A. 化学成分是蛋白质 B. 毒性部分是脂质A
C. 不耐热 D. 可甲醛脱毒成类毒素
E. 毒性作用有选择性
2. 细菌的毒力包括（ ）
A. 细菌数量 B. 毒素
C. 菌体表面结构 D. 侵袭性酶
E. 侵入门户
3. 下列关于内毒素说法正确的是（ ）
A. 主要由G^-菌产生
B. 化学成分主要是脂多糖
C. 对人体组织有选择性毒性作用
D. 细菌死亡后释放
E. 耐热

4. 细菌的致病性主要取决于（ ）
A. 细菌的毒力 B. 侵入数量 C. 侵入途径
D. 侵入时间 E. 侵入的宿主
5. 细菌的侵袭力包括（ ）
A. 细菌数量 B. 毒素 C. 菌体表面结构
D. 侵袭性酶 E. 侵入门户
6. 细菌全身性感染的类型包括（ ）
A. 菌血症 B. 毒血症 C. 坏血症
D. 败血症 E. 脓毒血症
7. 结核杆菌的传播途径有（ ）
A. 性传播 B. 呼吸道 C. 消化道
D. 创伤感染 E. 破损的皮肤黏膜
8. 淋球菌可引起（ ）
A. 阴道炎 B. 化脓性结膜炎
C. 子宫颈炎 D. 梅毒
E. 输卵管炎
9. 下列有关淋病奈瑟球菌的描述正确的是（ ）
A. 发病人数最多的性传播疾病
B. 革兰氏染色阴性
C. 卵圆形或圆形，形似一对黄豆
D. 有荚膜和菌毛
E. 无芽孢
10. 下列关于结核分枝杆菌的描述正确的是（ ）
A. 该菌细长略弯曲，单个或分枝状排列
B. 抗酸染色法染成红色
C. 营养要求高，专性需氧菌
D. 对湿热、紫外线、乙醇的抵抗力弱
E. 对日光有很强的抗性

四、简答题

1. 细菌有哪些基本结构和特殊结构？说明其医学意义。
2. G^+菌和G^-菌的细胞壁有何异同？青霉素类药物的作用机制是什么？
3. 什么是革兰氏染色法？其主要步骤有哪些？
4. 细菌生长繁殖的条件有哪些？繁殖方式和速度如何？
5. 什么叫菌苔、菌落和生长曲线？细菌生长曲线有何实践指导意义？
6. 描述细菌在固体、半固体、液体培养基中的生长现象。
7. 细菌的毒力由哪些组成？比较细菌外毒素和内毒素的差异。
8. 举例细菌感染的来源和入侵途径。

（王焕霞 刘加顺）

第2章 放线菌

学习目标

1. 知识目标：掌握放线菌的形态结构及菌落特征、繁殖方式和生活史；熟悉重要的放线菌属及其产生的抗生素；了解放线菌所致的疾病。

2. 能力目标：能利用所学知识、技能培养放线菌，能对不同类型的放线菌进行鉴别。

3. 素质目标：培养学生的创新精神和实践能力。

放线菌与人类关系极为密切，是抗生素的主要产生菌。在已发现的天然抗生素中，70%以上由放线菌产生，如链霉素、土霉素、四环素和红霉素。此外，一些放线菌的次级代谢产物还在临床上作为抗肿瘤药物，如阿霉素、博来霉素和放线菌素等。放线菌还可用于制造各种酶制剂、维生素和有机酸等重要的医药类产品，也有少数寄生型放线菌可以感染人和动植物，构成危害。

第1节　放线菌的生物学特性

一、放线菌的形态和结构

放线菌（*Actinomyces*）是一类具有丝状分枝的原核细胞型微生物，菌落因呈放射状生长而得名。大多数放线菌是需氧型腐生菌，广泛分布于自然界，尤其在含水量较低、有机物丰富和呈微碱性土壤环境中数量最多，泥土特有的“泥腥味”主要由放线菌的代谢产物土腥味素所致。由于许多放线菌有极强的分解纤维素、石蜡、角蛋白等能力，故它们在环境保护、提高土壤肥力以及自然界物质转化中起着重大作用。

放线菌革兰氏染色多为阳性，无荚膜、鞭毛和芽孢。放线菌的结构和化学成分和细菌相似，而形态学上有较大差距，其菌体呈丝状，有分枝，主要以孢子繁殖，这些特征又与霉菌相似。因此，放线菌是介于细菌与真菌之间而又接近于细菌的一类丝状原核细胞型微生物。

（一）放线菌的菌丝

放线菌的菌丝（hypha）是放线菌的孢子在合适的环境下吸收水分出芽，芽管伸长呈放射状、分枝状的丝状物。菌丝直径很小，一般呈无隔单细胞状态，大量的菌丝交织缠绕成为菌丝体（mycelium）。按照菌丝着生部位及功能的不同，将其分为基内菌丝、气生菌丝和孢子丝，如图2-1所示。

1. 基内菌丝　匍匐生长于培养基质表面或伸向基质内部的菌丝，具有吸收营养物质的功能，又称为营养菌丝或初级菌丝。菌丝横径0.2～1.0μm，无隔膜，多数不断裂。有些可产生色素，分为脂溶性色素和水溶性色素两类，后者可向培养基质内扩散，使之呈现一定的颜色。

2. 气生菌丝　基内菌丝发育到一定阶段，分化出向空间生长的菌丝称为气生菌丝或二级菌丝。气生菌丝较基内菌丝粗，一般颜色也较深，可覆盖整个菌落表面，呈绒毛状、粉状或颗粒状。

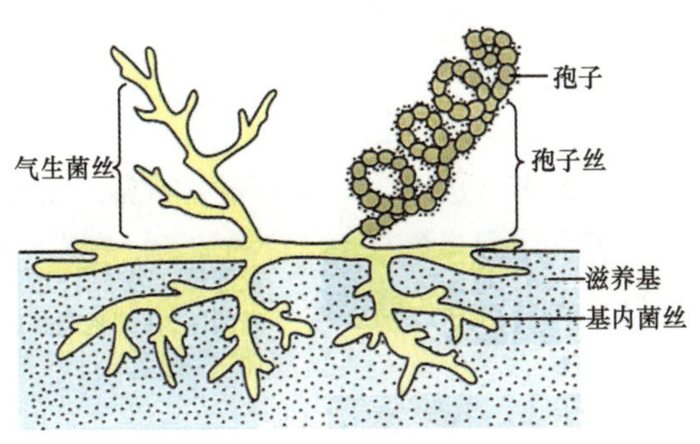

图2-1　放线菌的形态结构

3. 孢子丝 当气生菌丝逐渐成熟，在其顶端分化出可形成孢子的菌丝，即孢子丝，又称繁殖菌丝。孢子丝有直形、波形、螺旋状等多种形态，以螺旋状多见。孢子丝的形态、着生方向、螺旋方向（左旋或右旋）、数目等是鉴定放线菌的重要依据，如图2-2所示。

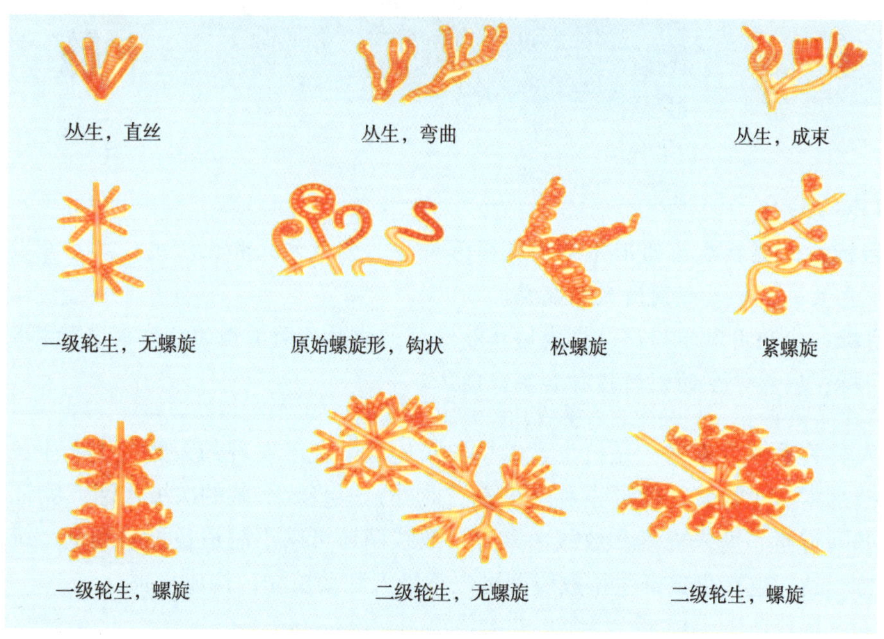

图2-2 放线菌不同类型的孢子丝

（二）放线菌的孢子

放线菌的繁殖方式：孢子丝发育到一定阶段即分化形成孢子（spore），孢子成熟后可从孢子丝中逸出飞散。放线菌的孢子为无性孢子，是放线菌的繁殖器官。孢子的形状多样，有球形、椭圆形、杆形、梭形等。孢子的颜色十分丰富，呈灰、白、黄、红、蓝、绿等颜色，孢子表面的纹饰因种而异，在电子显微镜下清晰可见，有的光滑，有的呈褶皱状、刺状、毛发状等。放线菌孢子的颜色和其表面结构特征在一定条件下比较稳定，可以作为菌种鉴定的依据之一。

链接 泥土清香的秘密——放线菌

阵雨之后，我们总能在空气中闻到一股“泥土的芬芳”，“香味”的来源在哪呢？因为在稀疏多孔的土壤中，存在着一种含有“土腥味”的特殊物质，叫作土臭素，又称乔司脒和2-二甲基异茨醇。在20世纪40年代，先后从放线菌的发酵液中提取到乔司脒和2-二甲基异茨醇。土臭素是一种醇，在挥发的过程中释放强烈的气味，潮湿的天气有助于提升放线菌的活性并形成更多的土臭味素。此外，放线菌产生的抗生素有4200多种，是妥妥的“宝藏菌”。

二、放线菌的培养

（一）放线菌的培养条件

1. 营养 放线菌对营养要求不高，在普通培养基上即能生长。多数放线菌分解淀粉的能力较强，故培养基中大多含有一定量的淀粉。容易吸收和利用的碳源主要是淀粉、糊精、葡萄糖和麦芽糖，氮源可利用蛋白胨、氨基酸、硝酸盐、铵盐和尿素等，对无机盐的要求较高，一般需加入如钾、钠、硫、磷、铁等多种元素。实验室常用的有高氏一号培养基和淀粉硫酸铵琼脂等培养基。

2. 温度 腐生型放线菌生长的最适温度一般为28～32℃，寄生型放线菌的温度则为37℃，高温放线菌在50～60℃也能生长。

3. 气体 大多为需氧菌，在实验室液体培养时若静置，会见到液面与瓶壁交界处形成菌苔，在抗生素生产过程中一般需要通气搅拌以增加发酵液中溶氧的含量以提高产量。

4. pH 最适pH为7.2～7.6。放线菌对酸敏感，故在酸性条件下生长不良。

放线菌生长缓慢，需3～7d才能形成典型的菌落，放线菌菌种保存可将孢子混入砂土管内，在4℃下可保存1～5年。

（二）放线菌的菌落特征

放线菌的菌落通常为圆形，略大于或接近普通细菌菌落，但比真菌菌落小得多，主要具有以下一些特征：①表面干燥、坚实、致密牢固；②基内菌丝伸入到培养基中，与培养基结合牢固，不易挑起；③菌落不透明，正、反两面常呈现不同的色泽，从培养基的背面可以观察基内菌丝的颜色，如白、绿、橙红、紫、黑等多种颜色；④普通气生菌丝大多呈白色，当孢子丝发育成熟后，形成大量孢子堆覆盖于气生菌丝的表面，使菌落呈现白色、粉色、淡黄色、紫色、灰色等多种颜色。不同种类的放线菌菌落具有一定的特征，是鉴定的依据（图2-3）。

考点：放线菌的培养条件及菌落特征

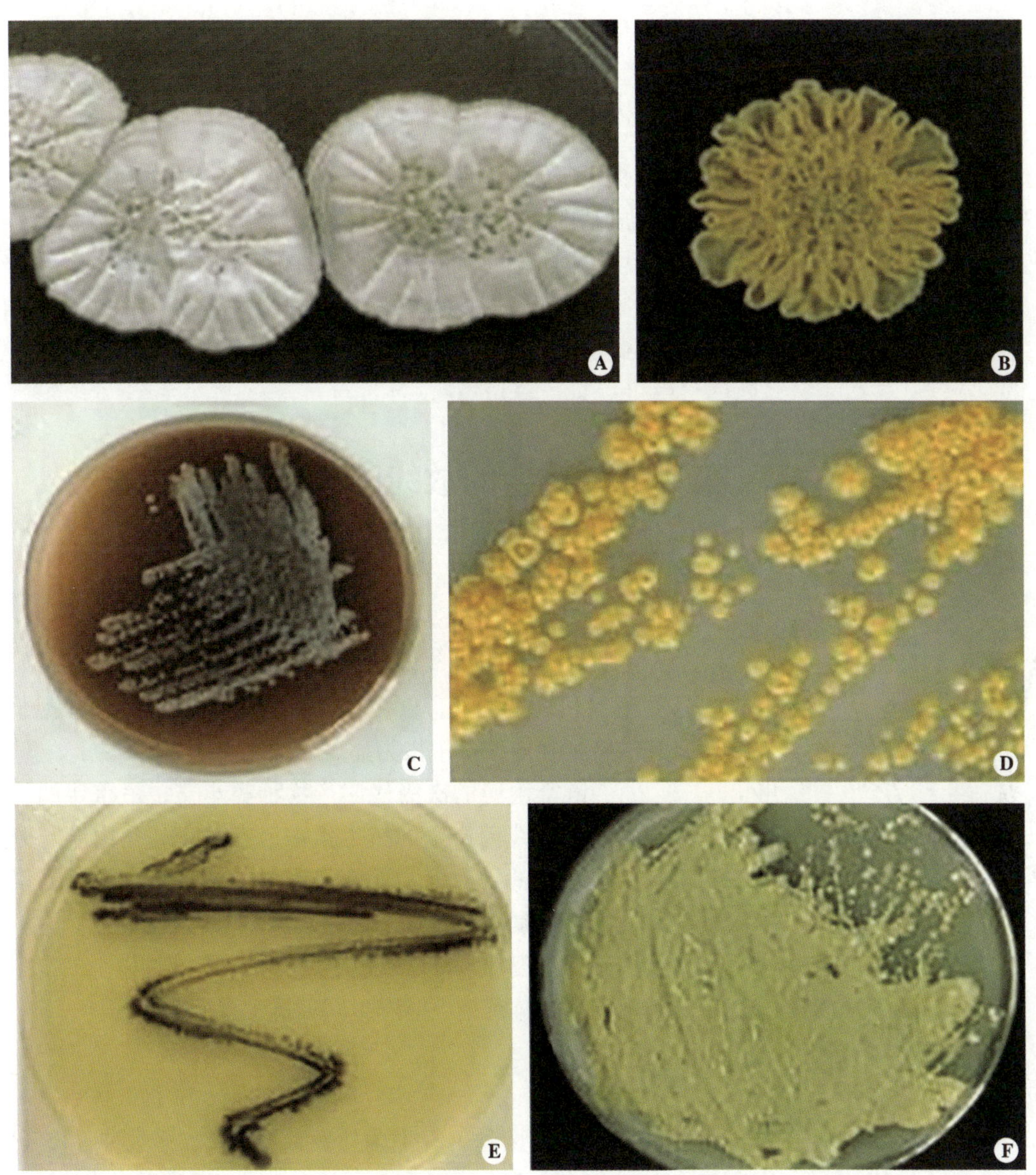

图2-3 不同种类放线菌的菌落

A. 诺尔斯链霉菌；B. 皮疽诺卡菌；C. 酒红指孢囊菌；D. 游动放线菌；E. 小单胞菌；F. 皱双孢马杜拉放线菌

（三）放线菌的繁殖方式和生活史

放线菌主要通过无性孢子的方式进行繁殖。在液体培养基中，也可通过菌丝断裂的片段形成新的菌丝体而繁殖，故在工业发酵生产抗生素时，常采用搅拌培养以获得大量菌丝体。下面以链霉菌的生活史为例来说明放线菌的生活周期，如图2-4所示。

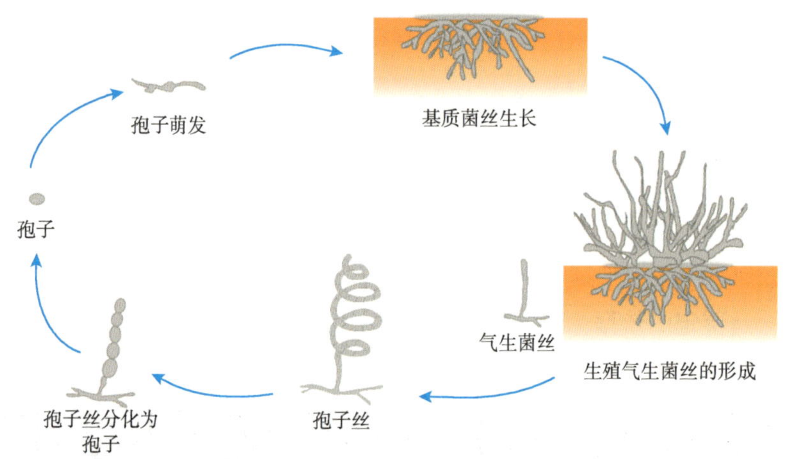

图2-4　链霉菌生活史

1. 孢子萌发　在适宜的环境条件下，孢子吸收水分而萌发，长出1个或多个芽管。

2. 基内菌丝　芽管继续延长，分枝形成基内菌丝。

3. 气生菌丝　基内菌丝发育到一定阶段，向培养基外部空间生长形成气生菌丝。

4. 孢子丝　气生菌丝发育到一定阶段，在顶端形成孢子丝。

5. 孢子　由孢子丝发育形成孢子。如此反复循环，构成了放线菌的生活史。

考点：放线菌的生活周期

第2节　重要的放线菌属

一、链霉菌

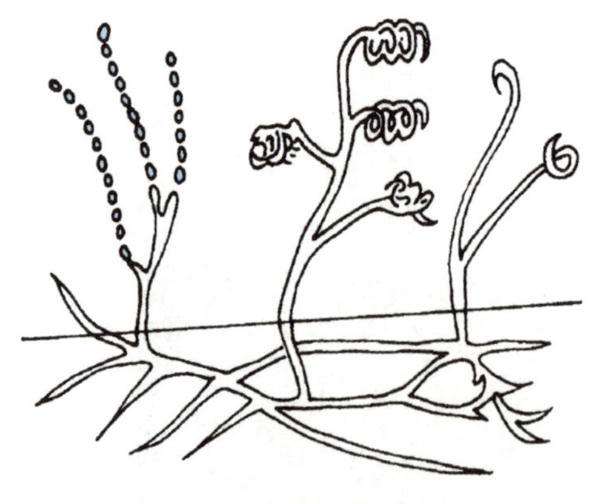

图2-5　链霉菌属的形态

链霉菌属（*Streptomyces*）是放线菌目中最大的一个属，绝大多数腐生好氧，形态上的突出特点是有发育良好的基内菌丝和气生菌丝，气生菌丝特化形成的孢子丝和孢子所具有的特征在放线菌中最为显著，形态见图2-5。

链霉菌属的次级代谢产物种类丰富，最重要的就是抗生素。在放线菌产生的抗生素中，有约90%是由链霉菌属产生的。生产的抗生素主要有链霉素、卡那霉素、土霉素、四环素、金霉素、新霉素、红霉素、两性霉素B、制菌霉素、万古霉素、丝裂霉素等。有的链霉菌能产生1种以上的抗生素，而不同种的链霉菌也能产生同种抗生素。

二、诺卡菌属

诺卡菌属（*Nocardia*）的放线菌主要形成基内菌丝，气生菌丝发育不好，大多数种不长气生菌丝，有的种产生一薄层气生菌丝，称为孢子丝（图2-6）。基内菌丝和孢子丝有横隔，断裂后形成长度不等的杆形，这是该菌属的主要特征。菌落外观较链霉菌小，表面多皱，致密干燥，呈黄、黄绿、橙红等颜色，用接触环一触即碎。诺卡菌属能产生30多种抗生素，如治疗结核病和麻风的利福霉素，对引起植物白叶病的细菌和原虫、病毒有作用的间型霉素等。此外，还可用于石油脱蜡、烃类发酵以及环境治理等方面。

三、小单孢菌属

小单孢菌属（*Micromonospora*）无气生菌丝，基内菌丝纤细，横径为0.2～0.6μm，无横隔，只在基内菌丝上长出孢子梗，在每一个分枝小梗的顶端生成一个球形或椭圆形孢子（图2-7）。菌落与培养基结合紧密，表面突起，多皱或光滑，常呈红、橙黄、深褐等颜色。小单孢菌属喜居于土壤、湿泥和盐地中，能分解自然界的纤维素、几丁质、木质素等，同时也是产生抗生素较多的属，如庆大霉素、利福霉素、创新霉素等五十多种抗生素。

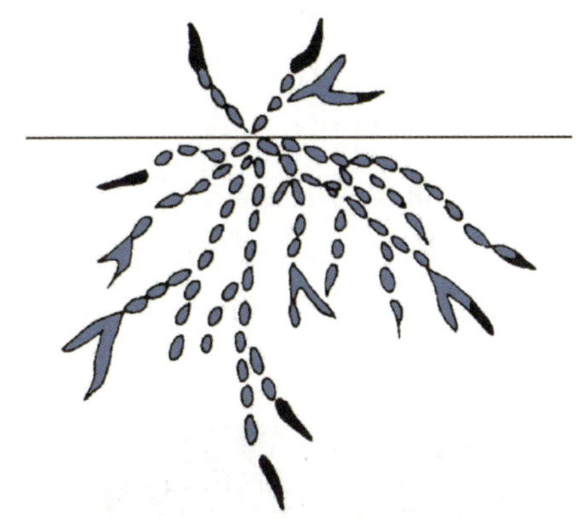

图2-6 诺卡菌属的形态图

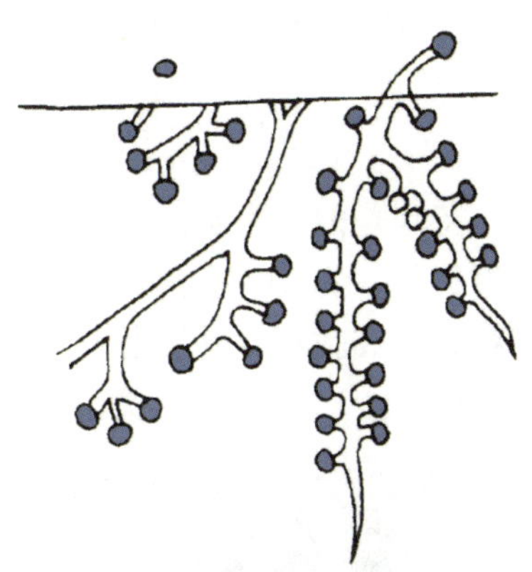

图2-7 小单孢菌属的形态

四、链孢囊菌属

链孢囊菌属（*Streptosporangium*）在气生菌丝上可以特化形成孢囊，由气生菌丝上的孢子丝盘卷而成。孢囊内形成孢囊孢子，无鞭毛，不能运动。有时在气生菌丝上也有结构简单的螺旋状孢子丝，故产生的无性孢子既有孢囊孢子，也有分生孢子，如图2-8所示。该属能产生一些对各类细菌、病毒和肿瘤都有作用的光谱抗生素，如多霉素和两性霉素B等。

五、游动放线菌属

游动放线菌属（*Actinoplanes*）能形成孢囊，孢囊内产生孢子，与链孢囊菌属不同的是一般不形成气生菌丝，在基内菌丝上发育形成各种形态的球形孢囊，孢囊内产生带有鞭毛的游动孢子（图2-9）。孢囊成熟后，孢子由孢囊壁上的小孔释放或由壁膜破裂而释放，在培养基上生长2～3d才能形成菌落。本属产生的抗生素主要有创新霉素、萘醌类的绛红霉素等。

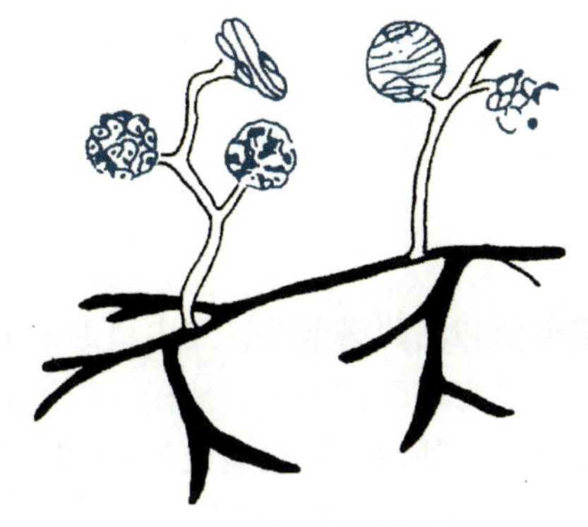

图2-8 链孢囊菌属的形态

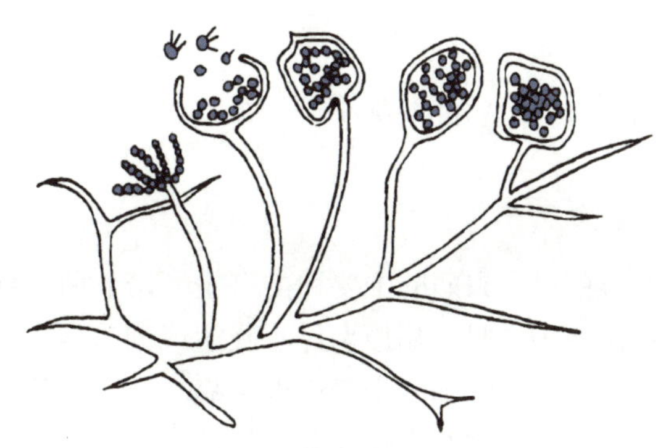

图2-9 游动放线菌属的形态

第3节　病原性放线菌

少数放线菌可寄生于人和动物体内，对人致病的主要是厌氧放线菌属的衣氏放线菌（*Actinomyces israelii*）和需氧的诺卡菌属；对牛致病的是牛型放线菌（*Actinomyces bovis*），可引起牛的颚肿病，对人无致病能力。

一、衣氏放线菌

（一）生物学性状

衣氏放线菌革兰氏染色阳性，基内菌丝有横隔，断裂呈V、Y、T形（图2-10）。无鞭毛和荚膜，营养要求较高，在含糖肉汤中，37℃培养3～6d后，培养基底部形成灰色球形小菌落。

（二）致病性

衣氏放线菌存在于正常人的口腔、齿垢、扁桃体等部位，是口腔的正常菌群，属条件致病菌。当机体免疫力降低，特别是由于拔牙，局部组织受到损伤或大量使用抗生素、皮质激素、免疫抑制剂等药物后，导致菌群失调，使放线菌引起的二重感染发病率急剧上升。多数为慢性感染，也有亚急性的局部肉芽肿样炎症，形成脓肿，引起化脓，多发于面颈部、胸、腹部，在脓液、痰液和组织切片中可发现硫磺样颗粒（图2-11），经压片镜检，能查见呈放射状排列的菌丝。

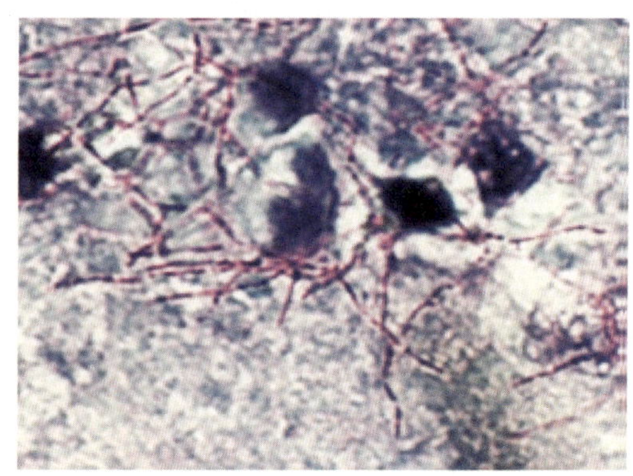

图2-10　衣氏放线菌的形态

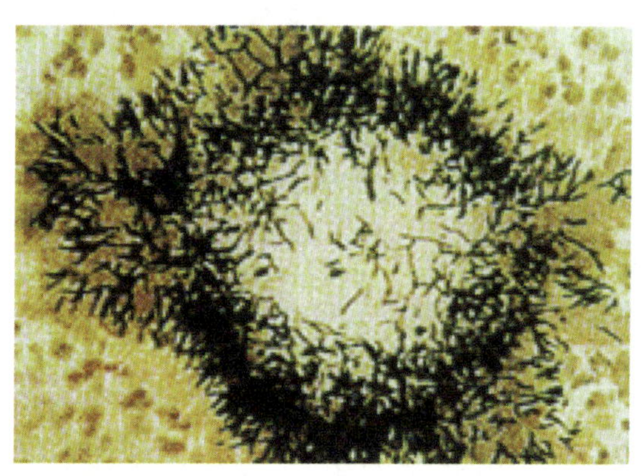

图2-11　衣氏放线菌硫磺样颗粒压片

（三）防治原则

注意口腔卫生，牙病等口腔疾病应及早治疗和修补。治疗上可用青霉素、红霉素、林可霉素等抗生素。

二、诺卡菌属

（一）生物学性状

诺卡菌属需氧，营养要求不高，在沙氏培养基上37℃培养1周以上可见菌落，菌落呈黄色或红色颗粒。

（二）致病性

诺卡菌属中对人致病的主要种类有星形诺卡菌、豚鼠诺卡菌和巴西诺卡菌，其中星形诺卡菌引起的疾病在我国最为常见。病原菌经呼吸道或创口侵入人体，一般为外源性感染，按侵入机体的部位可分为以下三种类型：①肺和全身诺卡菌病，主要症状是出现类似脓肿的急性感染或伴发脓肿的急性肺炎；②局限性或皮下诺卡菌病，症状类似孢子菌丝病，有的病例表现为蜂窝组织炎、局部脓包等症状；

③放线菌足肿病，本病好发于足部和腿部，通常由木刺或碎片划伤引起，可产生结节和脓肿。

（三）防治原则

预防创伤和呼吸道感染，可用磺胺类药、红霉素等治疗。长期以来，人们缺乏对病原性放线菌的足够重视，缺乏对病原菌的认识。由于放线菌感染比较少见，放线菌感染容易被误诊为真菌感染，从而导致治疗上的延误，熟悉放线菌的治病机制并采取有效手段对疾病进行治疗具有重要意义。

自测题

一、判断题

1. 放线菌和真菌都有菌丝，并以孢子进行繁殖，属于真核微生物。(　　)
2. 放线菌的孢子和细菌的芽孢都是繁殖体。(　　)
3. 放线菌是介于细菌与真菌之间而又接近于真菌的多细胞分枝状微生物。(　　)
4. 硫磺样颗粒是放线菌在组织中形成的菌落。(　　)
5. 对人类致病的放线菌主要是牛型放线菌。(　　)
6. 放线菌革兰氏染色、抗酸染色均为阴性。(　　)
7. 进行乳酸发酵的主要微生物是细菌和放线菌。(　　)
8. 诺卡菌属需氧，在沙氏培养基上的培养菌落呈黄色或红色颗粒。(　　)
9. 链霉菌属是放线菌属中最大的一个属，形态上有基内菌丝和气生菌丝。(　　)
10. 放线菌是一类具有丝状分枝的原核细胞型微生物，菌落因呈放射状生长而得名。(　　)

二、单项选择题

1. 放线菌具有吸收营养功能的菌丝是（　　）
   A. 基内菌丝　　B. 气生菌丝
   C. 孢子丝　　D. 孢子
2. 放线菌的菌体呈分枝丝状体，它是一种（　　）
   A. 多细胞真核生物　　B. 单细胞原核生物
   C. 单细胞真核生物　　D. 无细胞壁的原核生物
3. 放线菌是抗生素的主要生产菌，其中（　　）属是产抗生素最多的放线菌。
   A. 链霉菌　　B. 小单孢菌
   C. 诺卡菌　　D. 高温放线菌
4. 放线菌生长的最适温度为（　　）
   A. 18～25℃　　B. 22～28℃
   C. 28～32℃　　D. 30～35℃
5. 放线菌在什么环境中生长良好（　　）
   A. pH 3.0～4.5　　B. pH 4.5～5.0
   C. pH 5.0～6.5　　D. pH 7.2～7.6
6. 下列关于细菌和放线菌的叙述正确的是（　　）
   A. 都为原核单细胞微生物
   B. 是抗生素的主要产生菌
   C. 革兰氏染色均可分为阳性菌、阴性菌
   D. 都是以孢子方式进行繁殖
7. 放线菌与人类关系最密切是因为（　　）
   A. 可用于制造维生素
   B. 可用于酿酒
   C. 可产生抗生素
   D. 大多数放线菌对人有致病作用
8. 放线菌与细菌的相似点是（　　）
   A. 细胞基本结构相似　　B. 菌体形态相似
   C. 繁殖方式相同　　D. 菌落特征相似
9. 放线菌的菌落特征是（　　）
   A. 表面较光滑　　B. 菌落多为圆形
   C. 菌落质地致密牢固　　D. 菌落透明
10. 放线菌的菌丝结构不具有（　　）
    A. 细胞壁　　B. 细胞膜
    C. 细胞质　　D. 细胞核
11. 霉菌、放线菌分别属于真核生物和原核生物，其划分标准是（　　）
    A. 营养方式　　B. 生存环境
    C. 细胞结构　　D. 进化地位
12. 关于放线菌叙述不正确的是（　　）
    A. 属于多细胞原核生物
    B. 一般由分枝状的菌丝构成
    C. 基内菌丝与吸收营养有关
    D. 气生菌丝与孢子生殖有关
13. 细菌、放线菌、真菌的共同特征是（　　）
    A. 都没有成形的细胞核
    B. 都是单细胞生物
    C. 孢子繁殖
    D. 都没有叶绿体，必须进行寄生或腐生生存
14. 以下说法错误的是（　　）
    A. 大多数放线菌是有益菌
    B. 放线菌由气生菌丝和基内菌丝两部分组成
    C. 放线菌只能通过孢子进行繁殖
    D. 放线菌的孢子是无性孢子
15. 放线菌的菌丝体呈（　　）
    A. 球状　　B. 杆状
    C. 放射状　　D. 螺旋状
16. 放线菌是靠（　　）吸收营养物质的。
    A. 营养菌丝　　B. 气生菌丝

C. 孢子　　D. 营养菌丝和气生菌丝

17. 某些放线菌能使人患（　　）

A. 脑膜炎　　B. 结核病

C. 痢疾　　D. 肺炎

18. 链霉素的产生菌是（　　）

A. 放线菌　　B. 酵母菌

C. 霉菌　　D. 病毒

19. 放线菌在自然界中分布广泛，主要生活在（　　）中。

A. 海水　　B. 河水

C. 土壤　　D. 空气

三、多项选择题

1. 致病性的放线菌是（　　）

A. 衣氏放线菌　　B. 星形诺卡菌

C. 牛型放线菌　　D. 根霉菌

E. 曲霉菌

2. 星形诺卡菌与衣氏放线菌的相同点是（　　）

A. 均为需氧菌

B. 感染病灶中可见菌丝颗粒

C. 外源性感染

D. 抗酸染色为阳性

E. 可用抗生素治疗

3. 放线菌的菌落特征是（　　）

A. 表面较光滑　　B. 菌落不透明

C. 通常为圆形　　D. 质地致密牢固

E. 容易挑起

4. 关于放线菌培养说法正确的是（　　）

A. 培养基富含淀粉　　B. 最适温度为37℃

C. 大多为需氧菌　　D. 生长缓慢

E. 菌落比细菌小

5. 下列哪种情况可能导致衣氏放线菌感染（　　）

A. 机体免疫力降低　　B. 拔牙

C. 局部组织受损　　D. 大量使用抗生素

E. 使用免疫抑制剂

四、简答题

1. 什么叫放线菌？为什么在分类上将其归为原核微生物？
2. 什么是基内菌丝、气生菌丝和孢子丝？三者之间有何关系？
3. 放线菌的培养条件有哪些？菌落有何特征？
4. 描述放线菌的繁殖方式和生活史。
5. 简述放线菌在医药方面的用途。
6. 试比较放线菌与细菌的异同点。

（孙佳琳）

第3章 其他原核细胞型微生物

学习目标

1. 知识目标：掌握螺旋体、支原体、衣原体和立克次体的生物学性状、致病性，以及其所致疾病的防治原则；熟悉对人致病的螺旋体、支原体、衣原体和立克次体的主要类型和致病特点；了解古菌、蓝细菌的特性。

2. 能力目标：能通过所学知识熟练进行螺旋体、支原体、衣原体和立克次体的实验室检测（如显微镜观察、分子生物学技术等）。

3. 素质目标：培养学生严谨的科学态度、解决问题及团队协作能力。

原核细胞型微生物除了已介绍的细菌、放线菌外，还有古菌、蓝细菌、螺旋体、支原体、衣原体和立克次体。

蓝细菌（cyanobacteria）曾被认为是蓝藻，但后来发现蓝细菌没有细胞核，没有叶绿体，有70S核糖体，是单细胞原核生物，与属于真核生物的藻类有本质的区别。蓝细菌含有叶绿素a，能进行产氧性光合作用。广布于自然界，普遍生长在淡水、海水和土壤中，并且在极端环境（如温泉、盐湖、贫瘠的土壤、岩石表面或风化壳以及植物树干中等）中也能生长，故有“先锋生物”的美称。其细胞内含有丰富的色素，如藻青素，使得大多数蓝细菌细胞呈蓝绿色，但也有少数由于藻红素的原因呈红棕色。有一定的固氮作用，可以通过氮气的固定来提高稻田和其他土壤的肥力；蓝细菌在污水处理、水体自净中起积极作用。在氮、磷丰富的水体中生长旺盛，可作为水体富营养化的指示生物，其中“水华”“赤潮”现象就是蓝藻在淡水和海水中爆发性繁殖的一种常见表现；另外，蓝细菌具有一定的经济价值，包括许多食用种类，如普通木耳念珠蓝细菌（俗称地耳）、盘状螺旋蓝细菌、最大螺旋蓝细菌等，部分已被开发成有一定经济价值的“螺旋藻”产品。

古菌（archaea）曾称古细菌，现改称为古菌。因某些原核生物的栖息环境类似于早期（原古）的地球环境（如过热、过酸、过盐、过碱、过冷等），故将这些生物统称为古菌。古菌具有一些独特的性状，不同于其他的原核生物：如不具有一般细菌细胞壁所含有的肽聚糖；16S rRNA序列既不同于一般细菌又不同于真核生物；蛋白质合成起始氨基酸是甲硫氨酸；有数个RNA聚合酶及核糖体又类似于真核生物等。现在人们认为古菌和细菌大约是在40亿年以前从它们最近的共同祖先分支进化产生的，而现代的真核生物又是从古菌分支进化而来，这使古菌成为一种引人瞩目的生命形式。生物工程的学者们希望能获得古菌特殊的抗热、抗冷、抗酸、抗碱等酶类，因而古菌有许多尚未了解的方面等待人们的探索。

以上简单介绍了原核微生物中的蓝细菌和古菌，以下主要介绍其他四类原核细胞型微生物。

第1节 螺 旋 体

螺旋体是一类细长而柔软、弯曲呈螺旋状、运动活泼的原核细胞型微生物，生物学地位介于细菌和原虫之间。其基本结构及生物学性状与细菌类似，有细胞壁、核质，以二分裂方式繁殖，且对抗生素敏感；与原虫相似之处在于细胞壁与外膜之间有鞭毛或称轴丝，能够屈曲与收缩，使螺旋体自由活泼运动。

螺旋体在自然界和动物体内分布广泛，种类很多。分类主要依据是其抗原性、螺旋数目、大小与规则程度以及两螺旋间距离的不同，其中对人类具有致病作用的有三个属：

1. 钩端螺旋体属（*Leptospira*） 螺旋非常细密、规则，一端或两端弯曲呈钩状。

2. 密螺旋体属（*Treponema*） 螺旋细密、规则，两端尖细。对人致病的有梅毒螺旋体、品他螺旋体等。

3. 疏螺旋体属（*Borrelia*） 有3～10个螺旋，螺旋稀疏、不规则，呈波状。对人致病的有回归热螺旋体和伯氏疏螺旋体等。

一、钩端螺旋体

钩端螺旋体简称钩体，所引起的人和动物疾病称为钩体病，目前该病是我国重点防控的传染病之一。

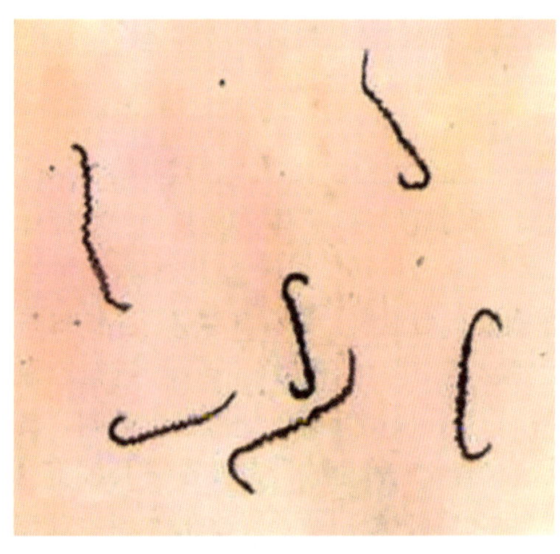

图3-1 钩端螺旋体（镀银染色法，1000×）

（一）生物学性状

1. 形态与染色 钩端螺旋体的菌体呈细长丝状，螺旋盘曲细密规则，菌体一端或两端弯曲呈C或S形，在暗视野显微镜下可见钩端螺旋体像一串发亮的微细珠粒，运动活泼。革兰氏染色阴性，但不易着色，常用Fontana镀银染色法，钩端螺旋体被染成棕褐色（图3-1）。

2. 培养特性 钩端螺旋体是唯一能在体外人工培养的致病性螺旋体。营养要求较高，在柯氏（Korthof）培养基（含10%兔血清、磷酸缓冲液、蛋白胨）上生长良好，最适pH为7.2～7.4，生长温度在28℃左右较为合适。因它们属于水生生物，故对干燥敏感。实验动物以幼龄鼠和金地鼠最易感。

3. 抵抗力 抵抗力弱，加热60℃ 1min死亡，对低温抵抗力较强，置于-30℃可保存6个月，其毒力、动力等均不改变。对化学消毒剂敏感，如0.15%的各种酚类作用10～15min即被杀死，1%苯酚溶液作用10～30min可被杀死，在水中可存活数周至数月。钩体病是我国洪涝、地震等自然灾害中重点监控的传染病之一，对青霉素、金霉素、多西环素等抗生素敏感。

（二）致病性与免疫性

1. 致病物质 钩端螺旋体的主要致病物质包括溶血毒素、内毒素、黏附素。

（1）溶血毒素 不耐热，对氧稳定，具有类似磷脂酶的作用，能使细胞膜溶解，当注入小羊体内时，可使小羊出现贫血、出血坏死、肝大与黄疸、血尿等。

（2）内毒素样物质 其性质不同于一般细菌的内毒素，但也能使动物发热，引起炎症和坏死。

此外，钩端螺旋体在宿主体内的代谢产物如有毒脂类以及某些酶类，如脂酶、脱氢酶、脲酶等，可损害毛细血管壁，使其通透性升高，引起广泛出血，对肾也有损害，可致血尿、蛋白尿等。

2. 所致疾病 钩体病是一种人畜共患的自然疫源性疾病，世界各地均有流行。每年春、夏季节发病较多，病势急剧，尤其是肺弥散性出血型常可致死。

钩端螺旋体在自然界可感染动物和家畜（如鼠类、猪、犬、牛等），其中以鼠类、猪和牛为主要储存宿主和传染源，并在其肾小管中长期繁殖，随尿排出，带菌动物的尿污染周围的环境，如水源、稻田、沟渠等，人接触了被污染的水和泥土就有被感染的可能。因此，钩体病的主要患者是农民、渔民、屠宰工人以及一些进入疫区工作或旅行的人群。

钩端螺旋体可通过微小的伤口、鼻眼黏膜、胃肠道黏膜、生殖道等侵入人体，迅速穿过血管壁进入血流，临床症状可分为三期：①早期：钩端螺旋体在血液中生长、繁殖并不断死亡，造成钩体血症，并释放内毒素样物质，患者出现典型的全身性感染中毒症状，如发热、头痛、乏力、眼结膜充血、淋巴结肿大等急性感染症状；②中期：即器官损伤期，此期钩端螺旋体侵犯肝、肾、心、肺、脑等脏器，临床上显示肺出血型、肺弥散性出血型、休克型、黄疸出血型、肾功能衰竭型或脑膜炎型等症状；③恢复期或后发病期：经过败血症后，多数患者恢复健康，不留后遗症，称为恢复期，少数患者出现眼和神经系统后发症。

3. 免疫性　患者病后可获得对同型钩端螺旋体牢固的免疫力，以体液免疫为主。

案例3-1

患者，男，25岁，农民，既往体健，发病前数周有下田劳作及污水接触史，7月份某天因寒战、咳嗽、气短1d入院。体检：体温39.3℃，两腋下及腹股沟淋巴结肿大，压痛，结膜充血，两肺闻及湿啰音，腓肠肌压痛。钩端螺旋体血清学诊断试验阴性。初诊为钩体病后给予抗钩体病治疗（以青霉素为主），病情稳定，继续以青霉素为主等治疗6d后，胸部X线检查原来两肺病灶已完全吸收消失，不留痕迹，临床症状、体征消失，康复出院。

问题：1. 根据上述内容你能给出初步诊断为钩体病的依据吗？

2. 钩端螺旋体血清学诊断试验阴性能否排除诊断？为什么？

（三）防治原则

钩体病的预防措施主要是消灭传染源、切断传播途径和增强机体抗钩端螺旋体免疫力。

1. 做好防鼠、灭鼠工作。
2. 加强对带菌家畜的管理，保护好水源。
3. 接触疫水人群可口服多西环素进行紧急预防。
4. 对疫区易感人群进行多价钩体灭活疫苗接种。

钩端螺旋体抗原结构复杂，全世界已发现24个血清群，200多个血清型，我国已知有19个血清群，74个血清型。因此注射时所用疫苗必须是当地流行的血清型。钩端螺旋体疫苗主要有四种类型：全细胞疫苗（效力较高，是目前使用最广泛的钩端螺旋体疫苗之一）、纯化疫苗、基因重组疫苗和多价疫苗。近年国内使用钩端螺旋体外膜亚单位疫苗（全细胞灭活疫苗的有利替代品），免疫效果好，不良反应小。

钩端螺旋体病治疗常选用青霉素，对过敏者可改用庆大霉素或多西环素。部分患者注射青霉素后出现寒战、高热和低血压，有的甚至出现抽搐、休克、呼吸和心搏骤停，称之为赫氏反应。赫氏反应可能与钩端螺旋体被青霉素杀灭后所释放的大量毒性物质及可溶性抗原有关。钩端螺旋体所致脑膜炎可首选甲硝唑，疗效优于青霉素，因该药易通过血脑屏障，能破坏菌体DNA结构。

考点：钩端螺旋体的传播途径及防治原则

二、梅毒螺旋体

梅毒螺旋体（*Microspironema pallidum*）又称苍白密螺旋体（*Treponema pallidum*，TP），分类上称苍白密螺旋体苍白亚种，是梅毒的病原体，梅毒是一种危害严重的性传播性疾病（sexually transmitted disease，STD）。

（一）生物学性状

1. 形态与染色　梅毒螺旋体是小而柔软、纤细的螺旋状微生物，形似细密的弹簧，菌体长5～12μm，宽0.5μm左右，螺旋弯曲规则，平均8～14个，两端尖直，运动活泼（图3-2）。一般细菌染料难以着色，用吉姆萨染色法将其染成桃红色，或用镀银染色法染成棕褐色。

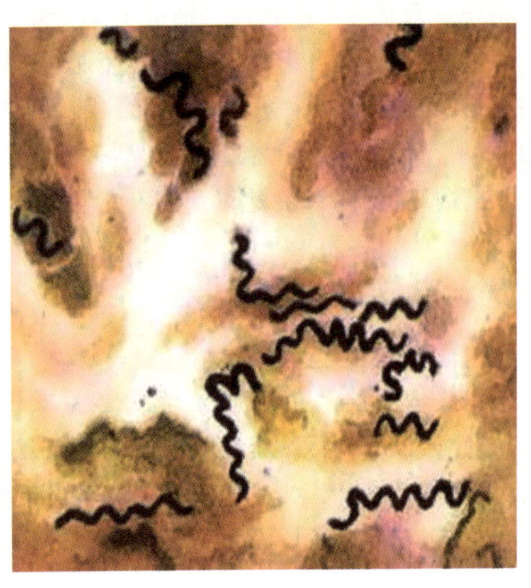

图3-2 梅毒螺旋体（镀银染色法，1000×）

2. 培养特性 梅毒螺旋体是专性厌氧菌，可在体内长期生存繁殖，但体外人工培养困难，接种家兔睾丸可获得螺旋体。只要条件适宜，便以横断裂方式一分为二进行繁殖。

3. 抵抗力 梅毒螺旋体抵抗力极弱，对冷、热、干燥均十分敏感，离体1～2h即死亡。对化学消毒剂敏感，1%～2%的苯酚中数分钟死亡，苯扎溴铵（新洁尔灭）、甲酚皂（来苏水）、乙醇、高锰酸钾溶液等都很容易将其杀死。在血液中4℃经3d可死亡，故在血库冷藏3d后的血液就无传染梅毒危险。对青霉素、四环素、砷剂等敏感。

（二）致病性与免疫性

1. 致病物质 梅毒螺旋体的致病物质主要与其侵袭力有关，包括荚膜样物质、黏附因子和侵袭性酶类。

2. 所致疾病 在自然情况下，人是梅毒的唯一传染源。由于传染方式不同可分为先天性梅毒和获得性梅毒。

（1）先天性梅毒 又称胎传梅毒，由患梅毒的孕妇经胎盘传染给胎儿。TP在胎儿内脏（肝、肺、脾等）及组织中大量繁殖，造成流产或死胎。如胎儿不死则称为梅毒儿，会出现皮肤梅毒瘤、马鞍鼻、骨膜炎、锯齿形牙、先天性耳聋等症状。

（2）获得性梅毒 主要由性接触传染，梅毒患者是唯一传染源。在患者的皮肤、黏膜中含梅毒螺旋体，可通过皮肤或黏膜的极小破损处侵入。临床表现复杂，依其传染过程分为三期。

一期梅毒：TP侵入皮肤3周左右，在入侵部位出现无痛性硬结及溃疡，称作硬性下疳，多发于外生殖器，也可见于肛门、直肠和口腔，其溃疡渗出物中含有大量梅毒螺旋体，传染性极强。如不治疗，下疳在1个月左右能自然愈合，一期梅毒的早期诊断对防治梅毒具有重要意义。进入血液的TP则潜伏在体内，经2～3个月无症状的潜伏期后进入二期梅毒。

二期梅毒：全身皮肤、黏膜出现梅毒疹，主要见于躯干及四肢，全身淋巴结肿大，有时可累及骨、关节、眼及其他器官，在梅毒疹及淋巴结中有大量螺旋体。二期梅毒未经治疗，症状可在3周至3个月后自然消退，部分病例潜伏3～12个月后可再发作。二期梅毒因治疗不当，经过5年或更久的反复发作，而进入三期，多数患者发展成三期梅毒。

三期梅毒：发生于感染2年以后，也有长达10～15年者。主要表现为皮肤黏膜的溃疡性损害或内脏器官的肉芽肿样病症，如眼、鼻损害，心血管梅毒，神经梅毒等甚至死亡。此期病灶中的螺旋体很少，不易检出。

其中一期梅毒和二期梅毒均属于早期梅毒，早期梅毒泛指感染梅毒螺旋体2年内的梅毒（也包括早期隐性梅毒）。此期梅毒传染性强而组织破坏性小；三期梅毒属于晚期梅毒，泛指病程≥2年的梅毒，包括晚期良性梅毒、心血管梅毒、晚期隐性梅毒等。该期梅毒传染性小、病程长而破坏性大。

3. 免疫性 梅毒的免疫是有菌免疫，包括细胞免疫和体液免疫，以细胞免疫为主，体液免疫只有一定的辅助防御作用。当螺旋体从体内清除后仍可再感染梅毒，出现相应症状。此病的周期性潜伏与再发的原因可能与体内产生的免疫力有关，如机体免疫力强，TP变成颗粒形或球形，在体内一定部位潜伏起来，一旦免疫力下降，TP又侵犯某些部位而复发。

（三）防治原则

梅毒是性传播性疾病，预防的主要措施是加强性健康教育，加强卫生宣传教育，目前无疫苗预防。及早发现、及时正规治疗，越早治疗效果越好；剂量足够，疗程规则，不规则治疗可增加复发风险及促使晚期梅毒损害提前发生的概率，治疗后也要经过足够时间的追踪观察。治疗药物苄星青霉素或普鲁卡因青霉素，对青霉素过敏者可用多西环素，由于梅毒螺旋体的耐药性，不用红霉素等大环内酯类药物。

考点：梅毒的致病性及防治原则

三、回归热螺旋体

回归热螺旋体分类上属疏螺旋体（*Borrelia*），是回归热的病原体。回归热是一种以节肢动物（如人虱、蜱等）为媒介，发病症状以发热期和间歇期反复交替出现为特征的急性传染病。

回归热螺旋体长10～30μm，直径0.3～0.5μm，有5～10个不规则的疏螺旋（图3-3），运动活泼。

螺旋体经节肢动物叮咬进入人体内，经过1周左右的潜伏期，便大量出现在血液中，此时患者突发高热，有肝脾大、黄疸等症状。依传播媒介的不同本病分为两大类，即虱传回归热（流行性回归热）及蜱传回归热（地方性回归热）。发热持续1周左右骤退，同时血中螺旋体消失，间歇1～2周后，可再次发热。如此反复可达数次，每次发作时病情均比前一次轻，直至康复。

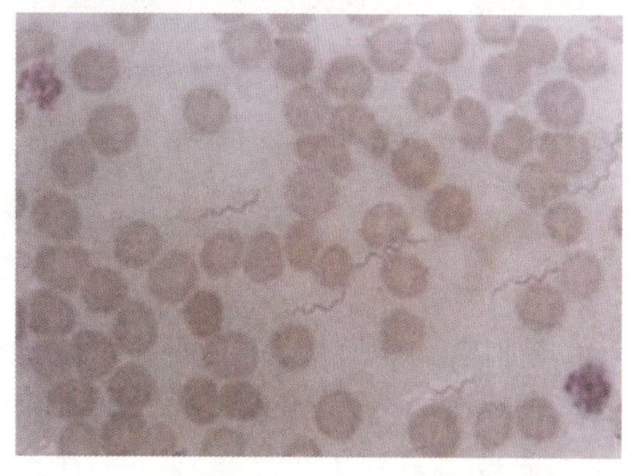

图3-3 回归热螺旋体（吉姆萨染色法，1000×）

临床检查时，一般在患者发热后取血检查，阳性率较高。预防本病主要是搞好环境卫生和个人卫生，消灭传播媒介。治疗可用四环素、青霉素等抗生素。

第2节 支 原 体

支原体（mycoplasma）是一类无细胞壁、呈高度多形性、能通过滤菌器、能在无生命的人工培养基中生长繁殖，为目前发现的最小、最简单的原核生物。支原体在自然界分布广泛，人类、家畜、家禽等体内也能分离到，其中有些株对宿主可造成一定危害。对人致病的主要为肺炎支原体、人型支原体、生殖支原体、解脲脲原体等。

一、生物学性状

（一）形态与染色

支原体无细胞壁，故可呈现多形性，有球形、杆状、双球形、丝形、分枝状等不规则形态。支原体体积微小，能通过细菌滤器，其最外层是细胞膜，与其他原核微生物不同，支原体的细胞膜含有甾醇，比其他原核生物的膜更坚韧。凡能作用于胆固醇的物质（如二性霉素B、皂素等）均可引起支原体膜的破坏而使支原体死亡。革兰氏染色为阴性，但不易被革兰氏染料着色，一般以吉姆萨染色为佳，将其染成淡紫色。

（二）培养特性

支原体可人工培养，但由于生物合成及代谢能力有限，细胞中主要成分需从外界摄取，因此营养要求较高。一般采用的培养基是以牛心浸液为基础，添加10%～20%的动物血清和10%的新鲜酵母浸液，以提供生长所需的脂肪酸、氨基酸、维生素、胆固醇等物质。多数支原体在pH 7.6～8.0生长良好，最适培养温度为37℃，多数需氧或兼性厌氧。支原体不耐干燥，固体培养时相对湿度在80%～90%的大气环境中生长良好。

支原体繁殖方式多样，主要以二分裂方式繁殖，繁殖速度较细菌慢，在液体培养基中生长量较少，不易见到浑浊，只有小颗粒沉于管底和黏附管壁；在固体琼脂平板上培养2～7d，用低倍镜可观察到

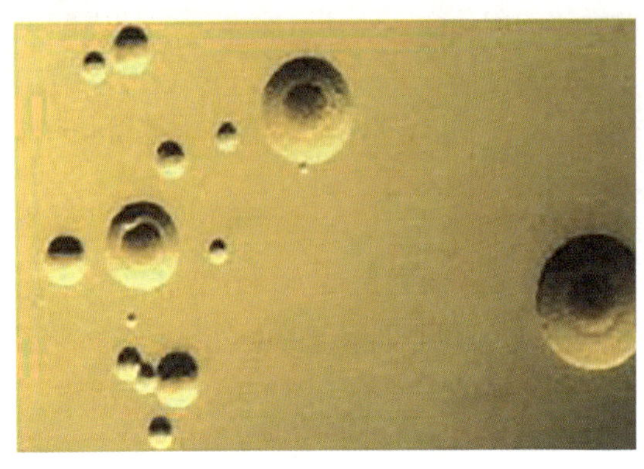
图3-4 支原体“油煎蛋”样菌落示意图

“油煎蛋”样菌落，菌落呈圆形，边缘整齐、透明、光滑，中心部分较厚，边缘较薄（图3-4）。

（三）抵抗力

支原体因无细胞壁，对理化因素的影响要比细菌敏感，易被脂溶剂和常用消毒剂灭活，对热抵抗力较弱，一般55℃ 5～15min可杀死，对苯酚、重金属盐、甲酚皂等化学消毒剂敏感。对干扰细胞壁合成的抗生素，如青霉素、头孢菌素等不敏感，但对干扰蛋白质合成的大环内酯类药物，如红霉素、阿奇霉素、交沙霉素等抗生素敏感，对作用于DNA旋转酶而阻碍DNA复制的喹诺酮类药物如左氧氟沙星、司帕沙星等敏感。

考点：支原体的定义及菌落特征

二、致病性与免疫性

支原体在细胞外寄生，很少侵入血液及组织内，多数支原体对宿主无致病性。对人致病的主要有呼吸道感染的肺炎支原体和泌尿生殖道感染的解脲脲原体。

（一）致病物质

支原体不侵入机体组织与血液，而是在呼吸道或泌尿生殖道上皮细胞黏附并定居后，通过不同机制引起细胞损伤，如获取细胞膜上的脂质与胆固醇造成膜的损伤，释放黏附素、生物被膜、毒性代谢产物（神经毒素、磷脂酶C及过氧化氢等）等。

1. 黏附素 肺炎支原体和生殖道支原体等支原体具有黏附素，能与呼吸道或泌尿生殖道上皮细胞黏蛋白受体结合，黏附于细胞表面，可引起宿主细胞损伤。

2. 生物被膜 如荚膜或微荚膜，具有抗吞噬作用，并形成多重耐药性。

3. 毒性代谢产物 神经毒素、磷脂酶C、核酸酶、过氧化氢等均能引起宿主黏膜上皮细胞或红细胞的病理损伤。

4. 超抗原 它是支原体产生的一类具有免疫调节活性的蛋白，能在感染部位刺激炎症细胞分泌大量的细胞因子，开始为肿瘤坏死因子α（TNF-α）和白细胞介素-1（IL-1），随后为白细胞介素-6（IL-6），从而引起组织损伤。

考点：支原体的主要致病物质

案例3-2

患儿，女，5岁，咳嗽7d。查体：肺部湿啰音。初步诊断为社区获得性肺炎，予以头孢噻肟治疗。入院后完善相关检查，血常规示白细胞升高，X线检查显示右侧肺部多发斑片状高密度影，肺炎支原体抗体检测为阴性（肺炎支原体抗体1∶40，≥1∶160为阳性），13种呼吸道病原体多重检测（ResP13）提示肺炎支原体阳性，最终临床诊断考虑为肺炎支原体导致的支气管肺炎，调整抗生素为阿奇霉素，同时予以祛痰雾化、补液等对症支持治疗。

问题：1. 治疗过程中为什么用阿奇霉素取代头孢噻肟治疗？
2. 此病例中确认支原体感染主要采用了哪些检查手段？
3. 肺炎支原体血清学诊断试验阴性能否排除诊断？为什么？

（二）所致疾病

1. 肺炎支原体 通过呼吸道传播，传染源是患者和带菌者，引起人类上呼吸道感染、原发性非典型肺炎、支气管炎等，占非细菌性肺炎的50%左右。肺炎支原体感染引起的病理改变以间质性肺炎为主，又称原发性非典型肺炎。慢性气管炎患者常可合并肺炎支原体的感染。临床症状一般较轻，可出现咳嗽、发热、头痛等症状。

2. 生殖支原体 通过性行为传播，可引起泌尿生殖道感染，如非淋球菌性尿道炎、宫颈炎、子宫内膜炎、盆腔炎、输卵管炎等。此外，还可通过胎盘感染胎儿，引起早产、死胎和新生儿呼吸道感染，并且与不孕症有关。

（三）免疫性

巨噬细胞、IgG及IgM对支原体均有一定的杀伤作用。呼吸道黏膜产生的sIgA抗体已证明有阻止支原体吸附的作用。在儿童中，致敏淋巴细胞可增强机体对肺炎支原体的抵抗力。

三、防治原则

目前尚无预防支原体感染的有效疫苗，支原体感染的治疗以抗菌药物治疗为主，可选择大环内酯类、喹诺酮类等。此外，要严防支原体污染实验动物和细胞培养（特别是传代细胞），保证实验用动物血清、生物培养基、传代细胞培养等的质量。同时，加强群众的性道德和性卫生教育，防止支原体通过性接触传播。

附：支原体与L型细菌的区别

支原体与L型细菌均无细胞壁，因而在多形态性和菌落特征方面较相似，如对作用于细胞壁的抗生素不敏感、“油煎蛋”样菌落等，但两者之间仍有较大区别（表3-1）。

表3-1 支原体与L型细菌的区别

生物学性状	支原体	L型细菌
存在条件	广泛分布于自然界	多见于实验条件下诱导产生
培养条件	营养要求高，在培养基中稳定，一般需加胆固醇	营养要求高，需高渗培养，生长一般不需加胆固醇
固体培养基上生长性状	“油煎蛋”样菌落较小，直径大多为0.1～0.3mm	“油煎蛋”样菌落稍大，直径大多为0.5～1.0mm
液体培养基上生长性状	液体培养浑浊度较低	液体培养有一定浑浊度，可黏附于管底或管壁
致病性	对动物、人致病	大多无致病性
其他	遗传上与细菌无关，天然无细胞壁	可恢复为有细胞壁的细菌

第3节 衣 原 体

衣原体（chlamydia）是一类专性细胞内寄生的原核细胞型微生物，在1970年前曾一直被认为是病毒，它与病毒相同之处有：①具有滤过性，可通过细菌滤器；②专性细胞内寄生；③在活细胞培养后能形成包涵体。但衣原体具有以下一些与病毒不同的生物学特性：①含有DNA和RNA两类核酸；②以二分裂方式进行繁殖；③有细胞壁，革兰氏染色阳性；④有核糖体；⑤具有一些代谢活性的酶类，能进行简单的代谢活动；⑥多种抗生素可抑制其生长。因此，衣原体具有与细菌相似的生物学特性，隶属于细菌范畴。

衣原体广泛寄生于人类、哺乳动物及鸟类，仅少数有致病性。能引起人类疾病的有沙眼衣原体（chlamydia trachomatis）、鹦鹉热衣原体（chlamydia psittaci）、肺炎衣原体（chlamydia pneumoniae）。沙眼衣原体包括沙眼生物变种、淋巴肉芽肿生物变种和鼠生物变种，主要引起沙眼、泌尿生殖系统疾病、淋巴肉芽肿及婴幼儿肺炎。

一、生物学性状

（一）形态与染色

衣原体具有独特的生活周期，在不同的时期可见到原体和始体两种形态。

1. 原体（elementary body，EB） 原体颗粒呈球形，小而致密，直径0.2～0.4μm，有胞壁，是发育成熟的衣原体，在电子显微镜下可观察到中央有致密的类核结构，主要存在于细胞外，吉姆萨染色呈紫色。EB具有高度的感染性，在宿主细胞外较为稳定，无繁殖能力。

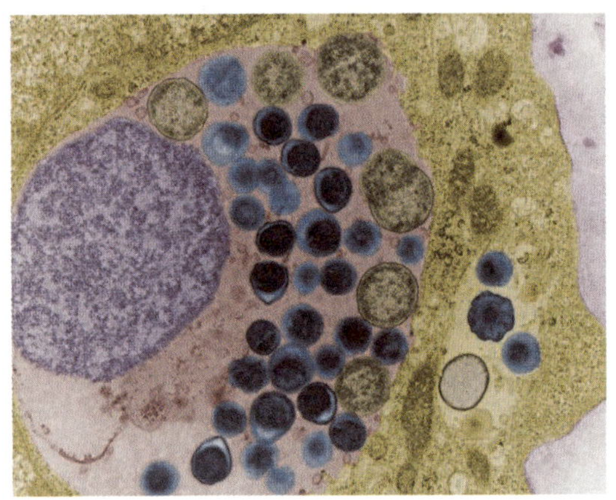

图3-5 沙眼衣原体包涵体

2. 始体（initial body，IB） 亦称网状体，圆形或卵圆形，直径为0.8～1.2μm，体积较原体大，无胞壁，代谢活泼，为细胞内存在形式，吉姆萨染色呈蓝色。EB吸附于易感细胞表面，经吞噬、吞饮等作用进入胞内，被宿主细胞包裹形成一个空泡。在空泡里面，原体逐渐延长，增大成为RB。是衣原体的繁殖方式，以二分裂方式繁殖形成大量子代原体，无感染性，它们在宿主细胞内可构成各种形态的包涵体（沙眼衣原体包涵体见图3-5），如散在型、填塞型等，有助于衣原体的鉴定。成熟的子代EB从宿主细胞中释放，再感染新的易感细胞，开始新的发育周期。衣原体的生活周期见图3-6。

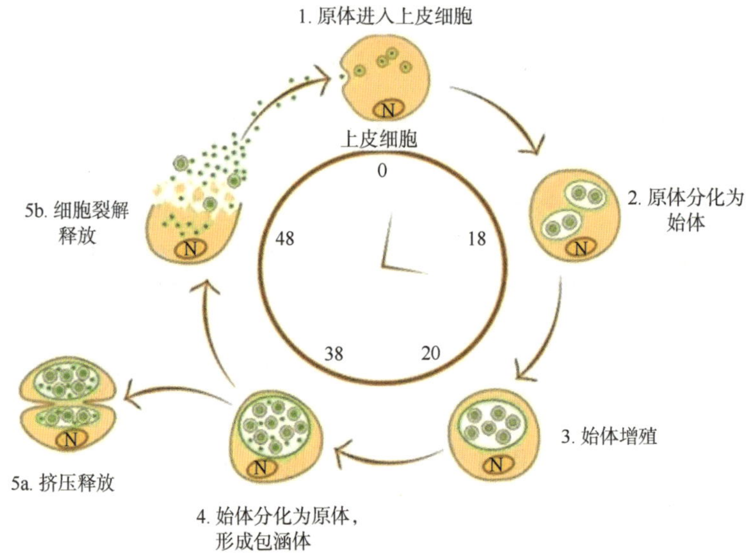

图3-6 衣原体的生活周期

N. 细胞核；• 原体；◉ 始体

考点： 衣原体独特的生活周期

（二）培养特性

衣原体缺乏产能代谢机制，不能合成ATP，依赖于宿主细胞提供富含能量的中间代谢产物作为其代谢活动的原料，因此衣原体为专性细胞内寄生，不能在无生命人工培养基上生长。衣原体的培养类似于病毒的培养，需提供易感的活细胞。如沙眼衣原体是由我国微生物学家汤飞凡及其助手于1956年用鸡胚卵黄囊接种法分离出来的，对全球人民防盲的贡献是很大的，并解决了新生儿结膜炎、男性非淋球菌性尿道炎等疾病的病原学问题。

链接 人类的光明——汤飞凡、张晓楼和沙眼衣原体

沙眼（trachoma），是一种世界性的古老眼疾。在当代，沙眼并不可怕，使用有效的药物就可以控制及预防。但在半个多世纪前，沙眼曾因其病因不详、致盲率高，被认为是世界范围内的医学棘手难题。中华人民共和国成立之初，沙眼流行猖獗，防治问题不能解决，时任卫生部北京生物制品研究所所长的汤飞凡计划重新开展沙眼病因的研究。1954年，他与北京同仁医院副院长兼眼科主任张晓楼协商共同研究沙眼病原体，在经历了多次实验后，他们终于在1955年成功分离出沙眼病原体，这也是迄今世界上唯一一个由中国人发现的病原体，大幅度降低了沙眼的患病率及致盲率。

（三）抵抗力

衣原体耐冷不耐热，56～60℃ 5～10min可灭活，-60～-20℃可保存数年。对常用消毒剂敏感，如75%乙醇溶液、0.1%甲醛溶液等可快速杀死。对红霉素、四环素、氯霉素、多西环素等抗生素敏感，这些抗生素具有抑制衣原体繁殖的作用，在衣原体感染的临床治疗上具有良好的效果；同时，沙眼衣原体能合成叶酸，而磺胺类药是叶酸合成抑制剂，因此衣原体对磺胺类药敏感。

二、致病性与免疫性

（一）致病物质

衣原体能产生类似革兰氏阴性菌内毒素的毒性物质，其表面的脂多糖和外膜蛋白可促进其吸附于易感细胞，促进易感细胞对衣原体的内吞作用，并能阻止吞噬体和溶酶体的融合。从而使衣原体在吞噬体内繁殖破坏细胞，抑制宿主细胞代谢，最终破坏宿主细胞。

（二）所致疾病

1. 沙眼衣原体 沙眼衣原体不仅可以引起沙眼，还可以引起生殖系统感染、呼吸道感染、性病淋巴肉芽肿及其他器官疾病。

（1）沙眼 由沙眼生物变种A、B、Ba、C血清型引起。是人类致盲的第一病因，可通过直接或间接接触传播，即眼-眼、眼-手-眼等途径传播。病原体侵入眼结膜上皮细胞后，在其中大量繁殖并在细胞质内形成包涵体，导致局部炎症。患者早期表现为流泪，并伴有黏液状脓性分泌物、眼结膜充血等症状。随着病变的深入，血管翳和瘢痕形成，眼睑板内翻、倒睫，严重的导致角膜损害，影响视力，最终可致失明。

（2）包涵体结膜炎 由沙眼生物变种D～K血清型引起。包括婴儿结膜炎和成人结膜炎两种。婴儿结膜炎系婴儿通过产道感染，引起急性化脓性结膜炎（包涵体脓漏眼），不侵犯角膜，能自愈；成人结膜炎可因两性接触，经手-眼途径或污染的游泳池水感染，引起滤泡性结膜炎，病变类似沙眼，但不形成角膜血管翳及结膜瘢痕，数月后可痊愈。

（3）泌尿生殖道感染 经性接触传播，由沙眼生物变种D～K血清型引起。沙眼衣原体是性病中较多见的一种病原体，并可引起多种并发症，如急慢性盆腔炎、输卵管炎、睾丸炎、不孕不育等。

（4）性病淋巴肉芽肿 由沙眼生物变种L血清型引起，是一种性病。人是性病淋巴肉芽肿衣原体的唯一宿主，主要通过性接触传播。在男性主要侵犯腹股沟淋巴结，产生化脓性淋巴结炎和慢性淋巴肉芽肿溃疡；在女性可侵犯会阴、肛门、直肠等，引起病变而导致会阴-肛门-直肠组织狭窄。

2. 鹦鹉热衣原体 鹦鹉热衣原体主要使动物感染，也可使人感染。人可由吸入病禽的感染性分泌物而致病，引起呼吸道症状及肺炎，临床上称为鹦鹉热或鸟疫。

3. 肺炎衣原体 人类是已知的肺炎衣原体的唯一宿主，其可经呼吸道传播。感染结果中，最常见的是无症状或轻微症状，部分感染者可出现肺炎和支气管炎。

（三）免疫性

衣原体感染后能诱导机体产生特异性细胞免疫和体液免疫，但保护性不强，为时短暂，所以衣原体感染常表现为持续感染、反复感染或隐性感染。有些衣原体抗原注入人体皮肤后可造成免疫病理损伤。

三、防治原则

预防上应加强卫生宣传教育，注意个人卫生，提倡健康性行为。加强疫鸟的管理。治疗上可用四环素类抗生素、红霉素、利福平等药物。目前尚无有效沙眼衣原体疫苗。

考点： 沙眼衣原体所致疾病

第4节 立克次体

立克次体（rickettsia）是一类专性细胞内寄生的原核细胞型微生物。1909年美国医生Howard Taylor Ricketts首次发现落基山斑疹伤寒的病原体，并于1910年不幸感染而献身，为了纪念他，将此类微生物命名为立克次体。

迄今已知对人致病的立克次体有20余种，存在于细胞质内或游离于虱、蚤、蜱和螨的肠管中，可传播至人或其他动物，引起人畜共患病。经嗜血节肢动物叮咬侵入人体而感染。立克次体是引起斑疹伤寒、恙虫病、Q热等传染病的病原体。在我国分布的主要致病立克次体有普氏立克次体、莫氏立克次体、恙虫病东方体等。

立克次体的共同特点：①大多为人畜共患病原体。②以节肢动物作为传播媒介或为储存宿主。③大小介于细菌和病毒之间，革兰氏染色阴性。④多形态性，主要为球杆状。⑤专性细胞内寄生。⑥对多种抗生素敏感。

一、生物学性状

（一）形态与染色

立克次体大小为（0.3～0.6）μm×1.2μm，除Q热立克次体外，一般不能通过细菌滤器，在光学显微镜下清晰可见。形态多样，有球杆状、双球状、丝状等。革兰氏染色阴性，但较难着色，常用吉姆萨染色，使其呈紫红色。立克次体具有细菌的全部基本结构特征，在电镜下可以见到立克次体有多层结构的细胞壁，与革兰氏阴性菌相似。

（二）培养特性

立克次体与病毒培养方式相似，需用鸡胚、敏感动物及动物组织细胞来培养，大多数不能用人工培养基来培养。立克次体以二分裂方式生长繁殖，但繁殖速度较细菌慢，一般9～12h繁殖一代，培养温度以32～35℃为宜。

（三）抵抗力

除Q热立克次体对热的抵抗力较强外，一般56℃ 30min可杀死，对化学消毒剂敏感，在0.5%苯酚或甲酚皂溶液中约5min可被灭活。立克次体离开宿主细胞后会很快死亡，但在干燥的虱粪中可保持传染性半年以上。对氯霉素、四环素类抗生素敏感，应特别注意的是磺胺类药不仅不能抑制反而能刺激其生长。

二、致 病 性

（一）致病物质

立克次体的致病物质主要有内毒素和磷脂酶A两类。内毒素的化学成分为脂多糖，具有与肠道杆菌内毒素相似的多种生物学活性。可刺激单核巨噬细胞产生IL-1和TNF-α。IL-1具有致热性，引起发热；TNF-α引起血管内皮细胞损伤、微循环障碍、脓毒症休克和DIC等。磷脂酶A能溶解宿主细胞膜或吞噬体膜，有利于立克次体穿入宿主细胞内生长繁殖。此外，多数立克次体外膜表面有微荚膜样黏液层，由多聚蛋白OmpA或（和）OmpB组成，有黏附宿主细胞和抗吞噬作用。

（二）所致疾病

立克次体通过虱、蚤、蜱等节肢动物叮咬或粪便污染伤口侵入机体，引起人畜共患病，多为自然疫源性疾病。临床上，患者出现皮疹和肝、脾、肾、脑等实质性脏器的病变，其毒性物质随血流遍及全身，可使患者出现严重的毒血症。

表3-2　主要病原性立克次体的传播媒介和所致疾病

病原体名称	传播媒介	所致疾病
普氏立克次体	人虱	流行性斑疹伤寒
莫氏立克次体	鼠蚤、鼠虱	地方性斑疹伤寒
恙虫病东方体	恙螨	恙虫病

我国主要的立克次体病有斑疹伤寒、恙虫病和Q热。

1. 斑疹伤寒　斑疹伤寒可分为流行性斑疹伤寒和地方性斑疹伤寒。

（1）流行性斑疹伤寒　由普氏立克次体引起，主要通过人虱为媒介在人群中传播，又称虱型斑疹伤寒，常流行于冬春季。虱叮咬患者后，立克次体在虱肠管上皮细胞内繁殖，当携带病原体的虱叮咬人体时，由于抓痒使虱粪中的立克次体从抓破的皮肤破损处侵入而感染，经14d左右的潜伏期后发病。主要症状表现为高热、头痛，4～5d出现皮疹，有的伴有神经系统、心血管系统以及其他实质器官的损害。

（2）地方性斑疹伤寒　由莫氏立克次体引起，鼠是其天然储存宿主，通过鼠虱或鼠蚤在鼠群间传播，鼠虱又可将立克次体传染给人，又称鼠型斑疹伤寒。若感染人群中有人虱寄生，则又通过人虱在人群中传播，此时传播方式与流行性斑疹伤寒相同，但病原体不同。

地方性斑疹伤寒和流行性斑疹伤寒相比，发病缓慢，病情较轻，病程短。两者病后有牢固免疫力，并可相互交叉免疫。

2. 恙虫病　恙虫病东方体原称恙虫病立克次体，是恙虫病的病原体。该病为自然疫源性疾病。恙虫病东方体寄居于恙螨体内，并可经卵传代。恙螨生活在湿度较大的丛林边缘和河流沿岸杂草丛生的地方，通过叮咬，病原体可在鼠群中传播，牛、羊等家畜，野鸟、猴等也可被感染。人进入流行区后，病原体自恙螨叮咬处侵入，患者出现高热，被叮咬处溃疡，形成黑色焦痂，是恙虫病的特征之一。此外，还有神经系统中毒症状，如头痛、头晕、昏迷等；循环系统中毒症状以及其他如肝、肺、脾损害的症状。

3. Q热　由Q热立克次体引起，寄居在蜱体内，通过蜱叮咬野生啮齿动物和家畜使之感染，并随受感染动物的粪便、尿液等排泄物排出体外。人类通过接触带有病原体的排泄物或饮用含有病原体的乳制品而感染，也可经呼吸道吸入病原体感染。因此Q热立克次体是立克次体中唯一可不借助节肢动物而可经其他途径使人发生感染的病原体，多以发热、头痛、肌肉酸痛为主要症状，常伴有肺炎、肝炎等。

考点：我国主要的立克次体的传播媒介及所致疾病

（三）免疫性

立克次体感染后可获得持久免疫力，可激发机体产生体液免疫和细胞免疫，以细胞免疫为主。

三、防治原则

预防重点是保持环境卫生，注意个人卫生，控制和消灭立克次体的传播媒介和储存宿主，采取灭鼠、灭虱、灭蚤等措施。特异性预防可接种灭活疫苗和减毒活疫苗，治疗可使用四环素类抗生素、氯霉素等。

考点：本章中与STD有关的主要病原微生物

自测题

一、判断题

1. 沙眼衣原体既可通过性接触感染也可通过直接接触感染。(　　)
2. 衣原体可以合成叶酸，故对磺胺类药不敏感。(　　)
3. Q热立克次体是唯一可不借助节肢动物而使人发生感染的立克次体。(　　)
4. 支原体的细胞壁组成成分为肽聚糖，与细菌一致，故属于原核细胞型微生物。(　　)
5. 衣原体是能够在无生命培养基上生长繁殖的最小原核细胞型微生物。(　　)
6. 立克次体的致病物质主要是神经外毒素，可麻痹人的前角运动神经。(　　)
7. 普氏立克次体主要借助人虱传播；莫氏立克次体主要借助鼠蚤传播。(　　)
8. 支原体在含血清固体培养基上可形成“油煎蛋”样菌落。(　　)
9. 一期梅毒患者，检查病原体时应取的标本是下疳渗出液。(　　)
10. 钩端螺旋体是钩体病的病原体，可通过微小的伤口、鼻眼黏膜、胃肠道黏膜等侵入人体。(　　)

二、单项选择题

1. 下列病原菌能引起斑疹伤寒的是(　　)
   A. 伤寒沙门菌　B. 普氏立克次体
   C. 肺炎支原体　D. 白念珠菌
2. 下列微生物中必须在活细胞内才能增殖的是(　　)
   A. 病毒、支原体　B. 衣原体、立克次体
   C. 螺旋体、真菌　D. 立克次体、支原体
3. 在人工培养基上可长出“油煎蛋”样菌落的微生物是(　　)
   A. 衣原体　B. 噬菌体
   C. 支原体　D. 立克次体
4. 具有独特的生活周期的微生物是(　　)
   A. 真菌　B. 螺旋体
   C. 衣原体　D. 立克次体
5. 能在无生命培养基上生长繁殖的最小原核微生物是(　　)
   A. 真菌　B. 螺旋体
   C. 衣原体　D. 支原体
6. 不属于原核细胞型微生物的是(　　)
   A. 狂犬病毒　B. 恙虫热立克次体
   C. 沙眼衣原体　D. 肺炎支原体
7. 属于原核细胞型微生物的是(　　)
   A. 衣原体　B. 支原体
   C. 立克次体　D. 以上都是
8. 柯氏培养基适合培养(　　)
   A. 钩端螺旋体　B. 支原体
   C. 立克次体　D. 梅毒螺旋体
9. 不是衣原体与病毒相同点的是(　　)
   A. 专性细胞内寄生
   B. 具有滤过性
   C. 在活细胞内可形成包涵体
   D. 二分裂繁殖
10. 用于培养钩端螺旋体的培养基是(　　)
    A. 罗氏培养基　B. Korthof培养基
    C. 沙氏培养基　D. 牛肉浸液
11. 沙眼衣原体可引起(　　)
    A. 性病淋巴肉芽肿　B. 钩体病
    C. 癣病　D. 肺部感染
12. Q热立克次体常引起(　　)
    A. 性病　B. 脑膜炎
    C. 癣病　D. 肺部感染
13. 首先成功分离培养出沙眼衣原体的科学家是(　　)
    A. 李斯特　B. 汤飞凡
    C. 巴斯德　D. 科赫
14. 在衣原体发育周期中，无感染性的颗粒是(　　)
    A. 始体　B. 原体
    C. 核糖体　D. 中间体
15. 经恙螨传播的疾病是(　　)
    A. Q热　B. 流行性斑疹伤寒
    C. 地方性斑疹伤寒　D. 恙虫病
16. 在分类上，沙眼衣原体属于(　　)
    A. 病毒　B. 原核细胞型微生物
    C. 真核细胞型微生物　D. 非细胞型微生物
17. 导致性病淋巴肉芽肿的微生物是(　　)
    A. 普氏立克次体　B. 肺炎支原体
    C. 梅毒螺旋体　D. 沙眼衣原体
18. 引起人类梅毒的病原体是(　　)

A. 苍白密螺旋体　　B. 钩端螺旋体
C. 伯氏疏螺旋体　　D. 回归热螺旋体

19. 流行性斑疹伤寒的传播方式是（　　）
A. 侵入呼吸道　　B. 人虱叮咬
C. 侵入泌尿生殖道　　D. 蜱虫叮咬

20. 支原体与L型细菌的不同点是（　　）
A. 细胞多形性
B. 菌落呈“油煎蛋”样
C. 可通过细菌滤器
D. L型细菌大多无致病性

三、多项选择题

1. 以下属于衣原体与病毒不同点的是（　　）
A. 有细胞壁　　B. 有核糖体
C. 含有两种核酸　　D. 对抗生素敏感
E. 能进行简单代谢活动

2. 下列对衣原体生物学性状描述正确的有（　　）
A. 衣原体有原体和始体两种存在形态
B. 原体是衣原体的感染性颗粒
C. 始体是衣原体的繁殖性颗粒
D. 不能在人工培养基上生长
E. 对磺胺类药不敏感

3. 以下哪些属于衣原体所致疾病（　　）
A. 沙眼　　B. 恙虫病
C. 泌尿生殖系统感染　　D. 性病淋巴肉芽肿
E. 包涵体结膜炎

4. 关于梅毒螺旋体的描述正确的有（　　）
A. 抵抗力较强
B. 首选治疗药物为青霉素
C. 获得性梅毒主要通过性接触传播
D. 不能在无生命的人工培养基上生长繁殖
E. 以二分裂方式繁殖

5. 关于钩端螺旋体描述正确的有（　　）
A. 可用Korthof液体培养基培养
B. 革兰氏染液不易着色
C. 对抗生素不敏感
D. 对易感人群可采用多价死疫苗接种预防
E. 鼠和猪为其重要传染源和储存宿主

6. 关于梅毒螺旋体的生物学特性，下述正确的是（　　）
A. 菌体有致密而规则的螺旋
B. 两端尖直
C. 运动活泼
D. 不能在人工培养基上生长
E. 人畜共患病原体

7. 可引起人畜共患病的微生物是（　　）
A. 钩端螺旋体　　B. 梅毒螺旋体
C. 回归热螺旋体　　D. 立克次体
E. 鹦鹉热衣原体

8. 关于梅毒螺旋体的致病性与免疫性，下述正确的有（　　）
A. 人是梅毒的唯一传染源
B. 致病因素有内毒素和外毒素
C. 先天梅毒由母亲胎盘传给胎儿
D. 后天梅毒的传播途径主要是性传播
E. 机体抗梅毒螺旋体的免疫为有菌免疫，以细胞免疫为主

9. 关于支原体的生物学性状，下述正确的是（　　）
A. 无细胞壁　　B. 多态性
C. 能通过细菌滤器　　D. “油煎蛋”样菌落
E. 对抗生素不敏感

10. 与性传播性疾病相关的微生物有（　　）
A. 螺旋体　　B. 支原体
C. 立克次体　　D. 衣原体
E. 淋球菌

四、简答题

1. 简述获得性梅毒的分期及其特点。
2. 简述支原体与L型细菌的区别。
3. 简述致病性支原体导致的主要疾病。
4. 简述衣原体与病毒的异同点。
5. 简述衣原体独特的生活周期。
6. “四体”中哪些与STD有关？可导致哪些性病？

（于　婷）

第4章 真　菌

学习目标

1. 知识目标： 掌握常见真菌的生物学特性；熟悉真菌的致病性、微生物学检查和防治原则；了解常用真菌的种类和用途、常见致病性真菌及所致疾病。

2. 能力目标： 初步具备真菌人工培养的能力。

3. 素质目标： 帮助学生了解真菌在生活中的作用，更好地利用真菌服务人类。

真菌（fungi）是一类不含叶绿素，无根、茎、叶分化，具有细胞壁的真核细胞型微生物。与原核微生物相比，真核细胞型微生物的主要特征是：细胞核分化程度高，有核膜、核仁和核孔；含有线粒体、内质网和高尔基体等细胞器；细胞分裂方式为有丝分裂，分裂过程中出现染色体和纺锤丝；形态上有不同程度分化，有单细胞球形的酵母菌，也有多细胞的霉菌菌丝体及大型真菌子实体；大多数真菌有无性繁殖和有性繁殖两个阶段。

真菌与人类的关系非常密切，在酿造、食品及医药方面给人类带来了巨大利益，如在酿酒和食品加工中广泛使用的酵母菌，在抗生素和有机酸等制药工业中起到很大作用的霉菌，还有为人们所熟悉的大型真菌，如平菇、香菇、木耳、茯苓、灵芝等，具有食用和药用价值。真菌多为异养生活，许多真菌可以引起食品、衣物及药品等的腐败变质，也有的真菌因能引起人和动植物的疾病，给人类带来极大的危害。

真菌种类繁多，有10万余种，是生物界中的一大类群，在分类学上与植物界和动物界并列。目前广泛采用的分类方式是将真菌界分为子囊菌门（*Ascomycota*）、担子菌门（*Basidiomycota*）、接合菌门（*Zygomycota*）和壶菌门（*Chytridiomycota*）四个门和有丝分裂菌（*Mitosporic fungi*）。霉菌和酵母菌基本上包括了除担子菌门的各种类型，在医药工业中也应用广泛，下面主要以霉菌和酵母菌为代表，介绍真菌的形态结构、繁殖方式及应用等方面内容。

第1节　酵　母　菌

酵母菌（yeast）是一类单细胞真菌，在自然界分布很广，尤其喜欢在偏酸性和含糖较多的环境中生长，如在水果、蔬菜、花蜜的表面和果园的土壤中最常见。

一、酵母菌的形态和大小

酵母菌细胞的形态通常有球形、卵圆形、腊肠形、椭圆形或藕节形等，其细胞直径约为细菌的10倍。例如，典型的酵母菌——啤酒酵母的细胞宽度为2.5～10.0μm，长度为4.5～21.0μm，在光学显微镜下可模糊地看到它们细胞内的结构分化。酵母菌无鞭毛，因而不能运动。

二、酵母菌的结构

酵母菌具有典型的真核细胞结构（图4-1）。

1. 细胞壁　酵母菌细胞壁厚约25nm，约占细胞干重的25%。细胞壁一般具有三层结构，外层为甘露聚糖，内层为葡聚糖，都是复杂的分枝状聚合物，其间夹杂一层蛋白质分子，葡聚糖层是维持细胞壁强度的主要物质，当细胞处于高渗的环境下而收缩时，它能维持细胞的弹性。此外，细胞壁中还含有少量的类脂和几丁质。

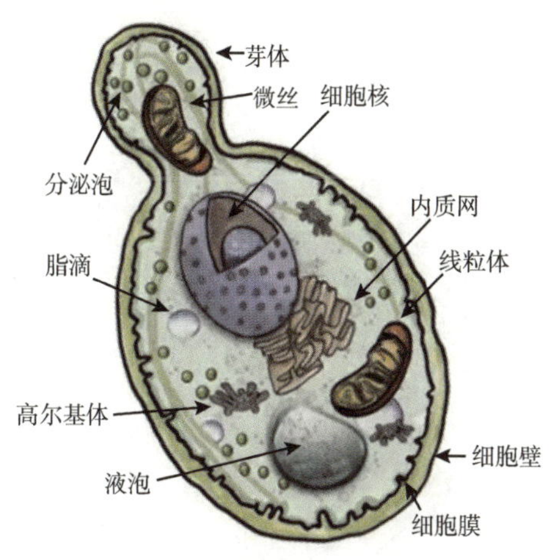

图4-1 酵母菌细胞结构模式图

2. 细胞膜 酵母菌的细胞膜与原核微生物相似，位于细胞壁的内侧，由蛋白质和磷脂组成。另外，酵母菌的细胞膜上含有甾醇，可增强细胞膜的硬度。

3. 细胞核 酵母菌细胞核呈球形，由核膜、染色质、核仁和核基质组成，是细胞遗传信息的主要储存库。活细胞内的核可用相差显微镜观察，染色体呈线状，由组蛋白和DNA牢固结合而成。染色体的数目因种而异，如啤酒酵母的核中有17条染色体。

4. 细胞质和其他细胞构造 细胞质是细胞新陈代谢的场所，是一种黏稠液体。酵母菌细胞质中还有一些其他的细胞构造：①线粒体：外形呈杆状或球状，外面由双层膜包裹，内膜向内折叠成嵴，上面富含参与电子传递和氧化磷酸化的酶，其功能是进行氧化磷酸化；②内质网：是在质膜和液泡膜或核膜之间的双层膜系，常呈孔状、网状、管状或泡囊状；③液泡：在成熟的酵母菌细胞中，有一个大液泡，内含浓缩的盐、氨基酸、糖类和脂类等物质，其作用可能是贮藏营养物和水解酶类，同时还有调节渗透压的功能。

考点：酵母菌的结构

三、酵母菌的繁殖

酵母菌的繁殖方式有无性繁殖和有性繁殖两种。

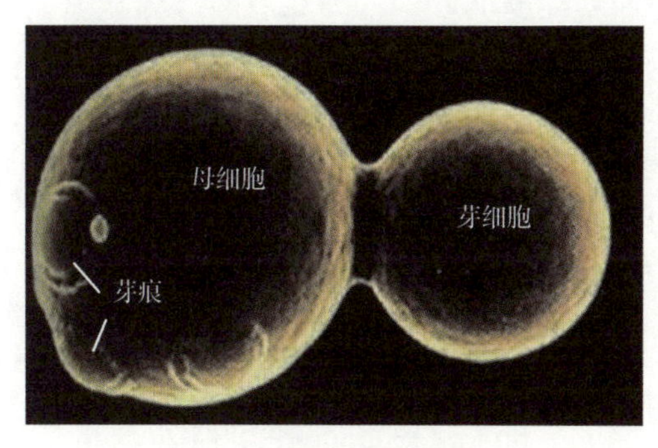

图4-2 酿酒酵母细胞

1. 无性繁殖 ①芽殖：芽殖是酵母菌最常见的无性繁殖方式。成熟的酵母菌先长出一个小芽，芽细胞长到一定程度脱离母细胞，于是在母细胞上就留下一个芽痕，可在扫描电镜下清晰看到，每个酵母菌有一至多个芽痕（图4-2）。根据芽痕的数目可确定某细胞曾产生过的芽体数。有些酵母菌的芽体成熟后并不脱离母体细胞，可在芽体上又长出新的芽体，呈菌丝状结构，称为假菌丝。能形成假菌丝状的酵母称为假丝酵母。②裂殖：是少数酵母菌进行的无性繁殖方式，类似于细菌的裂殖。其过程是细胞延长，核一分为二，细胞中央出现隔膜，将细胞横分为两个大小相等、各具有一个核的子细胞。

2. 有性繁殖 酵母菌在分类学上属于子囊菌门，以产生子囊孢子的方式进行有性繁殖。两个邻近的酵母细胞各自伸出一根管状的原生质突起，随即相互接触、融合，形成一个通道，两个细胞核在通道内结合形成二倍体细胞核，然后进行减数分裂，形成4个或8个细胞核。每一子核与其周围的原生质形成孢子即子囊孢子。

现以图4-3说明酵母菌的生活史。

四、酵母菌培养与菌落特征

（一）酵母菌的培养条件

酵母菌对营养要求不高，在自然界分布广泛。与细菌相似，人工培养的营养物质同样包括水、碳源、氮源、生长因子和无机盐等，但酵母菌普遍喜欢在含有葡萄糖、蔗糖、麦芽糖、淀粉等的培养基

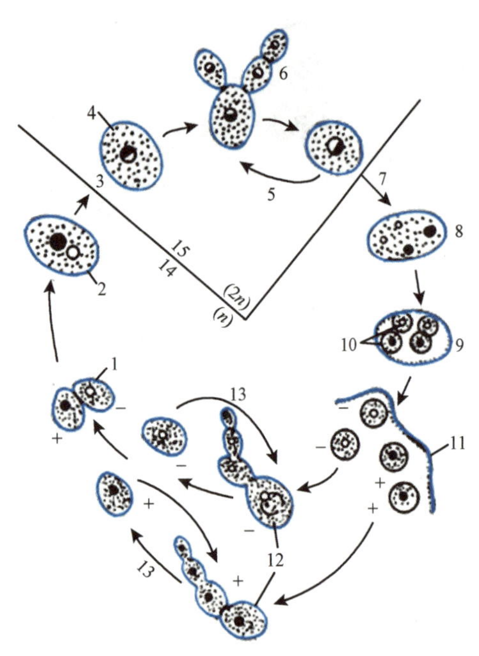

图4-3 酵母菌的生活史

1. 配囊融合；2. 质配；3. 核配；4. 合子；5. 二倍体细胞；6. 发芽；7. 减数分裂；8. 年轻子囊；9. 成熟子囊；10. 子囊孢子；11. 子囊壁溶解；12. 单倍体细胞；13. 出芽繁殖；14. 单倍体期（n）；15. 二倍体期（$2n$）

上生长。除了营养要求不高外，对酸不太敏感，多数在pH 2～9的范围内均可生长，最适pH为4～6。最适生长温度为22～28℃，在最适温度下，经24～48h培养后就可观察到长出的菌落。

（二）酵母菌的菌落特征

酵母菌菌落特征与细菌相似，但比细菌菌落大且厚。菌落表面光滑、湿润，一般较黏稠，易被挑起，菌落质地均匀，正反面和边缘、中央部位的颜色都很均一，大多为乳白色，少数为红色。如果培养时间过长，菌落表面会形成皱缩，有的酵母菌菌落会发出酒香味，这些特征都是鉴定的依据。

考点：酵母菌的繁殖方式及菌落特点

第2节 霉 菌

霉菌（mould）是丝状真菌的俗称，意即“发霉的真菌”，它们往往能形成分枝繁茂的菌丝体，但又不像蘑菇那样产生大型的子实体。在潮湿温暖的地方，很多物品上长出一些肉眼可见的绒毛状、絮状或蛛网状的菌落，那就是霉菌。

一、霉菌的菌丝

构成霉菌营养体的基本单位是菌丝（hypha），它的直径一般为3～10μm，比细菌和放线菌的细胞约粗10倍。菌丝可伸长并产生分枝，许多分枝的菌丝相互交织在一起成团，即菌丝体（mycelium）。

霉菌菌丝细胞的构造与酵母菌细胞十分相似。其外由厚实、坚韧的细胞壁包裹，其内有细胞膜、细胞质，细胞核由双层的核膜包裹。在细胞质中存在线粒体、内质网、液泡、核糖体等结构。

（一）根据分化程度可将霉菌菌丝分类

1. 营养菌丝 深入培养基中吸收营养的菌丝体称为营养菌丝，又称为基内菌丝。

2. 气生菌丝 吸收营养后伸展到空气中的菌丝即气生菌丝。

3. 繁殖菌丝 气生菌丝成熟时往往特化形成可产生孢子的繁殖菌丝。

（二）根据是否有隔膜可将霉菌菌丝分类

1. 无隔菌丝 菌丝中无隔膜，整个菌丝就是一个单细胞，其中含有多个细胞核，称作多核菌丝，这是低等真菌所具有的菌丝类型，如根霉、毛霉和犁头霉等的菌丝。

2. 有隔菌丝 菌丝中有隔膜，被隔膜隔开的一段菌丝就是一个细胞，菌丝由很多个细胞组成，每个细胞内有一个或多个细胞核。在有隔菌丝中，隔膜上有孔，使细胞间的细胞质和营养物质可以相沟通。这是高等真菌所具有的菌丝类型，如木霉、青霉、曲霉等许多霉菌属于此类。霉菌的无隔菌丝和有隔菌丝见图4-4。

考点：霉菌的菌丝

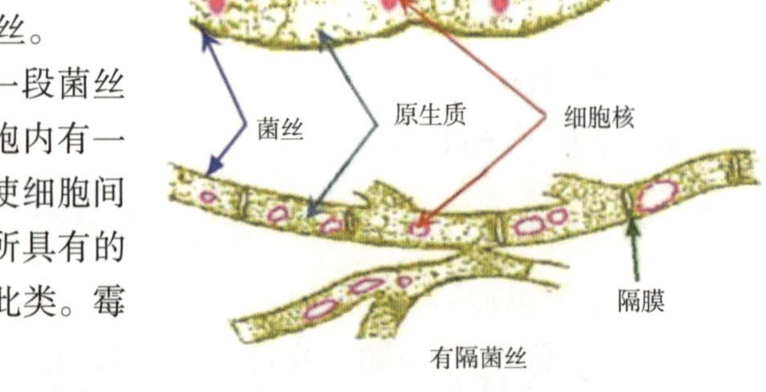

图4-4 霉菌的菌丝

二、霉菌的繁殖

霉菌的繁殖能力极强，繁殖方式也多种多样。虽然霉菌菌丝体上任一片段在适宜条件下都能发展成新个体，但主要依靠产生无性或有性孢子进行繁殖，孢子（spore）是霉菌的繁殖器官，繁殖方式主要有无性繁殖和有性繁殖两种。

（一）霉菌的无性孢子繁殖

1. 关节孢子（arthrospore） 菌丝生长到一定阶段时出现横隔膜，然后从隔膜处断裂成短柱状的节段称为关节孢子。

2. 厚垣孢子（chlamydospore） 有些种类的霉菌在菌丝中间或顶端发生细胞质浓缩变圆、细胞壁加厚而形成的孢子称为厚垣孢子。厚垣孢子也是霉菌的休眠体，对不良环境有较强的抗性。

3. 孢囊孢子（sporangiospore） 形成于孢子囊内。孢子囊由气生菌丝的顶端膨大而成。孢囊孢子有细胞壁，无鞭毛，释放后可随风飞散。这类孢子在被称为孢子囊的囊状结构内形成。孢子囊由菌丝顶端细胞膨大而成，膨大部分的下方形成隔膜与菌丝隔开，膨大细胞的原生质分化成许多小块，每小块可发育成一个孢子。孢囊孢子有两种类型：一种是有鞭毛能游动的叫游动孢子；另一种是没有鞭毛不能游动的叫静孢子。

4. 分生孢子（conidium） 在菌丝顶端或已分化的分生孢子梗上形成，属外生孢子，是最常见的无性孢子，有单生、成链或成簇等排列方式。可分为大分生孢子和小分生孢子，大分生孢子体积较大，由多个细胞组成；小分生孢子较小，一个孢子即为一个细胞。

5. 芽生孢子（blastospore） 由菌体细胞出芽形成，形成过程与酵母菌出芽类似，故名芽生孢子，简称芽孢子。

霉菌各种无性孢子见图4-5。

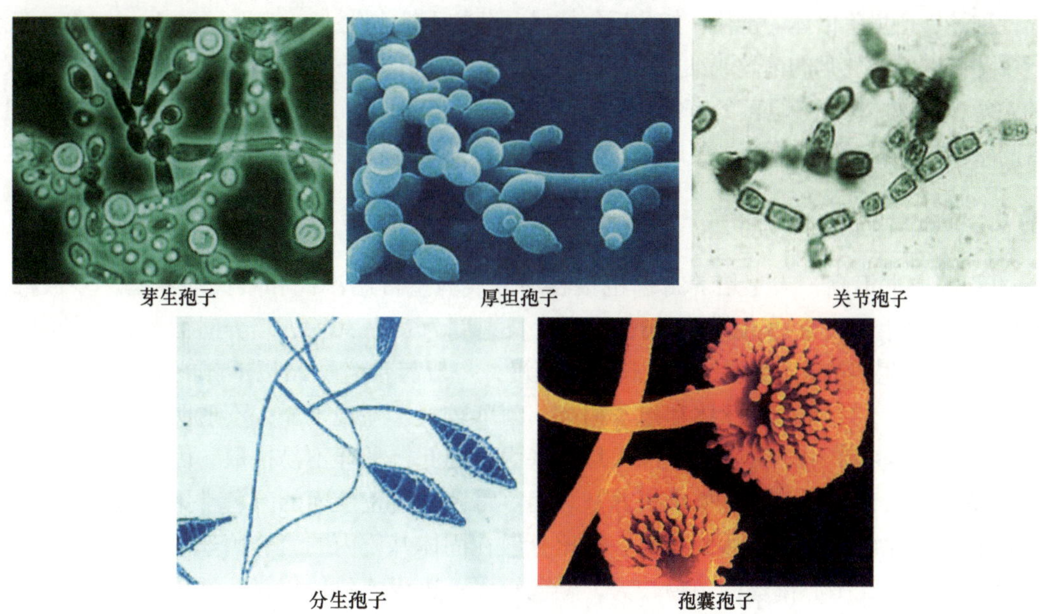

图4-5 霉菌的各种无性孢子

（二）霉菌的有性孢子繁殖

1. 有性孢子

（1）卵孢子（oospore） 菌丝分化成形状不同的雄器和藏卵器，通过雌、雄配囊接触而产生的有性孢子叫卵孢子，是卵菌纲有性孢子的代表。卵孢子可以在藏卵器中休眠一段时间，条件合适萌发，

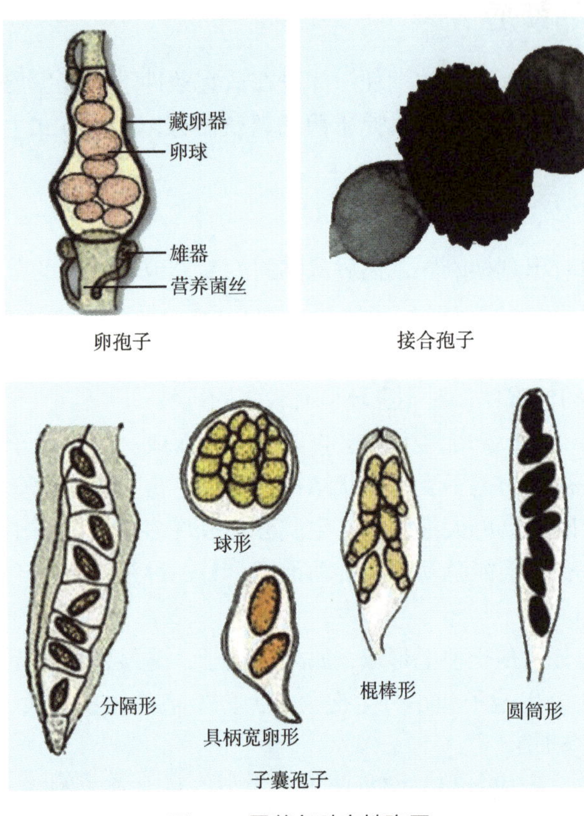

图4-6 霉菌各种有性孢子

经减数分裂又形成单倍体菌丝。

（2）接合孢子（zygospore） 是由菌丝分化成的两个配子囊接合而形成的近圆形、壁厚、色深的大孢子，是接合菌门典型的有性孢子。

（3）子囊孢子（ascospore） 是在子囊内经减数分裂后形成的单倍体孢子，子囊孢子的个数因种而异，四个或八个子囊孢子最为常见。子囊外形因种而异，有球形、棒形和圆筒形等。子囊孢子属内生孢子，其形态、颜色差异很大，是分类的依据。在子囊和子囊孢子发育过程中，周围的菌丝可聚集形成一个厚厚的保护性外壳，这层外壳和子囊一起称为子囊果，是子囊菌鉴别分类的重要依据，各类有性孢子见图4-6。

2. 有性繁殖 是指通过两个性别不同的细胞融合而产生新个体的过程，分为质配、核配和减数分裂三个阶段。质配是两个细胞的原生质融合在同一细胞中，两个核并不结合，每个核的染色体数都是单倍体的；核配即两个核结合成一个双倍体核；减数分裂则使细胞核中的染色体数目又恢复到原来的单倍体，形成单倍体的有性孢子。

多数真菌具有无性繁殖和有性繁殖两种方式。真菌菌体细胞可通过无性孢子萌发，形成菌丝体再发育成新的无性孢子，产生单倍体的子代，如此反复构成真菌的无性世代（asexual generation）。在一定条件下，无性世代单倍体的不同性别的菌丝或细胞形成两性配子，通过有性繁殖形成有性孢子，有性孢子又萌发成单倍体的菌丝体，这样构成了真菌的有性世代（sexual generation），如此反复循环，构成了真菌无性和有性世代交替的生活史。但有丝孢真菌主要以无性孢子繁殖，还没有发现其有性世代，也称为半知菌类。

三、霉菌培养特性及菌落特征

霉菌的营养要求不高，人工培养霉菌也很容易，实验室常用沙氏和察氏培养基。多数霉菌在pH 2～9的范围内均可生长，最适pH为4～6，最适生长温度为25～30℃，培养时需要较高的湿度和良好的通气状况。霉菌的繁殖能力很强，但生长速度较慢，一般需要培养4d以上才能看到明显的菌落。

霉菌菌落较疏松，由许多菌丝体和孢子构成。菌落较大，外观干燥，不透明，有皱褶，可呈棉絮状、绒毛状或蜘蛛网状。由于营养菌丝深入培养基内，因此接种环不易挑取，因为菌丝不断向四周扩散，菌落也不断扩大，有时可布满整个培养基表面。霉菌菌落正反面的颜色常不一致，原因是气生菌丝尤其是由它所分化出来的子实体的颜色一般比分散在固体基质内的营养菌丝的颜色深。菌落边缘与中心的颜色常不一致，中心菌丝的菌龄较大，颜色较深；边缘菌丝较年轻，常呈一圈白色，表明气丝已长好，但孢子未成熟。以上菌落特征是鉴定霉菌的重要依据。

考点：霉菌的繁殖方式及菌落特点

第3节　常用真菌简介

一、酵　母　菌

酵母菌（yeast）属子囊菌门，是人类应用较早的一类真菌，具有很强的发酵作用，广泛应用于食品发酵、啤酒酿造和乙醇制造等工业中。此外，酵母菌是不可多得的营养品，不但含有丰富的蛋白质和B族维生素，还具有人体所必需的氨基酸及矿物质等营养成分，可作为食用、药用（干酵母）或饲料添加剂，目前已生产出富硒酵母、富铁酵母、富锌酵母等以酵母为载体的微量元素药物。酵母菌也是产生单细胞蛋白、提取制备凝血质、麦角固醇、辅酶A、细胞色素c等重要生化药物的理想菌种，在酿造、食品、化工、制药工业等方面有着重要的作用。

链接 单细胞蛋白

单细胞蛋白，又称微生物蛋白，它是用许多工农业废料及石油废料人工培养的微生物菌体。它不是一种纯蛋白质，而是由蛋白质、脂肪、碳水化合物、核酸及不是蛋白质的含氮化合物、维生素和无机化合物等混合物组成的细胞质团。单细胞蛋白中重要的是酵母蛋白、细菌蛋白和藻类蛋白，它们的化学组成一般以蛋白质、脂肪为主，广泛用于食品加工和饲料中。单细胞蛋白不仅能制成“人造肉”供人们直接食用，还常作为食品添加剂，用以补充蛋白质或维生素、矿物质等。

二、毛 霉 属

毛霉属（*Mucor*）有发育良好的菌丝体，菌丝体由管状分枝的无隔菌丝组成，为单细胞霉菌。毛霉属于接合菌门，有性孢子为接合孢子，无性孢子为孢囊孢子。毛霉广泛存在于自然环境中，是造成食物、药材和皮革等霉变的常见污染菌。

毛霉可产生蛋白酶，分解蛋白质的能力强，能分解大豆中的蛋白质而产生鲜味和芳香物质，可用于制作豆豉、豆腐乳等；有些菌株能产生淀粉酶，可用于工业上的糖化过程；某些菌株可用于生产乙醇、乳酸及延胡索酸等物质。

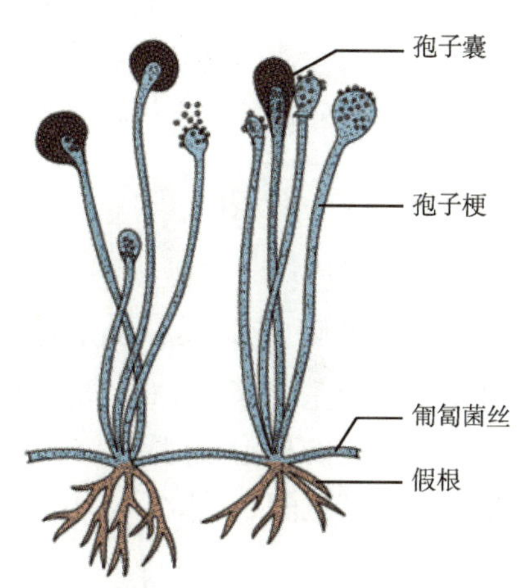

图4-7 根霉属的菌体及假根、匍匐菌丝

三、根 霉 属

根霉属（*Rhizopus*）与毛霉属同属接合菌门，有多核单细胞菌丝，菌丝不分隔。无性孢子是孢囊孢子，有性孢子是接合孢子。根霉的匍匐菌丝和假根有别于毛霉，根霉在培养基上生长时，营养菌丝伸入培养基内产生有分枝的假根，靠假根吸收营养，假根之间通过弧形气生菌丝相连，因连接菌丝紧贴培养基表面匍匐生长，称为匍匐菌丝（图4-7）。

根霉能产生高活性的淀粉酶，用于制曲酿造的历史非常悠久，是工业上重要的糖化菌种。还经常被用于生产乙醇、乳酸等，某些菌株在甾体化合物的生物转化方面也有重要作用。

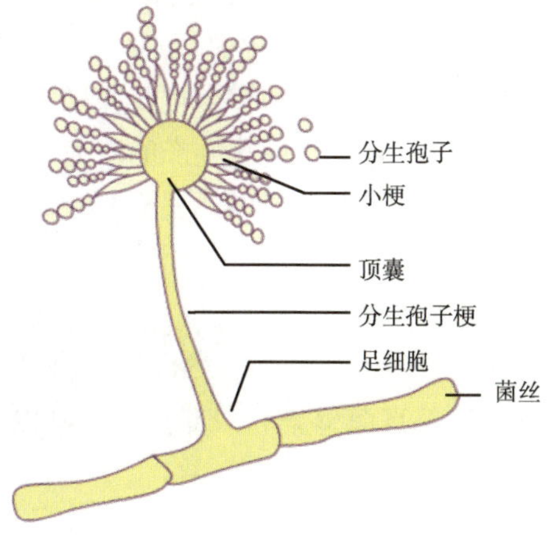

图4-8 曲霉属

四、曲 霉 属

曲霉属（*Aspergillus*）属于子囊菌门，是多细胞霉菌，多以产生分生孢子进行无性繁殖，有性繁殖产生子囊孢子。与培养基接触的菌丝分化成足细胞，并向上直立生长成分生孢子梗，孢子梗顶端膨大成顶囊，顶囊表面以辐射状方式长出一层或双层小梗，小梗顶端长出成串的分生孢子（图4-8）。曲霉的分生孢子有绿、黄、黑、棕等颜色，是分类鉴定的依据。

曲霉属广泛分布于空气、谷物、土壤和各种有机物上，易引起实验室污染和物品的霉变。某些曲霉侵入机体组织器官，可引起曲霉病；有些曲霉产生毒素，可造成人或动物急、慢性中毒，损伤肝、肾等组织器官，如黄曲霉产生的黄曲霉毒素与人类肝癌的发生密切相关。

在工业上，曲霉是发酵工业重要的菌种，应用曲霉菌的糖化作用和分解蛋白质的能力制曲、酿酒、造酱等，医药工业上利用曲霉生产枸橼酸、葡萄糖酸等有机酸以及酶制剂。

五、青　霉　属

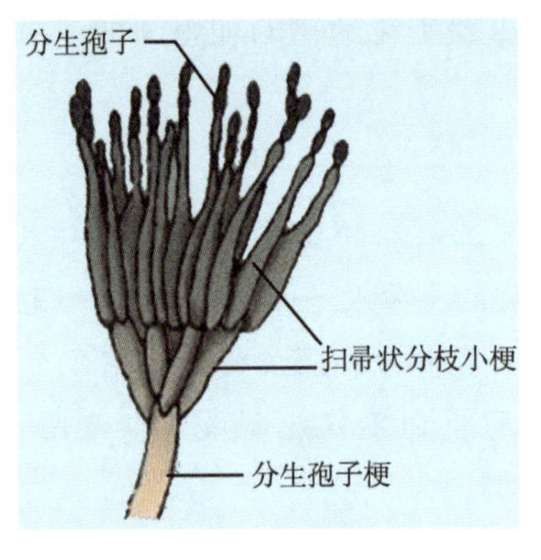

图4-9　青霉属

青霉属（*Penicillium*）属于子囊菌门，是菌丝有隔的多细胞霉菌，主要是以产生分生孢子的形式繁殖。与曲霉相比较，没有足细胞和顶囊，但有多次分枝，最后在瓶梗上生出成串的分生孢子，形似扫帚状（图4-9）。青霉菌分布广泛，可使工农业产品、生物制剂等发生霉败变质，有些菌株则是动植物和人类的病原菌，也是实验室常见的污染菌。

青霉属是抗生素的重要生产菌，其中的产黄青霉是工业生产青霉素的发酵生产菌种，灰黄青霉菌产生的灰黄霉素可用于治疗皮肤癣病。除产生抗生素外，青霉属也常用于有机酸和酶制剂的生产。

链接　滥用抗生素的危害

1928年，弗莱明首次发现青霉素。在人类与病原微生物战斗的历史长河中，青霉素作为青霉菌的代谢产物，它的发现开辟了医疗革命的新阶段。近100年来，抗生素逐步工业化生产，挽救了数以亿计患者的生命。但是，抗生素的使用甚至滥用不仅加速了微生物耐药的进程，还产生诸多危害，如药物不良反应增加、过度医疗浪费医疗资源，甚至引起菌群失调带来二重感染等。医药工作者应规范执业行为，恪守医德，严格把握抗生素使用指征，提高抗生素应用的合理性与准确性。

六、头孢霉属

头孢霉属（*Cephalosporium*）营养菌丝体发达，往往呈绳束状排列，菌丝有横隔。以产生无性的分生孢子为主要繁殖方式，分生孢子可借助黏液聚集形成头状结构，故名头孢霉。

该属中的顶孢头孢霉是头孢菌素C的产生菌，为抗生素生产的重要菌种。头孢类药物因具有抗菌谱广、抗酸抗酶、过敏反应小等特点，是临床常用的一类抗生素。

七、大型真菌

大型真菌因菌体大而得名，分类上大多属于担子菌门和子囊菌门，均为丝状真菌。许多药用和食用真菌，如银耳、木耳、灵芝、茯苓、蘑菇等，含有丰富的蛋白质、氨基酸、维生素、多糖和微量元素等营养物质，具有增强人体免疫力、抗癌、抗衰老、降低胆固醇等多种功效，如香菇多糖、茯苓多糖和猪苓多糖等，在药品和保健品中广泛应用。

这类药物在防病治病中的独特功效备受关注，在医学领域发挥越来越大的作用，需求也日益增加。除了大规模栽培外，有不少种类采用深层发酵法生产菌丝体及其发酵产物，具有工业化生产的潜力。

考点：真菌在药学领域的应用

第4节　常见真菌性疾病

由病原性真菌和条件致病性真菌引起的疾病统称为真菌病，分为浅部真菌感染和深部真菌感染以及产毒真菌引起的真菌中毒。

一、浅部真菌感染

浅部真菌感染是由浅在寄生性真菌侵染皮肤、毛发和指（趾）甲等浅部角化组织引起的感染。人们主要通过直接接触癣症患者或接触癣症患者的用物而感染。最常见的是皮肤癣菌（*Dermatophyte*），因具有嗜角质蛋白的特性，它们常侵犯皮肤、毛发等角质组织，遇到潮湿、温暖的环境即大量繁殖，通过机械刺激和代谢产物的作用而引起局部病变，包括手癣、足癣、体癣和股癣等，其中手足癣最常见。也可侵犯指（趾）甲，引起甲癣，患者的指（趾）甲增厚变形，失去光泽，俗称灰指（趾）甲。

浅部真菌一般不引起严重的全身性疾病，但常造成慢性感染，且对治疗药物易产生耐药性。对皮肤癣菌的感染主要以预防为主，尽量避免与被污染的物品直接接触，注意皮肤清洁卫生，保持鞋袜干燥以预防足癣。治疗可用咪康唑、伊曲康唑和特比萘芬等抗真菌药物。

二、深部真菌感染

深部真菌感染是指侵袭机体深部组织、内脏以及全身的真菌感染，常见的有新型隐球菌和白假丝酵母菌。

（一）新型隐球菌

新型隐球菌（*Cryptococcus neoformans*）又称新生隐球菌，广泛分布于土壤、鸟粪尤其在鸽粪中大量存在。一般染色难以着色，常采用墨汁负染镜检，细胞呈圆形或卵圆形，外有一层肥厚的荚膜，如图4-10所示。

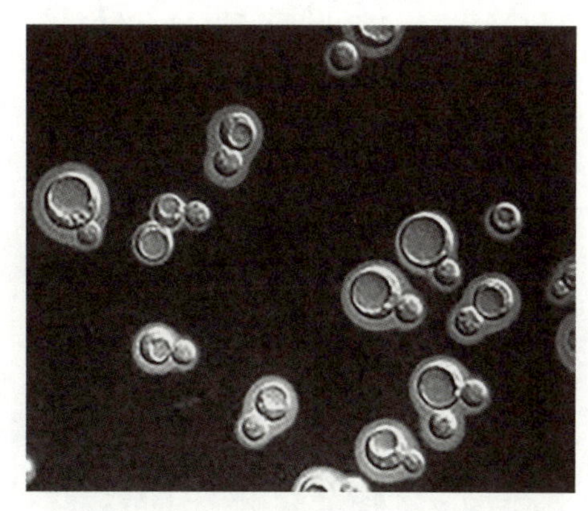

图4-10 新型隐球菌墨汁负染镜检形态

新型隐球菌感染以外源性感染为主，经呼吸道入侵，初始感染灶常在肺部，多能自愈。免疫力低下者或慢性消耗性疾病患者，可经血液播散至全身，如皮肤、心脏、骨骼等部位，最易侵犯中枢神经系统，引起慢性脑膜炎，如不及时治疗，病死率高。

近年来，随着抗生素、激素和免疫抑制剂的广泛使用，新型隐球菌感染病例逐渐增多，规范养鸽、碱处理鸽粪是预防该病的有效措施。治疗可选用两性霉素B静脉滴注。

（二）白假丝酵母菌

白假丝酵母菌（*Candida albicans*）又名白念珠菌，菌体呈圆形或卵圆形，以芽生方式繁殖，易形成假菌丝及芽生孢子，培养后常可见特征性厚垣孢子。

白假丝酵母菌是人体正常菌群，存在于人的口腔、上呼吸道及女性阴道黏膜上，属于条件致病菌，当宿主的抵抗力降低或菌群失调时，引起各种假丝酵母菌病。不仅引起皮肤、黏膜的感染，如鹅口疮、外阴炎、阴道炎等；还可造成呼吸道、消化道、泌尿系统感染，如肺炎、膀胱炎、肾盂肾炎等；也能造成中枢神经系统感染，如脑膜炎、脑脓肿等。目前尚无有效措施预防假丝酵母菌病的发生，治疗可选用氟康唑，疗效较好。

考点：常见真菌的致病性

三、真菌中毒

（一）菌子中毒

误食有毒真菌可引起呕吐、腹泻、腹痛、黄疸、血红蛋白尿和幻觉，并可损害肝、肾、心、肺、脑及胃肠道等器官，严重者导致死亡。

（二）真菌毒素

真菌毒素（mycotoxin）是真菌产生的毒性代谢产物，产毒素的真菌易在花生、谷类、豆类制品上生长繁殖并发生霉变，食入霉变食品则易发生毒素中毒症。真菌毒素中毒症不同于一般细菌性和病毒性疾病，具有以下特点：①疾病没有传染性；②一般药物和抗生素不能控制症状；③具有地区性和季节性；④病死率高。

目前，已发现的真菌毒素有百种以上，其中黄曲霉产生的黄曲霉毒素是毒性最强的真菌毒素之一，可引起肝脏变性、肝细胞坏死、肝硬化，甚至诱发肝癌。黄曲霉毒素的毒性稳定，加热至280℃以上才被破坏，因此一般烹调方法不能去除毒性。为了保障人们的健康，国家卫生和计划生育委员会和国家食品药品监督管理局制订了食品中真菌毒素限量的标准（GB 2761—2017），食品中黄曲霉毒素B_1限量指标见表4-1。

表4-1　食品中黄曲霉毒素B_1限量指标

食品类别（名称）	限量 μg/kg
谷物及其制品	
玉米、玉米面（渣、片）及玉米制品	2
稻谷[a]、糙米、大米	10
小麦、大麦、其他谷物	5.0
小麦粉、麦片、其他去壳谷物	5.0
豆类及其制品	
发酵豆制品	5.0
坚果及籽类	
花生及其制品	20
其他熟制坚果及籽类	5.0
油脂及其制品	
植物油脂（花生油、玉米油除外）	10
花生油、玉米油	20
调味品	
酱油、醋、酿造酱	5.0
特殊膳食用食品	
婴幼儿配方食品	
婴儿配方食品[b]	0.5（以粉状产品计）
较大婴儿和幼儿配方食品[b]	0.5（以粉状产品计）
特殊医学用途婴儿配方食品	0.5（以粉状产品计）
婴幼儿辅助食品	
婴幼儿谷类辅助食品	0.5
特殊医学用途配方食品[b]（特殊医学用途婴儿配方食品涉及的品种除外）	0.5（以固态产品计）
辅食营养补充品[c]	0.5
运动营养食品[b]	0.5
孕妇及乳母营养补充食品[c]	0.5

注：a 稻谷以糙米计；b 以大豆及大豆蛋白制品为主要原料的产品；c 只限于含谷类、坚果和豆类的产品。

自测题

一、判断题

1. 酵母菌具有完整的细胞结构。(　　)
2. 霉菌营养体的基本单位是菌丝。(　　)
3. 酵母菌是单细胞真菌，只通过无性方式繁殖。(　　)
4. 能产生孢子的菌丝是营养菌丝。(　　)
5. 浅部真菌感染主要侵犯皮肤、毛发、指甲等角化组织。(　　)
6. 一般药物和抗生素能有效治疗真菌毒素中毒。(　　)
7. 霉菌的培养要求不高，喜欢偏碱的环境。(　　)
8. 成熟的酵母菌细胞中有一个大型的液泡，具有储藏营养物质的功能。(　　)
9. 白假丝酵母菌是人体内的正常菌群，属条件致病菌。(　　)
10. 酵母菌的菌落表面干燥、粗糙，不易挑起。(　　)

二、单项选择题

1. 下列属于真核细胞型微生物的是(　　)
   A. 病毒　B. 细菌
   C. 真菌　D. 螺旋体
2. 真菌的繁殖方式不包括(　　)
   A. 无性孢子　B. 有性孢子
   C. 菌丝断裂　D. 复制
3. 沙氏培养基常用来培养(　　)
   A. 结核杆菌　B. 葡萄球菌
   C. 霉菌　D. 螺旋体
4. 霉菌的繁殖器官是(　　)
   A. 孢子　B. 芽孢
   C. 鞭毛　D. 菌毛
5. 能产生青霉素的微生物是(　　)
   A. 放线菌　B. 酵母菌
   C. 产黄青霉菌　D. 嗜肺军团菌
6. 不易染色，有较厚荚膜的微生物是(　　)
   A. 肺炎支原体　B. 新型隐球菌
   C. 梅毒螺旋体　D. 放线菌
7. 能在污染谷物或食品上生长繁殖、产生毒素，并可使误食者发生中毒的是(　　)
   A. 产毒真菌　B. 肉毒梭菌
   C. 金黄色葡萄球菌　D. 沙门杆菌
8. 能引起皮肤、黏膜和内脏感染的条件致病菌是(　　)
   A. 白假丝酵母菌　B. 表皮癣菌
   C. 新型隐球菌　D. 酵母菌
9. 与肝癌的发生密切相关的微生物是(　　)
   A. 白念珠菌　B. 黄曲霉菌
   C. 新型隐球菌　D. 毛霉菌
10. 能形成假菌丝的真菌是(　　)
    A. 白假丝酵母菌　B. 黄曲霉菌
    C. 新型隐球菌　D. 毛霉菌

三、多项选择题

1. 白假丝酵母菌可引起的疾病有(　　)
   A. 鹅口疮　B. 肺炎
   C. 肾盂肾炎　D. 阴道炎
   E. 脑膜炎
2. 关于青霉属的描述，正确的是(　　)
   A. 主要以无性孢子繁殖
   B. 抗生素的重要生产菌
   C. 生产有机酸和酶制剂
   D. 单细胞真菌
   E. 能产生毒素引起急性或慢性中毒
3. 下列属于真核细胞型微生物的是(　　)
   A. 细菌　B. 放线菌
   C. 酵母菌　D. 霉菌
   E. 衣原体
4. 霉菌的有性孢子为(　　)
   A. 关节孢子　B. 卵孢子
   C. 接合孢子　D. 孢囊孢子
   E. 子囊孢子
5. 关于皮肤癣菌致病性的描述正确的是(　　)
   A. 常侵犯皮肤、毛发等组织，引发癣病
   B. 易造成深部脏器感染
   C. 多为急性感染，较少引起慢性病变
   D. 常造成慢性感染，且易产生耐药性
   E. 治疗选用头孢类抗生素疗效佳

四、简答题

1. 简述真菌的形态结构、培养特性及菌落特征。
2. 酵母菌的培养条件有哪些？菌落有何特征？
3. 简述皮肤癣菌的致病特点和防治原则。
4. 白假丝酵母菌可引起哪些疾病？

（胥振国　姚　玲）

第5章 病毒

学习目标

1. 知识目标： 掌握病毒的生物学特性和增殖方式；熟悉干扰素的生物学作用，常见病毒的感染途径、所致疾病及防治原则；了解病毒的干扰现象、病毒人工培养的方法，噬菌体的概念和类型。

2. 能力目标： 具有运用常见病毒感染的相关知识开展卫生宣教的能力；具有查询资料、自主学习、终身学习及知识迁移应用的能力。

3. 素质目标： 树立病毒性疾病的防控意识和安全意识。

病毒（virus）是一类个体微小、结构简单、只含一种类型核酸（DNA或RNA）、严格活细胞内寄生、以复制方式进行增殖的非细胞型微生物。与细胞型微生物相比，病毒具有以下一些特点：①个体微小，能通过细菌滤器。②结构简单，无细胞结构，主要由核酸和蛋白质组成。③只有一类核酸，一种病毒只含一类核酸，即只有RNA或DNA。④专性活细胞内寄生，病毒缺乏完整的酶系统，只能利用宿主细胞提供原料和能量，在易感的活细胞内寄生才能产生子代病毒。⑤以复制的方式增殖。⑥对抗生素不敏感，但对干扰素敏感。

链接 比病毒还要小的生物——亚病毒

1971年，美国马里兰州大学的植物病理学家迪纳从患有马铃薯纺锤块茎病的植株中发现了一种比病毒还要小的病原性微生物，它能侵染、复制并造成病害。这种致病因子比病毒的结构还简单，甚至连蛋白质外壳都没有，仅有一个分子量很小的环状核糖核酸，迪纳称之为类病毒（viroid），是目前已知的最小的病原体。后来人们又陆续发现了十几种类病毒。

1982年，美国病理学家兼生物化学家普努西纳发现引起牛海绵状脑病（疯牛病）和羊瘙痒病的病原体是一种分子量为27kDa的异常蛋白质，不含核酸。这是发现最晚、最特殊的病原体，普努西纳称之为病原性蛋白颗粒、朊蛋白或朊病毒。目前，人们发现它和很多人与动物的慢性脑病有关，如库鲁病、克-雅病、牛海绵状脑病和羊瘙痒病等。

人们把类病毒、朊病毒、拟病毒等统称为亚病毒。

病毒在自然界分布广泛，与人类疾病关系密切，人类传染病中约有75%的疾病由病毒引起，如病毒性肺炎、流行性感冒（简称流感）、病毒性肝炎、艾滋病等疾病，并且不断有新的病毒出现，如新型冠状病毒。此外，某些病毒感染与肿瘤、自身免疫病和先天性畸形等密切相关。病毒性疾病具有传染性强、流行广泛、并发症复杂等特点，且目前缺乏特效药物，所以研究病毒的生物学特性、致病机制、防治原则有助于开发病毒性疾病的药物、制备特异性疫苗。

考点： 病毒的特点

第1节　病毒的形态结构及化学组成

一、病毒的大小与形态

（一）病毒体大小

细胞外完整成熟的病毒颗粒称为病毒体（virion），具有感染性。病毒大小的测量单位为纳米（nm）。各种病毒体大小悬殊，大的可达到300nm，如痘病毒；小的病毒为20～30nm，如脊髓灰质炎病毒、鼻病毒等。大多数病毒体小于150nm，需借助电子显微镜才能观察。病毒与其他微生物大小的比较如图5-1所示。

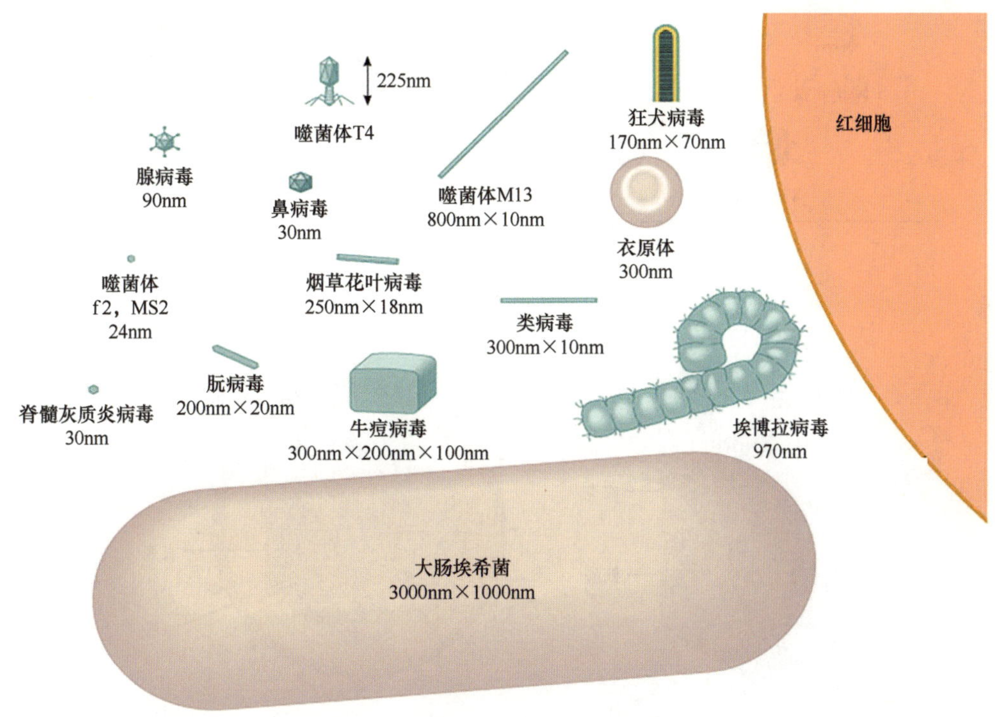

图5-1　病毒与其他微生物大小的比较

（二）病毒体的形态

病毒的形态各异，大多数病毒呈球形或近似球形，少数为杆状、丝状、蝌蚪状、砖形和子弹形，如图5-2所示。

二、病毒的结构与化学组成

病毒体的基本结构是由核心和衣壳组成的核衣壳（nucleocapsid）。有些病毒衣壳外有包膜和刺突，见图5-3。有包膜的病毒称为包膜病毒，无包膜的病毒称为裸露病毒。病毒的化学组成主要为核酸（DNA或RNA）和蛋白质，有些病毒还含有少量的脂类和糖类。

（一）核心

病毒的核心（core）位于病毒体的中心，主要成分为核酸，有些病毒的核心还有少量功能蛋白，如核酸多聚酶、转录酶或反转录酶等。一种病毒只含一种核酸，即DNA或RNA，借此可将病毒分为DNA病毒和RNA病毒两大类。如流感病毒、脊髓灰质炎病毒等均属RNA病毒，而乙型肝炎病毒、水痘-带状疱疹病毒等属DNA病毒。核酸构成了病毒的基因组，携带病毒全部的遗传信息，编码病毒蛋白，决定病毒的遗传、变异、复制、感染等所有生物学功能。

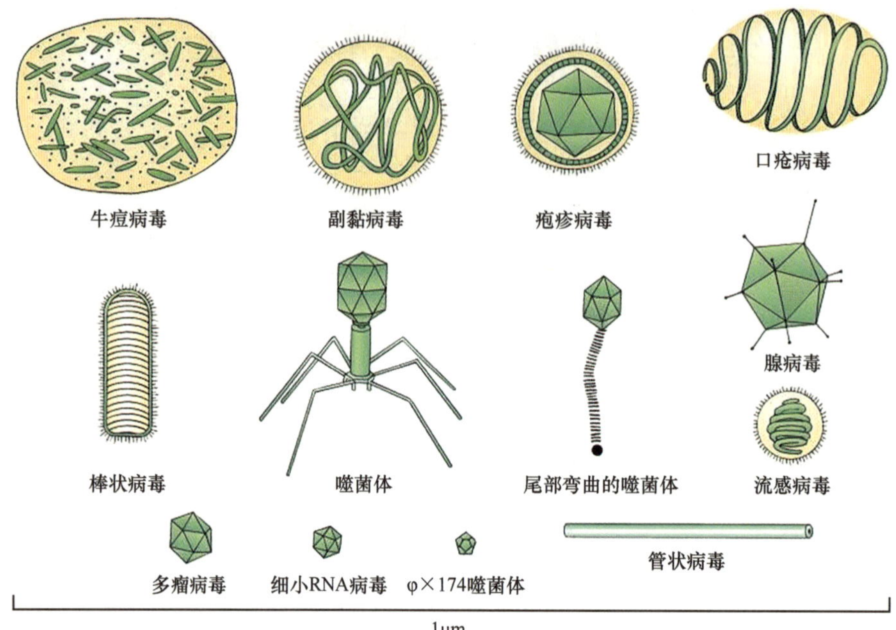

图 5-2　病毒的形态

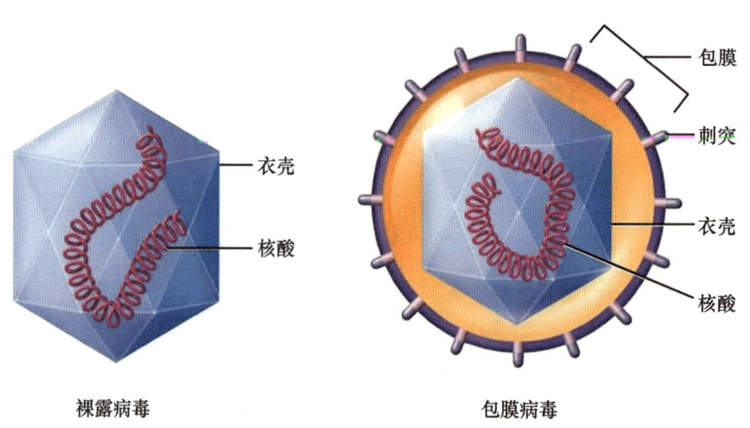

图 5-3　病毒的基本结构

（二）衣壳

衣壳（capsid）是包围在病毒核酸外的一层蛋白质，由一系列重复单位的蛋白质亚基组成，这些蛋白质亚基称为衣壳粒（capsomer）。病毒衣壳的主要生物学功能有：①维持病毒的形态结构。②保护病毒核酸免受环境中各种因素的破坏。③参与病毒感染过程，能与宿主细胞膜表面受体特异性结合，介导病毒进入宿主细胞。④具有良好的免疫原性，刺激机体产生特异性免疫应答。根据衣壳粒的数量和排列方式不同，衣壳分为三种对称型，可作为病毒鉴定和分类的依据，见图 5-4。

1. 螺旋对称型（helical symmetry） 壳粒沿着螺旋形的病毒核酸链呈螺旋对称排列，如流感病毒、麻疹病毒、狂犬病毒等。

2. 二十面体对称型（icosahedral symmetry） 病毒核酸浓集成球形或近似球形，外周的壳粒排列成二十面立体对称，大多数球状病毒为二十面体对称型，如腺病毒、脊髓灰质炎病毒等。

3. 复合对称型（complex symmetry） 病毒体结构较复杂，衣壳既有螺旋对称又有二十面体对称型形式，如痘病毒和噬菌体等。

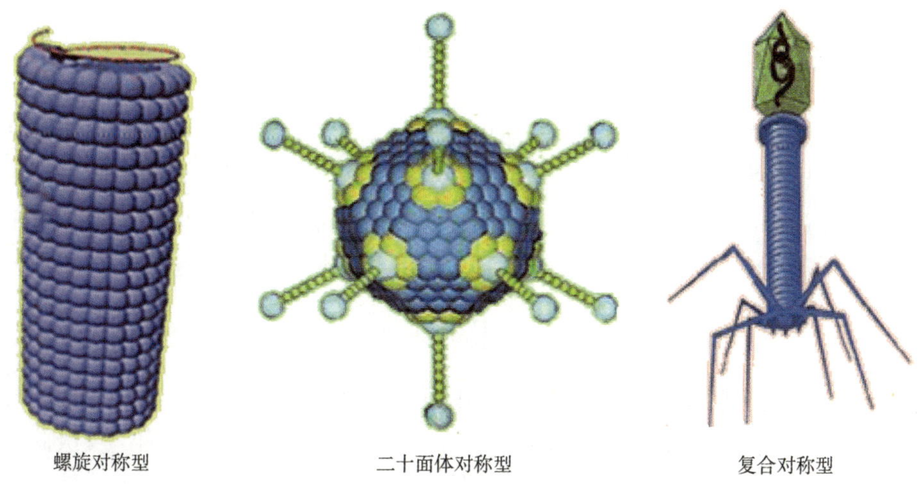

图5-4 病毒衣壳蛋白结构模式图

（三）包膜

包膜（envelope）是某些病毒在成熟的过程中以出芽的方式通过细胞膜、核膜或者空泡膜从宿主细胞向细胞外释放时所产生的结构（图5-5），故含有宿主细胞膜或核膜的脂质和糖类成分，又含有病毒基因组编码产生的蛋白成分。有些病毒包膜表面常有不同形状的突起，称为包膜子粒（peplomer）或刺突（spike），其化学成分为糖蛋白，如流感病毒包膜上的血凝素和神经氨酸酶。包膜的功能主要有：①保护病毒核衣壳，维持病毒体结构的完整性。②参与病毒的感染过程，介导病毒体吸附、穿入易感细胞。③包膜蛋白和刺突具有免疫原性，可刺激机体产生免疫应答。④包膜蛋白有内毒素样作用，可引起机体发热、中毒症状等。

包膜对干燥、热、酸和脂溶剂敏感，如乙醇、乙醚等可破坏病毒包膜中脂质而使病毒失去感染性，故常用于鉴定病毒有无包膜。

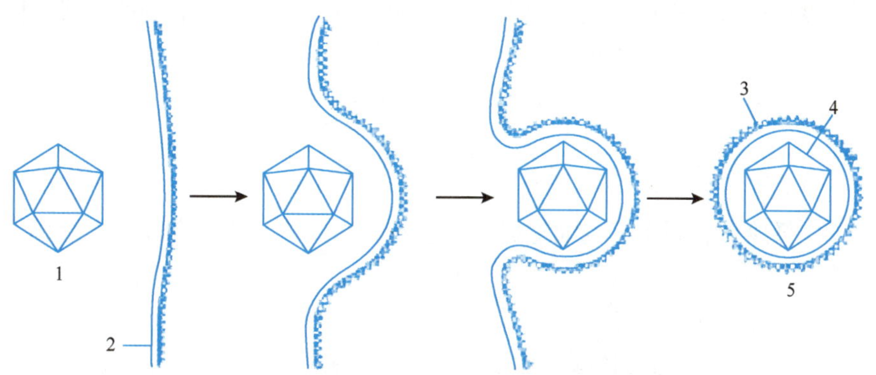

图5-5 病毒包膜的形成示意图

1. 病毒粒子；2. 细胞膜；3. 包膜；4. 核衣壳；5. 包膜病毒

病毒受理化因素作用后失去感染性，称为病毒的灭活。灭活的病毒仍可保留其免疫原性、红细胞吸附、血凝及细胞融合等特性。大多数病毒耐冷不耐热，在0℃以下可长期保持其感染性；多数病毒在50～60℃ 30min或100℃数秒钟内即被灭活（少数如甲型和乙型肝炎病毒，比较耐热）；大多数病毒在pH 5～9范围内稳定，在pH＜5或pH＞9的环境下迅速灭活；紫外线、X射线和高能量粒子均可灭活病毒；有包膜病毒对脂溶剂敏感，多数病毒对常用化学消毒剂（乙醇、过氧乙酸等）敏感。

考点：病毒的结构及化学组成

第2节　病毒的增殖

由于病毒缺乏完整的酶系统和细胞结构，所以必须借助宿主细胞提供的能量、原料和场所，在自身核酸控制下合成子代的核酸和蛋白质并装配成完整的病毒粒子，并以一定的方式释放到细胞外，这种增殖方式称为复制（replication）。病毒进入易感细胞，形成新的病毒，再从细胞释放出来的过程称为一个复制周期。病毒复制的过程可分为吸附、穿入、脱壳、生物合成、装配与释放五个连续的阶段。

一、吸　　附

吸附（absorption）是病毒体与宿主细胞接触和识别的过程，分为两个阶段：①非特异性吸附：病毒与细胞以静电引力相结合，这种吸附是非特异性的，病毒可在细胞表面任何部位吸附，不具有任何选择性，是可逆的。②特异性吸附：病毒表面的吸附蛋白与易感细胞表面特定的受体结合，而吸附于易感细胞，是特异性、不可逆性结合，它决定了病毒侵入的细胞类型。如流感病毒包膜上的血凝素蛋白与宿主细胞呼吸道黏膜细胞表面的血凝素受体结合，继而侵入细胞进行增殖。

二、穿　　入

病毒体吸附于易感细胞后穿过细胞膜进入细胞的过程称为穿入（penetration）。穿入的方式主要有：①膜融合：包膜病毒可通过病毒包膜与易感细胞膜融合，病毒的核衣壳进入细胞内。②胞饮：病毒与易感细胞结合后，细胞膜内陷以胞饮的方式将病毒吞入细胞内，无包膜病毒多以此方式穿入易感细胞内。③注射式穿入：多数噬菌体以此方式进入，通过尾部收缩将衣壳内的核酸注入宿主细胞。

三、脱　　壳

病毒进入易感细胞后，核酸从衣壳内释放出来的过程称脱壳（uncoating）。病毒只有脱去衣壳暴露出核酸才能使核酸发挥模板的作用，在细胞内进行生物合成。不同病毒脱壳的方式不同，多数病毒在穿入细胞时，已在细胞内溶酶体的作用下脱去衣壳；少数病毒的脱壳过程比较复杂，脱壳必须有脱壳酶的参与，有的脱壳酶来自宿主细胞，有的为病毒基因所编码。

四、生物合成

病毒核酸经脱壳释放后，利用宿主细胞提供的原料、酶系统和能量合成大量的病毒核酸及结构蛋白的过程称为生物合成（biosynthesis）。生物合成阶段，血清学方法亦不能检测出完整的病毒抗原，故称为病毒的隐蔽期。病毒核酸类型不同，其生物合成方式不同。生物合成以病毒基因组（DNA或RNA）为模板，复制出子代病毒的核酸，再以子代病毒核酸为模板指导合成病毒的结构蛋白。主要有以下几个过程：①转录产生病毒早期mRNA，并与宿主多聚核糖体结合翻译出早期蛋白。早期蛋白一部分作为抑制蛋白改变宿主的正常代谢途径，一部分作为病毒生物合成所必需的酶类，如复制病毒DNA的DNA聚合酶。②在早期蛋白的催化下以亲代核酸为模板，复制出子代病毒核酸。③转录产生病毒晚期mRNA，用于翻译生成病毒衣壳蛋白。病毒生物合成部位因病毒种类而异，大多数DNA病毒在细胞核内复制DNA，在细胞质内合成蛋白质；多数RNA病毒的核酸和蛋白质均在细胞质内合成。

五、装配与释放

子代病毒核酸与病毒结构蛋白在受染宿主细胞一定部位组装成核衣壳的过程称为装配（assembly）。绝大多数DNA病毒在细胞核组装，RNA病毒和痘病毒则在细胞质内组装。

子代病毒核衣壳装配好后发育为成熟的病毒，成熟病毒以不同方式离开宿主细胞的过程称为释放。

病毒释放的方式有：①破胞释放：无包膜病毒在感染细胞内增殖到一定程度后，导致感染细胞破裂，子代病毒一次性全部释放到胞外，宿主细胞死亡，如腺病毒、脊髓灰质炎病毒等。②出芽释放：绝大多数包膜病毒通过细胞核膜或细胞膜以出芽的方式在一段时间内逐个释放，子代病毒在释放过程中获得包膜，如冠状病毒、流感病毒等。因对细胞破坏较小，宿主细胞一般不死亡，仍可分裂繁殖。③通过细胞间桥或细胞融合释放：如巨细胞病毒很少释放到细胞外，而是通过细胞间桥或细胞融合，使病毒在细胞间传播扩散。

病毒复制的整个过程如图5-6所示。

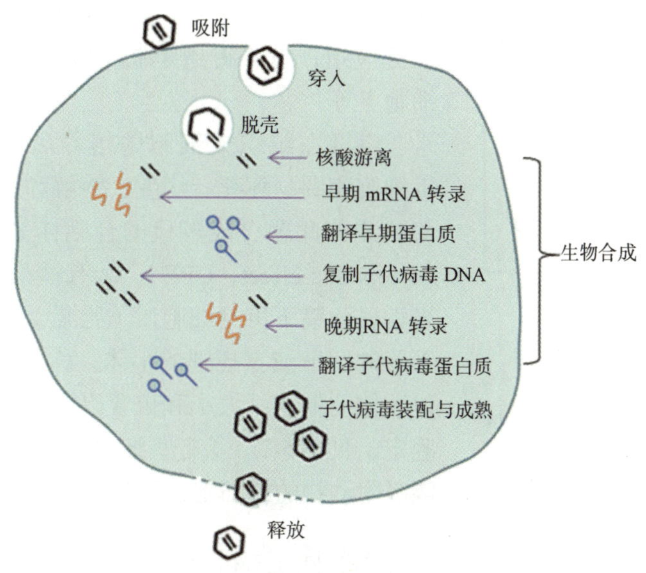

图5-6 病毒复制周期示意图

链接 病毒的异常增殖

病毒在宿主细胞内复制时，并非所有的病毒成分都能组装成完整的子代病毒，可因病毒本身或宿主细胞的原因，使病毒不能完成复制，发生异常增殖现象。病毒异常增殖的常见类型有：①顿挫感染：病毒进入宿主细胞后，因宿主细胞不能为病毒提供复制的必要条件，而不能复制出完整病毒颗粒，此感染过程称为顿挫感染。②缺陷病毒：因病毒基因组不完整或基因位点发生改变，病毒在宿主细胞内不能进行正常增殖，不能复制出完整的、有感染性的子代病毒，此病毒称为缺陷病毒。当缺陷病毒同另一病毒共同培养时，若后者能为前者提供所缺乏的物质，弥补缺陷病毒的不足，完成病毒的增殖，产生完整的病毒颗粒，这种具有辅助作用的病毒称为辅助病毒。例如，丁型肝炎病毒属于缺陷病毒，在乙型肝炎病毒辅助下才能进行复制。

第3节 病毒的人工培养

病毒有严格的寄生性，所以必须在易感的活细胞内才能增殖。常用的人工培养方法有细胞培养（包括细胞培养、组织培养和器官培养）、鸡胚培养和动物接种。人工培养病毒有助于研究病毒的生长繁殖及致病机制，同时为疫苗的制备、抗病毒药物的筛选、疾病的诊断等提供实验依据。

一、细胞培养

在一定条件下将病毒接种于活细胞中培养的方式即细胞培养，是目前最常用的方法。除了乙型肝炎病毒，几乎所有的动物病毒都可用此法培养。细胞培养常用的方法有：①原代细胞培养：原代细胞是由新鲜组织制备的单层细胞，对多种病毒敏感性高，但来源困难，如人胚肾细胞培养、人羊膜细胞培养。②二倍体细胞培养：二倍体细胞是指在传代过程中保持二倍体特征的单层细胞，可用于多种病毒的分离培养和疫苗的制备，如人胚肺成纤维细胞培养。③传代细胞培养：传代细胞通常由二倍体细胞突变或肿瘤细胞培养而来，细胞生长迅速，可持续传代，保存方便，对病毒敏感性稳定，因而目前在病毒实验室广泛应用，但不得用于制备疫苗，如人宫颈癌细胞（HeLa细胞）等。

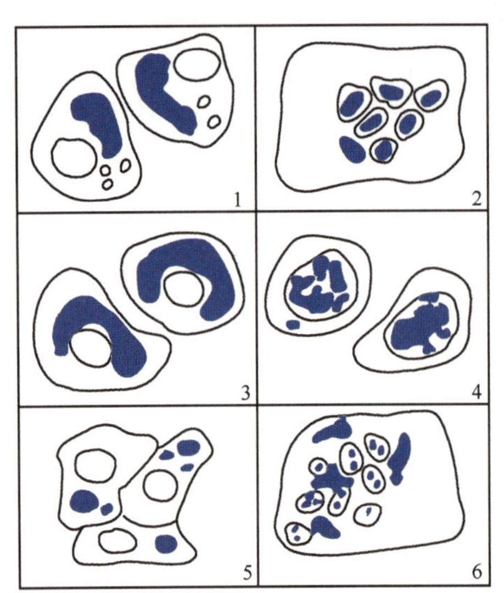

图5-7 病毒感染细胞的包涵体

1. 天花病毒：细胞质内嗜酸性包涵体（顾氏小体）；2. 单纯疱疹病毒：核内嗜酸性包涵体；3. 呼肠孤病毒：核周胞质内嗜酸性包涵体；4. 腺病毒：核内嗜碱性包涵体；5. 狂犬病毒：胞质内嗜酸性包涵体（内氏小体）；6. 麻疹病毒：核内和胞质内嗜酸性包涵体

病毒在组织或细胞中培养后，能引起以下一些现象：①细胞变圆、坏死、病变、溶解和脱落，有的细胞堆聚呈葡萄状或彼此融合成多核的合胞体等，称为致细胞病变效应（cytopathic effect，CPE）。②有些病毒在细胞内增殖后，在光学显微镜下可见细胞质（胞浆）或细胞核内有大小和数量不等的圆形或不规则的小体，称为包涵体（inclusion body）。包涵体的形态、大小和位置以及染色性等特性可用于病毒的鉴定，见图5-7。③有些细胞被病毒（如流感病毒）感染后，能吸附动物的红细胞，称为红细胞吸附现象。

二、鸡胚接种

用受精孵化的活鸡胚培养病毒的方法称为鸡胚培养，比动物接种培养病毒经济简便。根据病毒种类不同接种于鸡胚的不同部位，如培养痘病毒接种于鸡胚绒毛尿囊膜内，培养流感病毒及腮腺炎病毒接种于尿囊腔内。如有病毒增殖，鸡胚则出现异常变化或产生羊水或尿囊积液。收集相应组织或囊液，用血凝和血凝抑制试验等做病毒鉴定。

三、动物接种

动物接种是最原始的病毒培养方法，因影响因素较多该方法已较少使用。常用的实验动物有小鼠、大鼠、豚鼠、家兔和猴子等，根据不同种类的病毒选用合适的动物及适宜接种部位，接种途径有鼻腔、皮内、皮下、脑内、腹腔、静脉等。接种后应每天观察动物发病状况和症状特征辅助诊断疾病或鉴别病毒，如动物死亡，则取动物病变组织剪碎、制成均匀悬液后继续传代鉴定。

第4节 病毒的干扰现象和干扰素

一、病毒的干扰现象

病毒的干扰现象（interference）指两种病毒同时或短时间内先后感染同一细胞时，可出现一种病毒抑制另一病毒增殖的现象。干扰现象可发生于异种病毒之间，也可发生于同种异型病毒之间。常常是先进入的病毒干扰后进入的病毒，灭活病毒干扰活病毒，缺陷病毒干扰完整病毒。病毒间发生干扰的机制有很多可能，最主要的原因是病毒作用于宿主细胞，诱导产生了一种糖蛋白，称为干扰素（interferon，IFN）。当使用病毒疫苗时应避免发生干扰现象，以免影响疫苗的免疫效果。

二、干 扰 素

（一）干扰素的概念

干扰素是机体细胞受病毒感染或其他干扰素诱生剂作用下，由细胞基因组控制产生的一类糖蛋白，具有抗病毒、抗肿瘤和免疫调节等多种生物活性。

（二）干扰素的生物学活性

干扰素的主要生物学活性：①抗病毒作用：干扰素诱导宿主细胞产生抗病毒蛋白（antiviral protein，AVP），能中断病毒感染细胞中的病毒复制，又能抑制病毒扩散。②免疫调节作用：能增强巨噬细胞、自然杀伤细胞、细胞毒性T细胞等活性，促进吞噬细胞的吞噬与抗原加工提呈作用，参与机体的免疫调节。③抗肿瘤作用：γ干扰素还能调节癌基因的表达，抑制肿瘤细胞的分裂增殖。

（三）干扰素的分类

由人类细胞产生的干扰素分为α、β、γ三种，其性质见表5-1。

表5-1 人IFN种类和性质

种类	型别	产生细胞	56℃ 30min	pH=2	抗病毒作用	抗肿瘤作用	免疫调节作用
IFN-α	I	白细胞	稳定	稳定	较强	较弱	较弱
IFN-β	I	成纤维细胞	稳定	稳定	较强	较弱	较弱
IFN-γ	II	T细胞	灭活	灭活	较弱	较强	较强

最初临床应用的干扰素来源于人的白细胞，需要大量鲜血，来源困难。20世纪80年代基因工程技术的发展使得干扰素均可用基因工程技术进行生产。采用DNA重组技术制备的干扰素，称为重组干扰素。重组干扰素是一类新型的干扰素分子，通常是无糖的蛋白质并且某些亚型与相应的自然干扰素的宿主细胞范围不同，抗病毒活力有差异。

考点：干扰素的定义、分类及作用

三、干扰素的诱生和抗病毒机制

（一）干扰素的诱生

干扰素的产生受机体细胞内基因组的调控，正常情况下*IFN*基因处于抑制状态。当干扰素诱生剂作用于细胞膜后*IFN*基因被激活，从而转录干扰素mRNA并翻译干扰素蛋白。

（二）干扰素的抗病毒机制

干扰素并不直接杀伤病毒，而是诱导宿主细胞产生多种蛋白质来干扰病毒复制。机体内存在合成抗病毒蛋白的基因，在正常状态下受到体内抗病毒蛋白基因抑制物的作用不能合成抗病毒蛋白（AVP）。IFN由细胞释放后，与邻近细胞的干扰素受体结合，使细胞中的抗病毒蛋白基因激活，转录并翻译AVP，从而抑制病毒的增殖。已知的AVP至少有三种：蛋白激酶、磷酸二酯酶和2′, 5′-寡腺苷酸合成酶，前两种能破坏细胞核糖体翻译病毒蛋白质，后一种有降解mRNA的功能。干扰素的产生与抗病毒过程见图5-8。

（三）干扰素抗病毒作用的特点

干扰素抗病毒作用的特点主要有：①广谱性：即一种病毒诱生的干扰素对大多数病毒均有一定的抑制作用。②间接性：干扰素不直接作用于病毒，而是促使机体细胞合成抗病毒蛋白间接发挥抗病毒作用。③种属性：某一种属动物（或组织细胞）产生的干扰素只能对同种属或种属非常接近的动物或细胞发挥抗病毒作用，动物的干扰素一般来说对人细胞无作用。

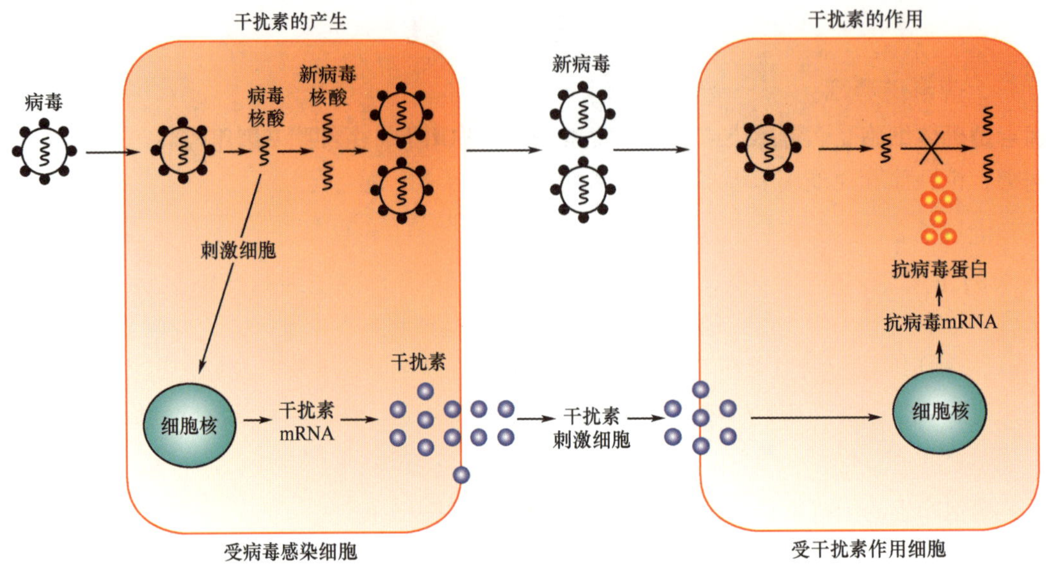

图5-8 干扰素的产生及抗病毒作用示意图

（四）干扰素诱生剂

凡能使细胞干扰素基因进行表达而诱生干扰素的物质均可称为干扰素诱生剂。干扰素诱生剂种类很多，主要包括：①各种病毒，尤其双链RNA病毒诱生干扰素的能力较强。②人工合成的双链RNA，如poly I∶C。③微生物代谢产物，如细菌的LPS、真菌多糖等。④细胞内繁殖的微生物，如细菌、立克次体、支原体、衣原体及原虫等。⑤低分子物质，如梯洛龙及其衍生物、碱性染料、环乙亚胺等。⑥多聚物，如聚丙烯酸、聚甲基丙烯酸、聚磷酸盐如磷酸化多糖、多核苷酸等。⑦细胞丝裂原，如刀豆蛋白A（ConA）、植物血凝素（PHA）等。⑧中草药，如黄芪等。

考点： 干扰素的分类及作用

链接 基因工程干扰素

20世纪80年代以来，基因工程干扰素逐渐被投入使用。1986年，美国食品药品监督管理局（FDA）首先批准α干扰素-2a和α干扰素-2b投放市场，基因工程β、γ干扰素也相继于1990年、1993年获准投放市场。1989年，我国科学家成功研制出中国人基因克隆和表达的基因工程药物——基因工程干扰素——α-1b型干扰素，并于1992年获得国家一类新药证书，这是我国第一个批准生产的基因工程药物。

第5节 噬 菌 体

噬菌体（bacteriophage，phage）是感染细菌、真菌、放线菌或螺旋体等微生物的病毒的总称，因能引起宿主菌的裂解，故称为噬菌体。噬菌体具有一般病毒的共同特征，有严格的胞内寄生性和宿主特异性，广泛分布于自然界，凡是有细菌的场所，就可能有相应噬菌体的存在。噬菌体的命名常冠以宿主的名称，如大肠埃希菌噬菌体、金黄色葡萄球菌噬菌体等。

一、生物学性状

噬菌体个体微小，其形态有蝌蚪形、微球形和细杆形，但大多数噬菌体呈蝌蚪形。典型的蝌蚪形噬菌体由头部和尾部两部分组成。头部呈球形，为二十面立体对称，内含核酸，外围绕一层蛋白质衣壳，大小80～100nm；尾部呈管状，为螺旋对称的蛋白质外壳，由尾领、尾鞘、尾髓、尾板、尾刺、尾丝组成，其主要作用是识别和吸附宿主细胞，收缩可使头部核酸注入宿主菌，噬菌体结构模式见图5-9。

噬菌体对理化因素的抵抗力比一般细菌的繁殖体强；能抵抗乙醚、氯仿和乙醇，一般经70℃ 30min或更久才能被灭活。噬菌体能耐受低温和冰冻，但对紫外线和X射线敏感，一般经紫外线照射10～15min即失去活性。

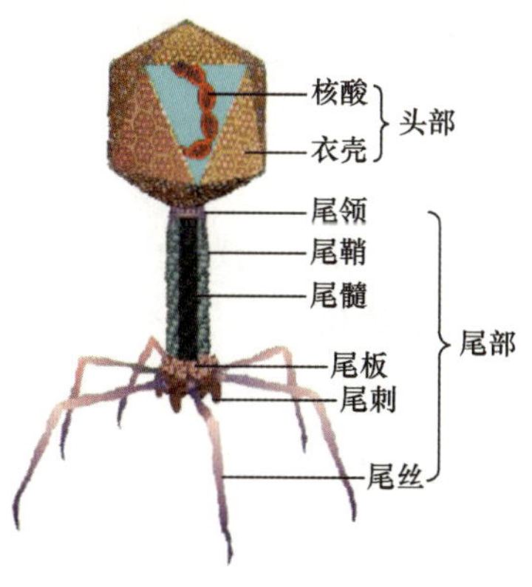

图5-9 噬菌体结构模式图

二、噬菌体的类型

根据噬菌体与宿主菌的相互关系，可分为毒性噬菌体和温和噬菌体两种类型。

（一）毒性噬菌体

噬菌体在宿主细胞内复制增殖，最后使宿主细胞裂解死亡并释放出大量子代噬菌体，这种生活周期称为裂解生活周期。毒性噬菌体对宿主菌的破坏性大，在噬菌体治疗中具有应用前景。

（二）温和噬菌体

温和噬菌体又称溶原性噬菌体，噬菌体感染细胞后并不增殖，而是将自身的基因与宿主菌基因组整合，并随宿主细胞的分裂而世代传递，这种生活周期称为溶原生活周期。整合在细菌基因组中的噬菌体基因称为前噬菌体，带有前噬菌体基因的细菌称为溶原性细菌。溶原性细菌有时会以极低的频率（约10^{-6}）自发裂解，产生子代噬菌体，若受理化因素诱导（如紫外线、X射线等）可使前噬菌体脱离宿主菌的核酸，并在宿主菌内进行增殖，进入裂解生活周期。

噬菌体与宿主菌之间的关系见图5-10。

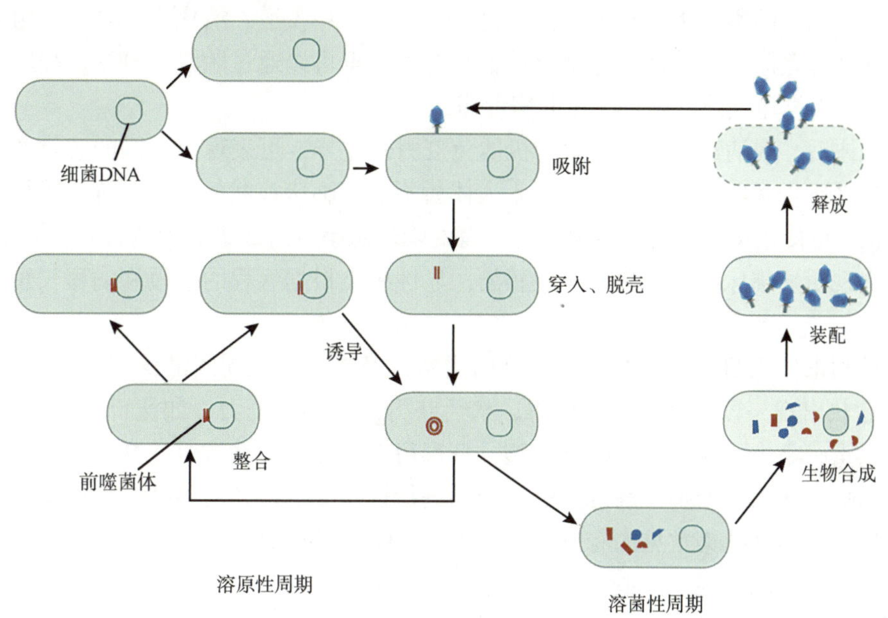

图5-10 噬菌体与宿主菌之间的关系

三、噬菌体的应用

（一）细菌的鉴定与分型

噬菌体有严格的宿主特异性，只寄居在易感宿主菌体内，故可利用噬菌体进行细菌的流行病学鉴定与分型。例如，用伤寒沙门菌Vi噬菌体可将有Vi抗原的伤寒沙门菌分为96个噬菌体型，借此可用于进行流行病学的调查。

（二）耐药性细菌感染的治疗

由于噬菌体对细菌的感染具有种的特异性，目前一些研究者对多种耐药性病原菌进行了噬菌体治疗试验，如葡萄球菌、铜绿假单胞菌、大肠埃希菌等病原菌，获得一定的治疗效果。因此可研发为新型抗菌药物。

（三）分子生物学研究的重要工具

噬菌体的基因数量少，结构简单，且容易获得大量的突变体，因此已成为目前研究基因复制、转录、重组、表达调控机制等的重要工具，是分子生物学与基因工程的良好实验系统。

在发酵工业中应选育抗噬菌体的菌株，严防噬菌体污染，如抗生素、有机酸、酶制剂等生产过程中污染噬菌体后，会导致发酵周期延长，影响产品的产量和质量，严重时可引起倒罐甚至工厂被迫停产。因而要严格做好消毒灭菌工作，不随意排放或丢弃活的菌液，因为环境中有活菌就意味着存在噬菌体赖以生存的宿主。

第6节　病毒与人类疾病

病毒性肝炎、脊髓灰质炎、艾滋病等常见疾病都是由病毒引起的，并且多种病毒性传染病在人类历史上造成了多次大流行，如天花和1918～1919年西班牙大流感。旧的病毒尚未远去，新的病毒相继出现，如人类免疫缺陷病毒、尼帕病毒、埃博拉病毒、各种亚型的流行性感冒病毒、新型冠状病毒等。疫苗的研发速度常常赶不上病毒的变异速度，且缺少特效药物，使人们不得不更加关注病毒，以期能够控制病毒性传染病的危害。

病毒的传播方式有两类：①水平传播：主要通过皮肤、呼吸道、消化道、泌尿生殖道、血液制品或节肢动物等在个体之间进行传播。②垂直传播：有些病毒可以通过胎盘、分娩、哺乳等方式传给子代，如风疹病毒、人类免疫缺陷病毒、寨卡病毒等。

病毒侵入机体后，因病毒种类、毒力和机体免疫力的差异，可表现出不同的感染类型。根据有无临床症状分为显性感染和隐性感染。病毒侵入人体后不引起临床症状的感染，称为隐性感染。隐性感染虽无临床症状但可使机体获得特异性免疫力，有的隐性感染者可成为病毒携带者，是重要的传染源。机体感染病毒出现明显临床表现，称为显性感染，显性感染根据病程的急缓和病程长短又分为急性感染和持续性感染。

急性感染是病毒侵入机体后，在宿主细胞内增殖，经数日或数周的潜伏期发病。除死亡病例外，宿主一般能在症状出现一段时间内清除病毒，病后获得特异性免疫力，如流行性感冒、乙型脑炎等。持续性感染是病毒感染中一种重要的感染类型，病毒可在机体内持续数月、数年甚至数十年，可出现症状，也可不出现症状而长期携带病毒，引起慢性进行性病变。此外有些持续性感染还可引起自身免疫病或诱发肿瘤。持续性感染常见的有以下几种类型。①慢性感染：隐性或急性感染后，病毒未被完全清除，可持续存在于患者的血液或组织中并不断排出体外，病程可长达数月至数十年，如乙型肝炎病毒和丙型肝炎病毒。②潜伏性感染：经隐性或显性感染后，病毒潜伏在特定组织或细胞中不增殖，无症状，但在某些条件影响下，潜伏的病毒被重新激活而引起感染的急性发作，如水痘-带状疱疹病毒。③慢发感染：较为少见，但后果严重。病毒感染后长期潜伏，其间缓慢增殖，经数十年后发病呈亚急性进行性，最终致死。如麻疹病毒引起的亚急性硬化性全脑炎。

一、呼吸道病毒

呼吸道病毒是一类通过呼吸系统侵入人体致病的病毒，不仅会导致呼吸道局部病变而且会引起呼吸道以外组织器官病变，常见的有流行性感冒病毒、麻疹病毒、腮腺炎病毒、风疹病毒、呼吸道合胞病毒、冠状病毒、鼻病毒、腺病毒等。

（一）流行性感冒病毒

流行性感冒病毒（influenza virus，简称流感病毒），是引起流行性感冒（简称流感）的病原体，属于正黏病毒科，分为甲、乙、丙三型。甲型流感病毒除引起人类流感外，还可引起多种动物感染，如禽类、猪、马、海豹以及鲸鱼和水貂等，且易发生变异，曾多次引起世界性大流行。乙型流感病毒仅感染人类，并可引起季节性流行，最近数据显示海豹也可被感染。丙型流感病毒可感染人类和猪，但感染后症状轻微。

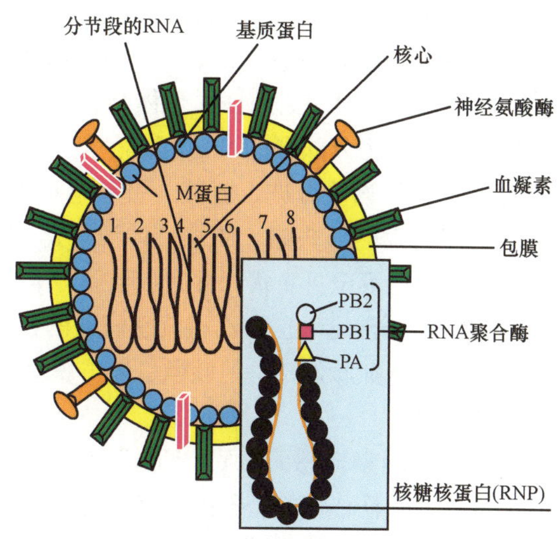

图5-11 流感病毒结构模式图

PA. 聚合酶酸性蛋白；PB1. 聚合酶碱性蛋白1；PB2. 聚合酶碱性蛋白2

1. 生物学性状

（1）形态结构 流感病毒呈球形，为有包膜的RNA病毒，直径80～120nm，初次从体内分离出的病毒可呈丝状或杆状。病毒体由核衣壳和包膜组成（图5-11）。

1）核衣壳：由病毒核酸、包绕核酸的核蛋白（NP）及RNA多聚酶组成，呈螺旋对称排列。病毒核酸为分节段的单链负股RNA，每个节段即为一个基因组，能编码相应的结构蛋白或功能蛋白，其中甲型和乙型流感病毒由8个节段、丙型流感病毒由7个节段构成。分节段基因组易使病毒在复制中发生基因重组，从而导致基因编码的蛋白抗原发生变异而出现新的病毒株。核蛋白抗原性稳定，很少变异。

2）包膜：由两层组成，内层为基质蛋白（matrix protein，MP）；外层为脂蛋白（lipoprotein，LP），LP来源于宿主细胞膜。流感病毒的包膜表面镶嵌有两种突出于包膜表面的糖蛋白刺突，一种为血凝素（hemagglutinin，HA），另一种为神经氨酸酶（neuraminidase，NA）。HA呈三棱柱状，为糖蛋白三聚体，具有凝集红细胞和吸附宿主细胞的作用。NA呈蘑菇状，为糖蛋白四聚体，主要参与病毒的扩散和释放。HA与NA免疫原性不稳定，容易发生变异，是划分甲型流感病毒亚型的重要依据。

考点：流行性感冒病毒的分型

（2）分型与变异性 根据NP和MP的不同将流感病毒分为甲、乙、丙三型。甲型流感病毒根据其表面抗原HA和NA的抗原性不同，又可分为若干亚型，目前发现的HA有18种抗原，NA有11种抗原。甲型流感病毒的HA和NA极易发生免疫原性变异，尤以HA为甚。两者的变异可同时出现，也可单独发生，病毒的变异幅度与流感的流行关系密切。流感病毒表面抗原HA和NA变异有两种形式：①抗原性漂移：当HA和NA变异幅度小时，属于量变，一般2～5年发生一次，常引起流感中小型流行。②抗原性转变：当HA和NA变异幅度大时，属于质变，10～15年发生一次，常引起世界性大流行。流感病毒已引起数次世界性大流行（表5-2）。

表5-2 甲型流感病毒亚型与世界性流行年代

项目	原甲型	亚洲甲型	香港甲型	新甲型与香港甲型	新甲型
	H0N1	H2N2	H3N2	H1N1/H3N2	H1N1
流行年份	1918年	1957年	1968年	1977年	2009年

（3）培养和抵抗力 流感病毒易在鸡胚中增殖，初次分离接种于鸡胚羊膜腔，传代接种于尿囊腔。组织培养一般选用猴肾、犬肾传代细胞培养，但不易引起明显的细胞病变（CPE），需用红细胞吸附试

验判定有无细胞增殖。

流感病毒对热敏感，56℃ 30min被灭活，室温下易失去传染性，对干燥、紫外线、乙醇、乙醚等敏感。但在0～4℃可保存数周，-70℃以下可长期保存。

2. 致病性和免疫性 流感病毒是引起流行性感冒的主要病毒。流感为冬春季常见的呼吸道传染病，传染源主要为患者和隐性感染者。传播途径主要经飞沫、气溶胶通过呼吸道传播。病毒表面的HA与呼吸道黏膜柱状上皮细胞HA受体结合，并进入细胞内进行增殖，导致黏膜细胞充血、水肿、变性、坏死、脱落。另外病毒的NA可降低呼吸道黏液层的黏稠度，促进病毒的扩散。病毒很少入血，但释放的内毒素样物质可进入血液，引起全身中毒症状。人对流感病毒普遍易感，潜伏期通常为2～4d，主要表现为发热、头痛、肌痛，体温可达39～40℃，可有畏寒、寒战，多伴全身肌肉关节酸痛、乏力、食欲减退等全身症状，常有咽喉痛、干咳，可有鼻塞、流涕、胸骨后不适等。部分以呕吐、腹痛、腹泻为特点，常见于感染乙型流感病毒的儿童。无并发症者病程呈自限性，多于发病3～4d后体温逐渐消退，全身症状好转，但咳嗽、体力恢复常需1～2周，幼儿或年老体弱患者易继发感染，如支气管炎、肺炎等。

病后对同型流感病毒可产生体液免疫和细胞免疫，如分泌型IgA、血清中IgM、IgG中和抗体；CTL发挥的杀伤作用等。不同型流感病毒之间无交叉保护作用。

3. 防治原则 流行期间避免人群聚集，必要时戴口罩，对公共场所加强通风，加强锻炼提高自身免疫力。疫苗接种是最有效的预防方法，磷酸奥司他韦可用于甲型和乙型流感的治疗。

（二）麻疹病毒

麻疹病毒属于副黏病毒科，是引起麻疹的病原体。麻疹是以发热、呼吸道卡他症状及全身斑丘疹为特征的一种急性呼吸道传染病，发病人群多为6个月至5岁的儿童。

1. 生物学性状 麻疹病毒为球形病毒，直径约150nm，核心为单股负链RNA，有包膜，包膜上有溶血素（HL）和血凝素（HA）两种刺突。HL和HA均为中和抗原，可诱导中和抗体产生，免疫原性较稳定，只有一个血清型。麻疹病毒对理化因素抵抗力较弱，加热56℃ 30min可被灭活，对热、酸、干燥、一般消毒剂、日光及紫外线敏感。

2. 致病性与免疫性 人是麻疹病毒的唯一宿主，患者是主要传染源。潜伏期为7～21d，主要通过呼吸道飞沫、气溶胶传播，病程可分为：①前驱期：持续2～4d，临床表现为发热、不适、厌食，随后出现流涕、打喷嚏、鼻塞和咳嗽等症状，大多数患儿口腔两颊黏膜上出现麻疹黏膜斑（Koplik's spots，科氏斑），对临床早期诊断有一定意义。②出疹期：多于发热3～4d开始出疹，皮疹首现于耳后、发际、颜面部和颈部，逐渐蔓延至躯干和四肢，最后至手掌和足底。此期中毒症状加重，体温升高，咳嗽加剧，全身淋巴结、肝、脾可肿大。若无并发症进入恢复期。③恢复期：出疹3～5d后，皮疹按出疹顺序消退，疹退后留下棕褐色色素沉着及糠麸样脱屑，1～2周后消失。④并发症：肺炎为麻疹最常见并发症，多发生于出疹期，是引起患儿死亡的主要原因；心肌炎、心功能不全多见于2岁以下并发肺炎或营养不良的患儿；中枢神经系统受累较少见，主要表现为脑炎，好发于婴幼儿，大多预后良好；亚急性硬化性全脑炎（subacute sclerosing panencephalitis，SSPE）是一种罕见的致死性慢性进行性脑退行性病变，发病率为1/100万，预后差。

3. 防治原则 对儿童接种麻疹减毒活疫苗，进行人工主动免疫是主要的预防措施。按照免疫规划接种可获得持久免疫力，免疫力可持续10～15年。对接触麻疹患者的易感者可紧急注射胎盘球蛋白或丙种球蛋白进行人工被动免疫，可防止发病或减轻症状。

案例5-1

患儿，男，5岁，近日出现发热、头痛、流泪、畏光、眼结膜充血等症状，发热3天后在口腔两侧颊黏膜第一磨牙处出现细小白色点状黏膜斑，周围有红晕，发热4天后皮肤出现充血性斑丘疹，皮疹由耳后渐至颈面部直至躯干四肢。家长告诉医生：患儿无麻疹疫苗接种史，但近段时间有与麻疹患者接触史。

问题：1. 患儿感染了何种病毒？该病毒传播方式是什么？

2. 怎样进行特异性预防？

（三）冠状病毒

冠状病毒（coronavirus）是引起呼吸道疾病的一个大型病毒家族，在系统分类上属冠状病毒科冠状病毒属。目前，已鉴定出39种冠状病毒，其中3种会引起严重疾病，即SARS-CoV、MERS-CoV和SARS-CoV-2，它们分别引起严重急性呼吸综合征（SARS）、中东呼吸综合征（MERS）和新型冠状病毒感染。

1. 生物学性状 冠状病毒呈球形或椭圆形，具有多形性，直径60～220nm，核酸为非节段单链（+）RNA。有包膜，包膜上有刺突，不同的冠状病毒的刺突有明显差异，整个病毒看起来像王冠。包膜表面有三种主要的糖蛋白（图5-12）：①刺突糖蛋白（S蛋白）是受体结合位点、溶细胞作用和主要抗原位点。②小包膜糖蛋白（E蛋白），与包膜结合的蛋白，在包膜形成和病毒的出芽中起重要作用。③膜糖蛋白（M蛋白），负责营养物质的跨膜运输、新生病毒出芽释放与病毒外包膜的形成。冠状病毒对热敏感，56℃ 30min可灭活，对75%乙醇（酒精）、含氯消毒剂、氯仿等脂溶剂敏感，但对氯已定不敏感。

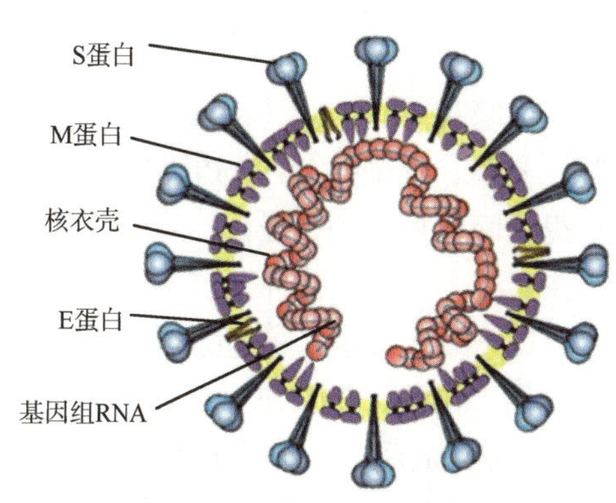

图5-12 冠状病毒结构模式图

2. 致病性与免疫性 传染源主要是患者、无症状带毒者。冠状病毒可以通过呼吸道飞沫传播、密切接触传播，在相对封闭的环境中经气溶胶传播，接触被病毒污染的物品后也可造成感染；能否经粪-口途径传播尚不明确。冠状病毒引起的人类疾病主要是呼吸系统感染，临床表现有发热、乏力，呼吸道症状以干咳为主，并逐渐出现呼吸困难，严重者表现为急性呼吸窘迫综合征，如MERS和SARS以及新型冠状病毒感染，重症患者可出现呼吸衰竭甚至死亡。机体感染冠状病毒后可产生抗体IgG和IgM，但病后免疫力不强，不能抵抗同型病毒再次感染。

3. 防治原则 目前对于MERS、SARS以及新型冠状病毒感染尚无特效药物。因冠状病毒传染性强，危害极大，主要措施有：①严密隔离患者。②切断传播途径，勤洗手，出门戴口罩，保持社交距离，避免密切接触患者。③注意饮食卫生。④对疑似患者做到早发现、早隔离、早诊断、早报告、早治疗。

（四）其他呼吸道病毒

其他常见呼吸道病毒见表5-3。

表5-3 其他常见呼吸道病毒

病毒	生物学性状	致病性与免疫性
腮腺炎病毒	球形、有包膜的RNA病毒，直径100～200nm，病毒仅有一个血清型	人是唯一宿主。通过飞沫或直接接触传播，表现为发热、腮部肿大、疼痛。病后可获得持久免疫力
风疹病毒	球形、有包膜的RNA病毒，直径约60nm，风疹病毒只有一个血清型	人是唯一宿主。经呼吸道传播，引起风疹，表现为发热和轻微的麻疹样出疹，经垂直感染可引起胎儿畸形。病后可获得持久免疫力
腺病毒	球形、无包膜的DNA病毒，直径60～90nm	呼吸道、消化道或密切接触传播，儿童易感急性咽炎、咽结膜炎、病毒性肺炎等。病后对同型病毒有免疫力
鼻病毒	球形、无包膜，属小RNA病毒	成年人的普通感冒，其中1/3是由鼻病毒引起的，婴幼儿可引起支气管炎和支气管肺炎

二、消化道感染病毒

消化道感染病毒是一类主要通过消化道传播的病毒，分为肠道病毒和急性胃肠炎病毒。其中，肠道病毒（enterovirus）是指一类主要通过消化道传播的病毒，包括脊髓灰质炎病毒、柯萨奇病毒、埃可病毒和肠道病毒68～71型。其共同特性如下。

1. 为无包膜的小RNA、球形病毒，基因组为单股正链RNA。

2. 病毒在宿主细胞内复制，有较强的杀细胞作用。

3. 耐酸、碱，耐乙醚、乙醇等脂溶剂，对紫外线、干燥敏感。

4. 主要经粪-口途径传播，临床表现多样化，引起人类多种疾病，如小儿麻痹症、无菌性脑膜炎、心肌炎、手足口病、疱疹性咽峡炎等。

（一）脊髓灰质炎病毒

脊髓灰质炎病毒（poliovirus，PV）是脊髓灰质炎的病原体，按照衣壳蛋白免疫原性，可分为Ⅰ型、Ⅱ型、Ⅲ型共3个血清型，型间无交叉免疫，其中85%的小儿麻痹症由Ⅰ型病毒引起。病毒主要侵犯脊髓前角运动神经元，导致肢体出现弛缓性麻痹，多见于儿童，故又称小儿麻痹症。自1962年开始在人群中大规模接种脊髓灰质炎减毒活疫苗后，目前已有效地预防了脊髓灰质炎的发生。

1. 生物学性状 脊髓灰质炎病毒直径20～30nm，内含单股正链RNA，无包膜。对理化因素的抵抗力强，在污水和粪便中可存活数月，在冰冻条件下可保存几年，但对热、干燥、紫外线敏感，56℃ 30min可灭活病毒。煮沸和紫外线照射可迅速将其杀死；能耐受一般浓度的化学消毒剂，如70%酒精及5%煤酚皂液；耐酸、耐乙醚和氯仿等脂溶剂，但对高锰酸钾、过氧化氢、漂白粉等敏感，可将其迅速灭活。

2. 致病性与免疫性 传染源主要是患者、隐性感染者和病毒携带者，病毒存在于患者和带毒者的粪便及鼻咽部分泌液中，主要经粪-口途径传播。病毒从口侵入机体后，先在咽喉部、扁桃体、肠黏膜及肠系膜淋巴结中增殖。多数人不出现症状，或仅有轻微发热、咽痛、腹部不适等隐性或亚临床感染表现；少数感染者因机体抵抗力弱，肠道局部的病毒经淋巴系统侵入血流，形成第一次病毒血症，引起发热、头痛、恶心等全身症状。当病毒随血流扩散到全身淋巴组织中增殖到一定程度时，大量病毒再次侵入血流，形成第二次病毒血症，患者可出现头痛、乏力、咽痛等症状，若机体抵抗力强可逐渐恢复。仅有0.1%～2.0%患者病毒侵入中枢神经系统，在脊髓前角运动神经细胞内增殖，引起细胞变性坏死，轻者引起暂时性肢体麻痹，以四肢多见，下肢尤甚，重者造成肢体弛缓性麻痹后遗症，极少数发展为延髓麻痹，导致呼吸、心脏衰竭而死亡。

病后可获得对同型病毒的牢固免疫力，以体液免疫为主，感染后产生IgG、IgM和sIgA。咽喉和肠道局部黏膜的sIgA可阻止病毒的吸附作用，IgG和IgM可中和病毒，阻止其进入中枢神经系统。

3. 防治原则 对易感人群进行疫苗接种是最有效的措施，我国目前使用的脊髓灰质炎疫苗主要有两种：①脊髓灰质炎灭活疫苗：注射剂型，安全性高，可预防所有三种血清型的脊髓灰质炎病毒（Ⅰ型、Ⅱ型、Ⅲ型）；②口服Ⅰ型Ⅲ型脊髓灰质炎减毒活疫苗：口服滴剂，包含Ⅰ型和Ⅲ型病毒，不含Ⅱ型病毒，用于替代过去的三价口服脊髓灰质炎疫苗。防治脊髓灰质炎还应隔离患者、消毒排泄物、加强饮食卫生、保护水源等。

（二）柯萨奇病毒

柯萨奇病毒（Coxsackie virus）是1948年Dalldoff从美国柯萨奇（Coxsackie）镇两名脊髓灰质炎疑似患儿的粪便中首先发现的，病毒分为A、B两组，传播途径和对人体的致病过程与脊髓灰质炎病毒感染极为相似，以隐性感染为主。病毒感染可引起人类无菌性脑膜炎、幼儿腹泻、流行性胸壁痛、疱疹性咽喉炎、手足口病、心肌炎等疾病，尤其柯萨奇B组病毒是心肌炎、扩张型心肌病等重要的病原体。其感染特点是同一型病毒可引起不同疾病，不同型病毒可引起同一种疾病。病毒感染后对同型病毒感染有持久免疫力。

链接 手足口病

手足口病（HFMD）是我国常见的儿童传染病，主要由肠道病毒引起，包括柯萨奇病毒A16型（Cox A16）和肠道病毒71型（EV 71）。该疾病以发热和手、足、口腔等部位的皮疹或疱疹为主要症状，大多数患者症状轻微，但少数可出现严重并发症，如心肌炎、肺水肿、无菌性脑膜炎等，甚至可导致死亡。我国已经研发了针对肠道病毒71型的疫苗，可有效降低由该型病毒引起的手足口病的重症及死亡风险，推荐6～59月龄儿童接种。此外，保持良好的个人卫生习惯，如勤洗手、饮食卫生、居室通风等，对预防手足口病至关重要。

（三）埃可病毒

埃可病毒（enterocytopathogenic human orphan virus，ECHO virus）又称为人肠道致细胞病变孤儿病毒。埃可病毒共有31个血清型，对人及猴的组织细胞有致病性，对乳鼠无致病作用，与脊髓灰质炎病毒、柯萨奇病毒无交叉免疫反应。埃可病毒与多种临床综合征有关，如无菌性脑膜炎、出疹性发热病等。感染后机体可产生特异性中和抗体，对同型病毒感染有持久免疫力。

（四）轮状病毒

轮状病毒（rotavirus）属于呼肠孤病毒科，为急性胃肠炎病毒，1973年由澳大利亚的Bishop在婴儿腹泻粪便中首次发现。是引起婴幼儿秋冬季急性胃肠炎的主要病原体。

1. 生物学性状 轮状病毒呈球形，直径70～75nm，基因组为双链RNA，由11个基因片段组成，双层衣壳，从内向外呈放射状排列，形如车轮的辐条，故命名为轮状病毒。根据内层衣壳蛋白抗原性不同可将轮状病毒分为A～G 7个组，外层衣壳的外面电镜下有一层半透明的光滑薄膜（图5-13），为典型的轮状病毒的形态特征，有诊断价值。

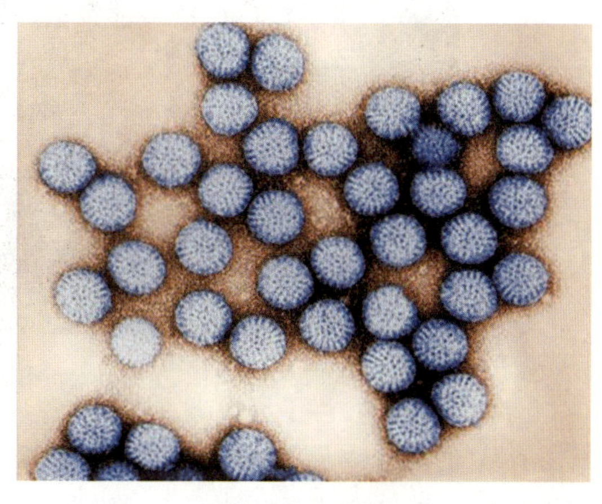

图5-13 轮状病毒

轮状病毒对理化因素有较强的抵抗力，在粪便中存活数天至数周。耐乙醚、酸、碱和反复冻融，在室温下相对稳定。对热敏感，55℃ 30min可被灭活。

2. 致病性与免疫性 轮状病毒主要引起急性胃肠炎，多发于秋冬季节，传染源为患者和无症状的带毒者，粪-口途径传播是主要传播途径。该病在世界范围内流行，发病率高。轮状病毒分为A～G 7个组，A～C组可引起人和动物腹泻，D～G组引起动物腹泻，其中A组是引起6个月～2岁婴幼儿胃肠炎的主要病原体，婴幼儿胃肠炎在发展中国家是导致婴幼儿死亡的主要原因之一，患者可表现为发热、水样腹泻和呕吐，一般为自限性疾病，可完全恢复；如失水严重，可发生脱水或酸中毒，若不能及时治疗，脱水或酸中毒可导致婴幼儿死亡。B组主要感染年长儿童和成人。

轮状病毒感染后，机体可产生特异性抗体IgG、IgM和sIgA，但只对同型病毒有免疫力，所以病愈后还可重复感染。

3. 防治原则 口服轮状病毒减毒活疫苗是重要的预防措施，另外还应控制传染源，切断传播途径。治疗应及时补充液体，维持水电解质平衡，防止脱水和酸中毒以降低病死率。

三、肝炎病毒

肝炎病毒（hepatitis virus）是一大类引起病毒性肝炎的病原体，包括甲型肝炎病毒（HAV）、乙型肝炎病毒（HBV）、丙型肝炎病毒（HCV）、丁型肝炎病毒（HDV）和戊型肝炎病毒（HEV）等。其中HAV和HEV由消化道传播，只引起急性肝炎，易治愈，很少转为慢性；HBV、HCV和HDV主要由血液传播，引起的急性肝炎预后差，部分患者可转为慢性肝炎，可发展至肝硬化或肝癌；HDV是一种缺陷病毒，需在HBV的辅助下才可复制。近年来，还发现一些病毒如己型肝炎病毒（HFV）、庚型肝炎病毒（HGV）和TT型病毒［输血传播病毒（TTV）］等。此外，还有一些病毒如巨细胞病毒、EB病毒、风疹病毒、黄热病毒等也可引起肝炎，但以全身性感染为主，故不列入肝炎病毒范畴。

（一）甲型肝炎病毒

甲型肝炎病毒（hepatitis A virus，HAV）是甲型肝炎的病原体，1973年由Feinstone采用免疫电镜在急性肝炎患者粪便中首先发现，属小RNA病毒科嗜肝病毒属。主要经粪-口途径传播，可造成暴发或散发流行，潜伏期短，发病急，一般不转为慢性，罕见病毒携带者，预后良好。

1. 生物学性状 HAV呈球形，直径约27nm，核心为单链RNA。衣壳呈二十面体立体对称，无包膜。甲型肝炎病毒的电镜图片和结构示意图如图5-14所示。HAV抗原性稳定，只有一个血清型，可诱导机体产生中和性抗体。

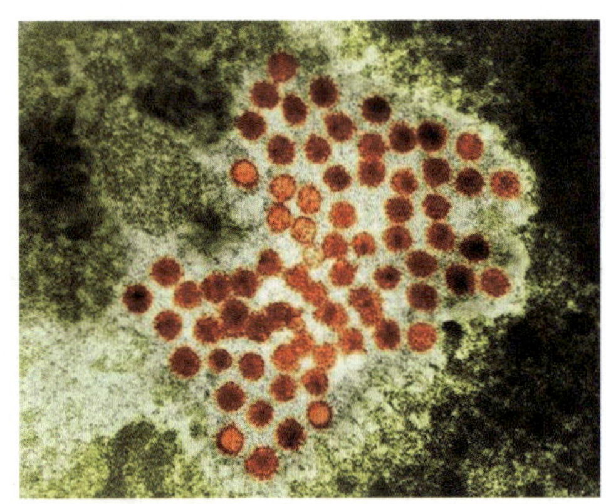

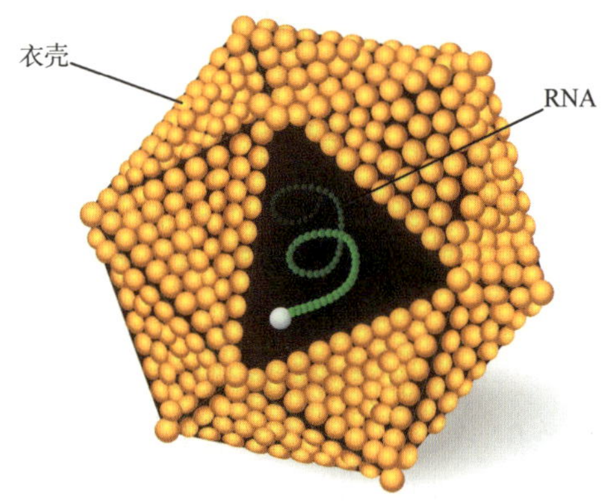

图5-14 甲型肝炎病毒

HAV抵抗力较强，可耐受乙醚、氯仿等脂溶剂，在pH为3的条件下稳定；在25℃干燥条件下可存活1个月，-20℃保存数年仍具有感染性。在淡水、海水、泥沙、毛蚶中存活数天至数月；但对日光、紫外线、甲醛等敏感，100℃ 5min可使之灭活。

2. 致病性与免疫性 传染源为患者和隐性感染者，经粪-口途径传播。潜伏期为15～50d，病毒常在患者转氨酶升高前5～6d就存在于患者的血液和粪便中。在潜伏期末，大量病毒自感染者粪便排出，并持续3～4周。带病毒的粪便污染水源、食物、海产品、食具等造成散发性流行或大流行。1988年1～3月上海曾发生因食用HAV污染的毛蚶而暴发甲型肝炎，患者多达30余万人，危害十分严重。

HAV经口侵入人体，在口咽部或唾液腺中增殖，然后在肠黏膜与局部淋巴结中大量增殖，并侵入血流形成病毒血症，最终侵犯靶器官肝脏。主要症状有发热、全身不适、食欲减退、黄疸、肝大、肝功能检查转氨酶增高等表现。

HAV主要侵犯儿童和青少年，在急性感染或隐性感染过程中机体都可产生抗HAV的IgM和IgG抗体，IgG产生后可在机体维持数年，对病毒的再感染有保护作用。

3. 防治原则 加强卫生宣教和饮食卫生管理，加强粪便管理，保护水源，早期发现患者并进行隔离治疗，是预防甲肝的主要环节。患者的排泄物、食具、物品和床单衣物等要认真消毒处理。可以使用减毒甲型肝炎减毒活疫苗（H2株）和甲型肝炎灭活疫苗进行特异性预防，在潜伏期，肌内注射丙种球蛋白能减轻临床症状。

（二）乙型肝炎病毒

乙型肝炎病毒（hepatitis B virus，HBV），属嗜肝DNA病毒科正嗜肝DNA病毒属，是乙型肝炎的病原体。1963年Blumberg在研究人类血清蛋白的多态性时，在澳大利亚土著人血清中发现。HBV感染常呈世界性流行。

1. 生物学特性

（1）形态大小与结构　乙型肝炎患者的血清中存在三种不同形态的病毒颗粒：即大球形颗粒、小球形颗粒和管形颗粒（图5-15）。

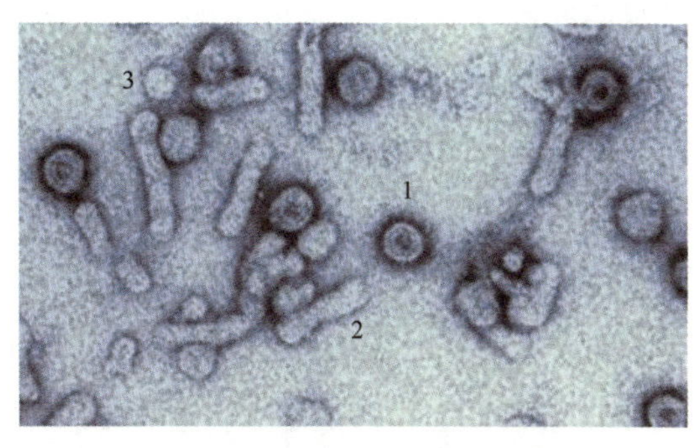

图5-15　乙型肝炎病毒三种相关颗粒电镜图
1. 大球形颗粒；2. 小球形颗粒；3. 管形颗粒

1）大球形颗粒：即丹氏（Dane）颗粒，1970年由Dane首先在HBV感染者的血清中发现。大球形颗粒是具有感染性的完整乙肝病毒颗粒，直径42nm，具有双层衣壳，外层衣壳相当于一般病毒的包膜，由脂质双层和蛋白质组成，用酶或去垢剂去除病毒的外层衣壳，可暴露一电子密度较大的核心结构，其表面为病毒的内层衣壳，相当于病毒的核衣壳，呈二十面体立体对称。核心表面的衣壳为HBV核心抗原（HBcAg）。HBV大球形颗粒的内部含有病毒的DNA和DNA多聚酶，如图5-16所示。

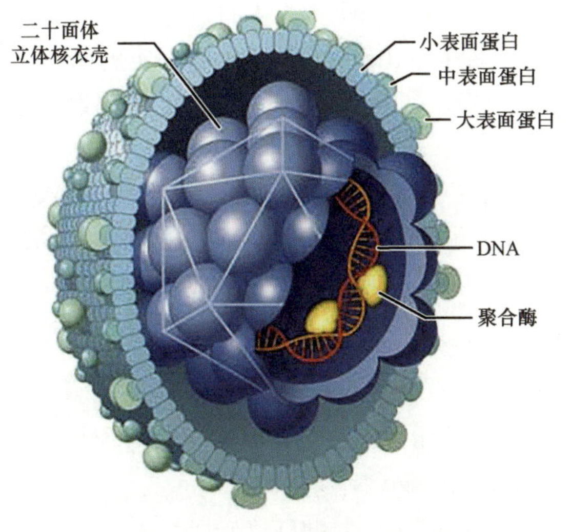

图5-16　HBV大球形颗粒结构模式图

2）小球形颗粒：直径22nm，是患者血清中最常见的颗粒，不含病毒核酸DNA及DNA聚合酶，本质是HBV在增殖过程中剩余的衣壳成分，故对人无感染性。

3）管形颗粒：长100～500nm，是小球形颗粒串连而成的结构，无核酸，故亦无感染性。

（2）抗原组成　在乙肝病毒的内外层衣壳上主要存在3种抗原，在病毒感染过程中机体会针对这些抗原产生相应的抗体，临床上将其称为乙肝病毒的抗原抗体系统。

1）表面抗原（HBsAg）：大量存在于患者血清中，是HBV感染的主要标志。化学成分为糖脂蛋白，具有抗原性，可刺激机体产生保护性抗体（抗-HBs），故HBsAg是制备疫苗的主要成分。血清中出现抗-HBs表示过去曾感染过乙肝病毒。

2）核心抗原（HBcAg）：是Dane颗粒内层衣壳的成分，其表面被HBsAg覆盖，故不易在血清中检测到，但HBcAg抗原性较强，可刺激机体产生强而持久的抗-HBc。抗-HBc IgG在血清中持续时间较长，但为非保护性抗体，抗-HBc IgM存在提示HBV在体内复制增殖。HBcAg可表达在感染的肝细胞表面，能被细胞毒性T细胞识别，有助于机体清除病毒。

3）e抗原（HBeAg）：HBeAg为可溶性蛋白质，是由HBcAg在肝细胞内经蛋白酶降解形成的。HBeAg的消长与病毒体及DNA多聚酶的消长基本一致，故可作为HBV复制及具有强感染性的一个标志。HBeAg可刺激机体产生抗-HBe，抗-HBe能与受感染肝细胞表面的HBeAg结合，通过补体介导的细胞毒作用破坏受感染肝细胞，故对清除病毒感染有一定作用。

（3）抵抗力　HBV对外界抵抗力较强，对低温、干燥、紫外线和一般消毒剂（如75%乙醇、氯己定）等均有耐受性。在65℃中10h、煮沸10min或高压蒸汽均可灭活HBV。环氧乙烷、戊二醛、过氧乙酸和碘伏对HBV也有较好的灭活效果。

2. 致病性与免疫性

（1）传染源　是患者和无症状HBV携带者。乙型肝炎的潜伏期为30～160d，患者在潜伏期、急性期或慢性活动期，其血液、唾液、精液、乳汁、阴道分泌液等均具传染性。HBV携带者临床无症状，不易被察觉，但血液中长期带有病毒，为重要的传染源。

（2）传播途径　①母婴传播：在我国以母婴传播为主，占新发感染的40%～50%，通过HBV阳性母亲的血液和（或）体液传播。②血液传播（包括皮肤和黏膜微小创伤）：输注未经严格筛查和检测的血液和血制品、不规范的血液净化、不规范的有创操作（如注射、手术及口腔科诊疗操作等）；③性接触传播：无防护的性行为。此外，HBV也可经破损的皮肤或黏膜传播，如职业暴露、修足、文身、扎耳环孔、共用剃须刀和牙具等。

（3）致病与免疫机制　感染乙型肝炎病毒后，不同患者其临床表现多样，如无症状带毒者、慢性肝炎、急性肝炎和重症肝炎以及肝硬化和肝细胞癌等。HBV的致病机制目前尚未完全清楚，HBV不直接破坏肝细胞，病毒引起的免疫应答是导致肝细胞损伤及炎症坏死的主要机制。①$CD8^+$细胞毒性T细胞（Tc细胞或CTL）可诱导受HBV感染的肝细胞凋亡，也可通过分泌γ干扰素抑制肝细胞内的HBV基因表达和复制。HBsAg特异性细胞毒性T淋巴细胞数量缺乏和（或）功能不足，是导致慢性HBV感染者发生免疫耐受或免疫应答不充分的重要原因。②免疫复合物引起的病理损伤，乙型肝炎病毒的抗原与相应抗体形成免疫复合物，易沉积在肝脏和血管中，阻塞肝毛细血管，造成急性重型肝炎而导致死亡。同时可引起Ⅲ型超敏反应伴有肾小球肾炎、关节炎等肝外损害。③HBV与原发性肝癌，原发性肝癌组织检测发现，患者肝细胞核内有整合的HBV DNA，故HBV的感染可能是导致原发性肝癌发生的重要诱因。

（4）免疫性　病后痊愈可获得免疫力，起保护作用的主要是抗-HBs，抗-HBe也有一定的保护作用。抗-HBs可中和血液循环中的HBV，阻止病毒侵入健康肝细胞，是清除细胞外病毒的主要因素。

3. 微生物学检查

（1）HBV抗原、抗体检测　目前主要采用血清学酶联免疫吸附试验（ELISA）法检测HBsAg、抗-HBs、HBeAg、抗-HBe及抗-HBc（俗称“两对半”或“乙肝五项”），HBV抗原抗体的血清学标志与临床关系较复杂，可结合临床表现及检测结果进行综合分析，以判断病情的发展或预后（表5-4）。

表5-4　HBV抗原-抗体检测结果的临床分析

HBsAg	HBeAg	抗-HBs	抗-HBe	抗-HBc	结果分析
+	–	–	–	–	无症状携带者，有传染性
+	+	–	–	–	急性乙型肝炎或无症状携带者，有传染性
+	+	–	–	+	急性或慢性乙型肝炎（“大三阳”），传染性强
+	–	–	+	+	急性感染趋向恢复或慢性肝炎缓解中（“小三阳”），有传染性
–	–	+	+	+	既往感染恢复期，传染性弱
–	–	+	+	–	既往感染恢复期，传染性弱
–	–	–	–	+	既往感染恢复期，传染性弱
–	–	+	–	–	既往感染或接种过疫苗，无传染性

注：+. 阳性；–. 阴性。

1）HBsAg是HBV感染的特异性标志。HBsAg阳性见于HBV携带者、急性乙型肝炎的潜伏期及急性期、慢性乙型肝炎、与HBV有关的肝硬化及原发性肝癌的患者。HBsAg检测是筛选献血员的必测指标，HBsAg阳性者不能作为献血员。

2）抗-HBs是一种保护性抗体，表示曾经感染过HBV，并获得了对HBV的免疫力。患者体内查到抗-HBs，表示预后良好或已恢复；注射乙型肝炎疫苗后产生抗-HBs，表示获得了免疫力。

3）HBeAg阳性表示病毒复制及血液具有传染性。急性乙型肝炎患者HBeAg呈短暂阳性，若持续阳性表示可转为慢性肝炎。慢性乙型肝炎患者转为阴性者，表示病毒在体内复制停止。

4）抗-HBe阳性表示机体已获得一定的免疫力。多见于急性肝炎的恢复期。但出现变异株者除外。

5）抗HBc-IgM阳性表示病毒在体内复制。急性乙型肝炎患者抗HBc-IgM呈强阳性，其下降速度与病情有关，下降快表示预后良好，1年内不降至正常或高低反复，可能转为慢性乙型肝炎。

（2）血清HBV DNA检测　应用荧光定量PCR技术、核酸杂交技术可检测血清中有无HBV DNA，这些方法特异性强、敏感性高、可检出极微量的HBV，常用于临床诊断和药物疗效的考核。

考点：乙肝病毒的“两对半”检查

案例5-2

患者，男性，41岁。近来几天出现食欲减退、恶心、厌油、全身乏力、尿黄、肝区疼痛不适。本人嗜烟酒，经常应酬出入夜总会。无输血或吸毒史。血清学检查结果：HAV IgM（－），HBsAg（＋），HBeAg（＋），抗HBs（－），抗HBe（－），抗HBc（＋）。

问题：1. 从临床表现和检查结果判断此人患有哪种疾病？病原体是什么？

2. 该病原体的传播途径有哪些？

4. 防治原则　严格筛选献血人员，严格管理血液制品、严格医疗器械的消毒，防止医源性传播，对患者的分泌物和排泄物、食具、衣物等及时进行消毒，对高危人群应采用特异性免疫预防措施，以降低乙型肝炎病毒的感染率。

（1）人工主动免疫　接种乙肝疫苗是最有效的预防方法。乙肝疫苗分为：①乙肝血源疫苗，为第一代乙肝疫苗，是从HBsAg携带者的血液中提纯经甲醛灭活制成的，新生儿应用这种疫苗免疫3次，可获得90%以上的抗-HBs，但血源中可能存在未完全灭活的病毒，现已经停止应用。②基因工程疫苗，为第二代乙肝疫苗，将编码HBsAg的基因克隆到酵母菌、哺乳动物细胞或牛痘苗病毒中高效表达，产生的HBsAg，经纯化后制备成疫苗，优点是安全且可以大量制备，目前已广泛应用。③治疗性DNA疫苗。

（2）人工被动免疫　含高效价抗HBs的人血清免疫球蛋白（HBIg）可用于HBsAg阳性的新生儿或HBsAg和HBeAg阳性的性伴侣等人群的紧急预防。如HBIg与乙肝疫苗联合应用，可阻断母婴垂直传播，一般可于母亲怀孕后期，每月注射1支HBIg，婴儿出生及1个月后，接种乙肝疫苗的同时注射HBIg。

目前治疗乙肝尚无特效药物，广谱抗病毒药物、调节免疫药物和护肝药物同时使用效果较好，如拉夫米定、利巴韦林、干扰素及某些中草药等。

（三）其他肝炎病毒

其他肝炎病毒见表5-5。

表5-5　其他肝炎病毒

其他肝炎病毒	生物学性状	致病性与免疫性	防治原则
丙型肝炎病毒（HCV）	HCV为一类球形、有包膜的RNA病毒，直径约55nm，至今其细胞培养仍尚未成功。人类是HCV的天然宿主，对氯仿、乙醚等脂溶剂敏感。100℃ 5min、煮沸、紫外线可使病毒灭活	主要通过输血或血制品传播，有输血后肝炎之称。临床表现为急性肝炎、慢性肝炎或无症状的携带者，但其重要的特征是感染极易慢性化。HCV感染患者体内先后出现IgM和IgG抗体，有低度免疫力，对同一毒株攻击有一定免疫力，但由于HCV变异导致抗原性改变，故此保护作用不强	目前尚无有效的疫苗进行预防。对献血员、血制品检测抗-HCV，是预防输血后丙型肝炎发生的主要措施。抗病毒治疗可应用α干扰素联合利巴韦林，有一定疗效
丁型肝炎病毒（HDV）	HDV为球形，有包膜的RNA病毒，直径为35～37nm，核心为单股负链的RNA，长度仅为1.7kb，是已知动物病毒中最小的基因组	HDV传播途径与HBV相似，可通过输血、应用血制品、密切接触或经母婴垂直传播。其感染方式有两种：一是联合感染，即同时发生急性HBV及HDV感染；二是重叠感染，即HBV或其他嗜肝病毒首先感染，在此基础上HDV才能进行复制增殖。HDAg感染后两周能刺激机体产生相应抗体，但无保护作用	是一种缺陷病毒，必须在HBV或其他嗜肝DNA病毒辅助下才能复制，其防治措施与乙肝病毒相似，控制血源是有效途径。接种乙肝疫苗也可预防HDV感染

续表

其他肝炎病毒	生物学性状	致病性与免疫性	防治原则
戊型肝炎病毒（HEV）	HEV是无包膜RNA病毒，呈球形，平均直径32～34nm，表面有锯齿状刻缺和突起，形似杯状。对高盐、氯仿、-70～8℃敏感，容易裂解，但在液氮中保存稳定。至今尚不能体外培养	HEV主要经粪-口途径传播，潜伏期为10～60d，病毒经胃肠道进入血液，在肝细胞内复制，然后释放到血液和胆汁中，经粪便排出体外，潜伏期末排毒量最大，传染性最强。临床表现为急性肝炎、重症肝炎以及胆汁淤积型肝炎，多数患者发病后6周左右即好转并痊愈，不发展为慢性肝炎，但孕妇感染HEV后病情常较重，尤以妊娠6～9个月最为严重，常发生流产或死胎，病死率达10%～20%	主要是切断传播途径。保护水源、管理粪便、加强食品卫生管理等。2012年我国研制的全球首支戊肝疫苗在中国上市

四、人类免疫缺陷病毒

链接 世界艾滋病日

艾滋病在全球肆虐，已成为重大的公共卫生问题和社会问题，引起了各国政府的高度重视。为提高人们对艾滋病的认识，世界卫生组织于1988年1月将每年的12月1日定为世界艾滋病日，号召世界各国和国际组织在这一天举办相关活动，宣传和普及预防艾滋病的知识。从此，这个概念被全球各国政府、国际组织和慈善机构采纳。红绸带是世界艾滋病日的标志，红绸带像一条纽带，将世界人民紧紧联系在一起，共同抗击艾滋病，它象征着人们对艾滋病患者和感染者的关心与支持。

人类免疫缺陷病毒（human immunodeficiency virus，HIV）是获得性免疫缺陷综合征（acquired immunodeficiency syndrome，AIDS，简称艾滋病）的病原体。目前发现的HIV有HIV-1和HIV-2两型。世界上艾滋病多由HIV-1所致；HIV-2主要在西部非洲和西欧地区流行，相对症状较轻。至今，HIV在世界范围内造成了近1200万人的死亡，超过3000万人感染。

1. 生物学性状

（1）形态结构　HIV为球形病毒、核酸为RNA、有包膜，直径100～120nm。病毒核心呈锥状，含病毒RNA、逆转录酶和核衣壳蛋白；核心外为二十面体对称的核衣壳；病毒外层为脂蛋白包膜，其中嵌有gp120和gp41两种病毒特异性糖蛋白（图5-17）。gp120是HIV与宿主细胞表面CD4分子结合的部位，结构易发生变异，可使病毒逃避机体的免疫监视；gp41可介导病毒包膜与宿主细胞膜的融合，有利于病毒穿入细胞。

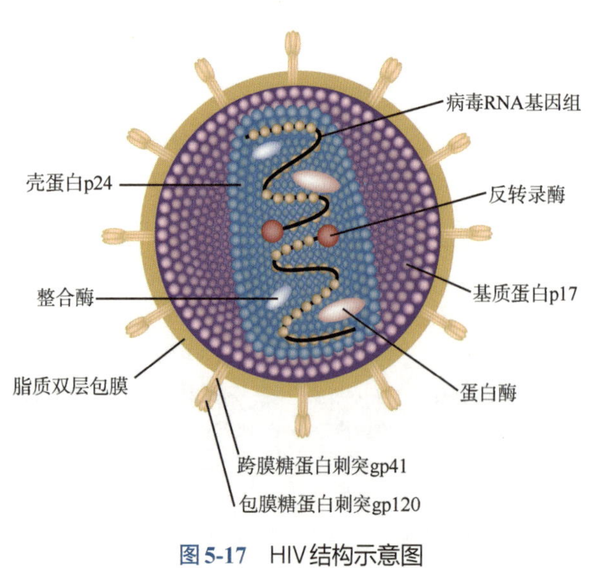

图5-17　HIV结构示意图

（2）抵抗力　HIV对理化因素的抵抗力较弱，56℃ 30min可被灭活。一般消毒剂如0.5%次氯酸钠、5%甲醛、75%酒精等，均可灭活HIV。但在室温下（20～22℃）病毒可保存活力达7d，对紫外线、γ射线有耐受性。

2. 致病性与免疫性

（1）传染源和传播途径　AIDS的传染源是HIV无症状感染者和AIDS患者。HIV主要存在于血液、精液、阴道分泌液、唾液、乳汁和脑脊液中。传播途径主要有3种：①性传播：通过同性和异性间的性行为传播。②血液传播：输入含HIV的血液或血制品、器官移植、人工授精、静脉药瘾者共用污染的注射器及针头等。③母婴传播：经胎盘、产道垂直感染或经哺乳方式传播。

（2）致病机制及临床表现　HIV能选择性地侵犯表达$CD4^+$分子的细胞，造成以CD4细胞缺损和功能障碍为中心的严重免疫缺陷。HIV感染可分为3个时期：①急性期：通常为发生HIV感染后的6个月内。临床表现以发热最为常见，可伴有咽痛、腹泻、皮疹、关节疼痛、淋巴结肿大及神经系统症状。②无症状期：持续时间一般为4～8年，由于HIV在感染者体内不断复制，免疫系统逐渐受损，可出现淋巴结肿大等表现。③AIDS期：主要临床表现为HIV相关症状、体征及多种机会性感染和肿瘤。

（3）免疫性　HIV感染可诱导机体产生高滴度的抗HIV多种蛋白的抗体以及细胞免疫应答，但由于HIV攻击$CD4^+$T细胞导致整个免疫系统功能紊乱，故最终无法清除HIV。

3. 防治原则　HIV有高度的变异性，目前仍无有效疫苗和特效药物，所以预防尤为重要。主要措施：①进行全民宣传教育。②检测高危人群，如供血员、同性恋、吸毒者等。③阻断血液传播，加强管理血液及血液制品，对献血、献器官、献精液者做HIV抗体检测，禁止共用注射器。④提倡安全性生活。⑤阻断母婴传播，HIV抗体阳性妇女，应避免用母乳喂养婴儿等。

案例5-3

患者，男，43岁，因患“肺炎”住院，经对症治疗好转出院。1个月后，因为发热、体重减轻再次入院。体检：体温39℃，已持续1周，无明显诱因的乏力，伴有腹泻，全身淋巴结肿大，背部皮肤出现卡波西肉瘤，视力下降，左眼失明，体重减轻5kg。实验室检查：$CD4^+/CD8^+$：0.5（参考区间：1.8～2.2）。

既往史：患者于6年前在非洲打工半年，有不良性行为史，无输血或静脉吸毒史。

问题： 1. 患者所患为何种疾病？

2. 患者是如何感染上该疾病的？

五、狂犬病毒

狂犬病毒（rabies virus）是狂犬病的病原体，是一种嗜神经性病毒。狂犬病是一种人畜共患性传染病，病毒主要在野生动物（狼、狐狸、臭鼬、浣熊和蝙蝠等）及家畜（犬、猫等）中传播，通过受感染动物（主要是犬）的唾液传播给人类。一旦发病，病死率近100%，是目前病死率最高的传染病。

（一）生物学性状

病毒呈子弹状。核酸为单股负链RNA，衣壳为螺旋对称形。包膜上有糖蛋白刺突，能识别易感细胞上的受体并可诱导机体产生中和抗体和细胞免疫。与病毒的致病性和免疫原性有关，如图5-18所示。

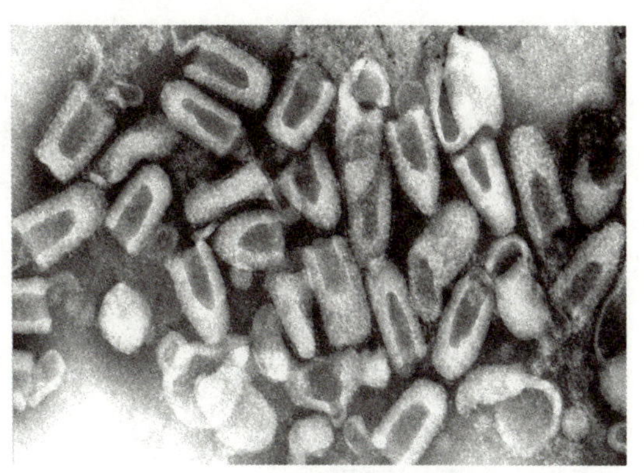

图5-18　狂犬病毒（电镜图）

病毒抵抗力不强，60℃ 5min可被灭活，对紫外线、日光敏感，强酸、强碱、肥皂水、去污剂等对病毒有灭活作用。

（二）致病性与免疫性

所有的温血动物都可携带狂犬病毒。我国狂犬病的传染源主要是病犬，其次是猫和狼，一些发达国家主要的传染源是野生动物。因为狂犬病毒主要存在于患者和患病动物的唾液中，其感染主要为犬、猫咬伤或抓伤所致。另外，破损的皮肤黏膜直接或间接接触带有病畜唾液物体也可被感染，如带有病毒的污染物刺伤了皮肤感染，亲吻犬、猫等动物通过口腔黏膜感染。狂犬病毒对神经组织有很强的亲和力，病毒在伤口部位周围的横纹肌细胞内增殖，然后侵入外周神经沿着周围传入神经迅速上行到达背根神经节并大量增殖，进而入侵脊髓和中枢神经系统，侵犯脑干和小脑等处的神经元，最后病毒又沿传出神经扩散到唾液腺及其他组织中并在其中繁殖。

狂犬病的潜伏期一般为1～3个月，其长短取决于被咬伤部位及病毒数量。人发病时的典型临床表现为：前驱期的发热、流涎、流泪、全身不适、头痛、乏力、不安、咬伤部位感觉异常等。兴奋期出现吞咽或饮水时喉头肌痉挛，甚至闻到水声或其他轻微刺激即可引起痉挛发作，故又称恐水症。此症状持续3～5d后，患者转入麻痹期，患者对外界各种刺激均无反应，最后昏迷、呼吸循环衰竭死亡。

机体感染病毒后可产生体液免疫和细胞免疫。但由于狂犬病病程短，病情进展快，故在其感染过程中难以发挥免疫保护作用，疫苗接种后产生的特异性抗感染免疫则可发挥重要的抗病毒作用。

（三）防治原则

狂犬病目前缺乏有效的治疗手段，所以对狂犬病的预防尤为重要。预防措施主要有以下几种：①严加管理犬、猫等宠物，定期为其进行预防接种。②在人群中尤其是饲养猫、犬等动物的人群中接种狂犬疫苗。③人一旦被狂犬咬伤，应立即处理清洗伤口，首先用清水、肥皂水或0.1%苯扎溴铵彻底清洗伤口；对伤口较深者，应对伤口深部进行灌流清洗，再用75%乙醇或碘酊涂擦消毒。清洗后，尽快注射狂犬病毒免疫血清，同时接种狂犬灭活疫苗，原则是宜早不宜迟。

六、其他常见病毒

（一）疱疹病毒

疱疹病毒科（*Herpesviridae*）是一群中等大小、结构相似、有包膜的DNA病毒，包膜上有病毒编码的糖蛋白组成的刺突。现已发现有110种以上，依据生物学性状将疱疹病毒分为三个亚科：①α疱疹病毒，能迅速增殖引起细胞病变，宿主范围广泛，在感觉神经节内可形成潜伏感染，如单纯疱疹病毒、水痘-带状疱疹病毒。②β疱疹病毒，宿主范围较窄，生长周期较长，可引起感染细胞的巨细胞病变，在唾液腺、肾和单核巨噬细胞系统中形成潜伏感染，如巨细胞病毒、人类疱疹病毒6型和7型等。③γ疱疹病毒，宿主范围最窄，主要感染B细胞，病毒可以在细胞内长期潜伏，如EB病毒。与人类感染有关的疱疹病毒称人疱疹病毒（human herpes virus，HHV）。各型人疱疹病毒的主要传播途径、潜伏部位及所致的主要疾病见表5-6。

表5-6 人类疱疹病毒的种类及所致疾病

病毒名称	传播途径	引起疾病
单纯疱疹病毒	直接密切接触和性接触、垂直传播、破损皮肤和黏膜	HSV-Ⅰ：原发多隐性感染；再发唇疱疹、唇癌；潜伏于三叉神经节和颈上神经节 HSV-Ⅱ：生殖器疱疹、宫颈癌、新生儿疱疹
水痘-带状疱疹病毒	呼吸道传播、垂直传播	原发：水痘；潜伏于脊髓后神经节、脑神经感觉神经节 再发：带状疱疹
巨细胞病毒	垂直传播、接触、消化道、输血	先天畸形、巨细胞包涵体病；潜伏于唾液腺、乳腺、肾、白细胞或其他腺体
EB病毒	接触、输血	传染性单核细胞增多症、非洲儿童恶性淋巴瘤、鼻咽癌；潜伏于B细胞

（二）虫媒病毒

虫媒病毒（arbovirus）是一类通过节肢动物叮咬脊椎动物而传播疾病的病毒。虫媒病毒可在节肢动物中增殖，并可以通过虫卵进行传代，所以节肢动物既是传播媒介又是中间宿主，常见的节肢动物有蚊、蜱、蠓等。大多数的虫媒病毒病是自然疫源疾病，也是人畜共患疾病。目前已知的虫媒病毒有530多种，其中引起人类疾病的有150余种。常见的虫媒病毒主要有黄病毒科的流行性乙型脑炎病毒、登革病毒和森林脑炎病毒等，见表5-7。

表5-7 重要的虫媒病毒及所致疾病

病毒名称	传播媒介	储存宿主	所致疾病	主要分布区
乙型脑炎病毒	蚊	家畜、家禽	流行性乙型脑炎	亚洲
登革病毒	蚊	猴	登革热、登革出血热	热带、亚热带
森林脑炎病毒	蜱	鸟类和啮齿类动物	森林脑炎	俄国和中国

虫媒病毒的共同特点：①病毒呈小球形，直径40～70nm，核酸为单股正链RNA，包膜上有血凝素刺突。②通过吸血性节肢动物传播，节肢动物既是传播媒介，又是储存宿主。③所致疾病潜伏期短，发病急、病情重，而且发病与节肢动物的分布、消长、活动密切相关，故这类疾病有明显的季节性和地域性。④虫媒病毒的抵抗力弱，对热、脂溶剂和紫外线敏感。

（三）出血热病毒

出血热是一类疾病的统称，有高热、出血、低血压的临床特征。引起出血热的病毒统称出血热病毒，有汉坦病毒、新疆出血热病毒、登革病毒和埃博拉病毒，见表5-8。

表5-8 常见出血热病毒

病毒名称	传播途径	引起疾病
汉坦病毒	啮齿动物	肾综合征出血热
新疆出血热病毒	蜱	新疆出血热
登革病毒	蚊	登革出血热
埃博拉病毒	猴	埃博拉出血热

（四）人乳头瘤病毒

人乳头瘤病毒（human papilloma virus，HPV）是一类球形、无包膜的DNA病毒，直径52～55nm。已发现HPV有130多个型别，约35种型别与生殖道感染有关，其中高危型（16型、18型等）与宫颈癌等恶性肿瘤的发生相关，低危型（6型、11型等）与生殖器尖锐湿疣有关。该病毒只侵犯人类，对其他动物无致病性。

传播途径主要有以下几种：①性传播。②密切接触。③间接接触：通过接触感染者的衣物、生活用品、用具等感染。④母婴传播：婴儿通过孕妇产道的密切接触。HPV由于型别及感染部位不同，所致疾病不尽相同。该病毒对皮肤和黏膜上皮细胞有高度亲嗜性，根据其亲嗜性的不同，将病毒分为嗜皮肤性HPV和嗜黏膜性HPV两大类。嗜皮肤性HPV主要感染皮肤，引起各种类型的皮肤疣，如寻常疣、跖疣、扁平疣等；嗜黏膜性HPV主要感染生殖道和呼吸道黏膜，引起尖锐湿疣、喉乳头瘤、口腔乳头瘤等，其中尖锐湿疣主要侵犯女性的外阴、阴道、宫颈和男性的阴茎、肛门、肛周等处，经性行为传播，故HPV引起的生殖道感染为性传播性疾病（STD）。

几乎所有宫颈癌患者的病理样本中均能找到HPV病毒，所以预防HPV感染就可以预防宫颈癌，宫颈癌是目前人类所有癌症病变中唯一病因明确的癌症。目前预防HPV感染可以接种的预防性疫苗有三种，分别是二价疫苗（HPV16、HPV18）、四价疫苗（HPV6、HPV11、HPV16、HPV18）以及九价疫苗（HPV6、HPV11、HPV16、HPV18、HPV31、HPV33、HPV45、HPV52、HPV58）。

自测题

一、判断题

1. 干扰素对病毒有直接灭活作用。（　　）
2. 病毒性疾病目前尚无有效的药物治疗。（　　）
3. 大多数病毒耐热不耐冷。（　　）

4. 裸露病毒在复制过程中的释放方式主要是出芽释放。( )
5. 病毒的核酸从衣壳内释放出来的过程称脱壳。( )
6. 病毒生物合成阶段，血清学方法可以检测出完整的病毒抗原。( )
7. 病毒对抗生素不敏感。( )
8. 大球形颗粒是具有感染性的完整乙肝病毒颗粒。( )
9. 疫苗接种是目前预防艾滋病最有效的方法。( )
10. 亚急性硬化性全脑炎是麻疹病毒急性感染后的迟发性并发症。( )

二、单项选择题

1. 人类传染病多由哪类微生物引起( )
A. 细菌 B. 真菌
C. 病毒 D. 支原体
2. 对病毒的描述下列不正确的是( )
A. 体积微小，结构简单
B. 含单一核酸
C. 在活细胞内生长
D. 对抗生素敏感
3. 病毒大小测量单位是( )
A. cm B. mm
C. μm D. nm
4. 病毒增殖、遗传与变异的物质基础是( )
A. 刺突 B. 包膜
C. 衣壳 D. 核酸
5. 下列微生物中只含有一种核酸的是( )
A. 细菌 B. 病毒
C. 支原体 D. 衣原体
6. 判断有包膜与无包膜病毒的依据为( )
A. 是否出现细胞病变
B. 对脂溶剂是否敏感
C. 对化学消毒剂是否敏感
D. 对温度抵抗力不同
7. 构成病毒包膜的成分是( )
A. 核酸、蛋白质、糖类
B. 酶类、脂质、核酸
C. 糖类、脂质、核酸
D. 脂质、蛋白质、糖类
8. 病毒的增殖方式是( )
A. 复制方式 B. 二分裂方式
C. 芽生方式 D. 裂殖方式
9. 缺陷病毒本质上指的是( )
A. 包膜表面刺突缺损 B. 衣壳缺损
C. 基因组缺损 D. 病毒酶缺损
10. 干扰素的抗病毒作用是在于( )
A. 阻止病毒吸附 B. 阻止病毒脱壳
C. 阻止释放 D. 产生抗病毒蛋白
11. 病毒严格在活细胞内寄生，原因是( )
A. 体积太小
B. 人工培养营养不足
C. 在外界环境抵抗力不足
D. 缺乏完整的酶系统
12. 目前病毒人工培养最常用的方法是( )
A. 动物接种 B. 细胞培养
C. 鸡胚培养 D. 培养基培养
13. 在病毒复制过程中，绝大多数有包膜病毒的释放方式是( )
A. 出芽释放 B. 细胞间桥释放
C. 破胞释放 D. 细胞融合释放
14. 用于治疗流行性感冒的药物是( )
A. 头孢菌素 B. 磷酸奥司他韦
C. 链霉素 D. 干扰素
15. 下列乙肝病毒结构具有感染性的是( )
A. 管形颗粒 B. 小球形颗粒
C. 大球形颗粒 D. e抗原
16. 脊髓灰质炎病毒的传播途径是( )
A. 空气传播 B. 虫媒传播
C. 粪-口传播 D. 垂直传播
17. 甲型肝炎病毒的主要传播途径是( )
A. 呼吸道传播 B. 粪-口传播
C. 血液传播 D. 性接触
18. HBV感染的主要标志是( )阳性。
A. HBsAg B. 抗-HBs
C. HBcAg D. HBeAg
19. 注射乙型肝炎疫苗机体获得了免疫力的标志是( )阳性。
A. HBsAg B. 抗-HBs
C. 抗-HBc D. 抗-HBe
20. 不易在血清中检测到的是( )
A. HBsAg B. 抗-HBs
C. 抗-HBc D. HBcAg
21. 下列哪种病毒属于缺陷病毒( )
A. 甲肝病毒 B. 乙肝病毒
C. 丙肝病毒 D. 丁肝病毒
22. HIV侵犯的主要细胞是( )
A. 粒细胞 B. $CD8^+$ T细胞
C. $CD4^+$ T细胞 D. CTL细胞
23. HIV的传播途径不包括( )
A. 同性或异性间性行为
B. 药瘾者共用污染HIV的注射器
C. 日常生活的一般接触
D. 母婴垂直传播和围产期传播
24. 下列哪种病毒感染人体后可引起恐水症( )
A. 乙脑病毒 B. 狂犬病毒
C. 出血热病毒 D. 黄热病毒
25. 可引起慢发感染的病毒是( )
A. 乙肝病毒 B. 麻疹病毒
C. 风疹病毒 D. 狂犬病毒

26. HPV感染可引起（　　）
A. 鼻咽癌　B. 卡波西肉瘤
C. 原发性肝癌　D. 宫颈癌
27. 不能经虫媒传播感染的病毒是（　　）
A. 乙型脑炎病毒　B. 森林脑炎病毒
C. 登革病毒　D. 狂犬病毒
28. 流行性乙型脑炎病毒的传染源是（　　）
A. 蚊　B. 虱
C. 蜱　D. 螨
29. 下列疾病由冠状病毒引起的是（　　）
A. SARS　B. 小儿秋季腹泻
C. 小儿麻痹症　D. 剥脱性皮炎
30. 引起生殖器疱疹的是（　　）
A. HSV-Ⅰ　B. HSV-Ⅱ
C. EB病毒　D. 风疹病毒

三、多项选择题

1. 病毒的核衣壳由哪些结构组成（　　）
A. 核心　B. 衣壳
C. 包膜　D. 刺突
E. 包涵体
2. 病毒复制过程包括哪几个阶段（　　）
A. 吸附　B. 脱壳
C. 生物合成　D. 装配与释放
E. 穿入
3. 干扰素抗病毒作用的特点主要有（　　）
A. 特异性　B. 广谱性
C. 种属性　D. 非特异性
E. 间接性
4. 干扰素的主要生物学活性有（　　）
A. 抗病毒作用　B. 抗菌作用
C. 抗肿瘤作用　D. 免疫调节
E. 免疫抑制
5. 病毒具有以下哪些特点（　　）
A. 个体微小　B. 结构简单
C. 含有两种核酸　D. 以复制方式增殖
E. 必须在专性活细胞内寄生
6. 病毒的衣壳主要有哪些功能（　　）
A. 保护病毒　B. 维持病毒的形态结构
C. 参与病毒感染过程　D. 具有良好的免疫原性
E. 有内毒素样作用
7. 病毒的包膜主要有哪些功能（　　）
A. 保护病毒核衣壳　B. 控制病毒的遗传变异
C. 参与病毒感染过程　D. 具有良好的免疫原性
E. 有内毒素样作用
8. 乙型肝炎病毒的传播途径包括（　　）
A. 粪-口途径　B. 血液传播
C. 密切接触传播　D. 呼吸道传播
E. 垂直传播
9. 关于HIV说法错误的是（　　）
A. 为球形的包膜病毒、核酸为DNA
B. 75%酒精可将病毒灭活
C. 对紫外线、γ射线较敏感
D. 抵抗力较弱
E. 室温下病毒可保存活力约1周
10. 易引起流行性感冒大流行的原因有（　　）
A. 病毒RNA分节段
B. HA和NA易发生变异
C. 人类对病毒易感
D. 病毒经飞沫通过呼吸道传播
E. 缺乏有效的疫苗
11. HIV感染可分为（　　）
A. 急性感染期　B. 无症状潜伏期
C. 相关综合征期　D. 慢性感染期
E. 免疫缺损期
12. 属于疱疹病毒的有（　　）
A. 单纯疱疹病毒　B. 水痘-带状疱疹病毒
C. 巨细胞病毒　D. EB病毒
E. 登革病毒
13. 人乳头瘤病毒与宫颈癌等恶性肿瘤的发生相关的型别有（　　）
A. 6型　B. 16型
C. 11型　D. 18型
E. 40型
14. 人乳头瘤病毒的传播途径主要有（　　）
A. 性传播　B. 密切接触
C. 间接接触　D. 垂直传播
E. 血液传播

四、简答题

1. 病毒主要有哪些特点?
2. 简述病毒的基本结构和化学组成及功能。
3. 简述干扰素的分类及主要生物学活性。
4. 请比较甲、乙、丙、丁、戊型肝炎病毒的传播途径和所致疾病。
5. 简述HBV抗原抗体系统及检测的临床意义。
6. 简述HIV的防治原则。

（刘　萍　汪晓艳）

第6章 微生物的分布与控制

学习目标

1. 知识目标： 掌握正常菌群的定义、菌群失调的原因、高压蒸汽灭菌法的操作要点、常用化学消毒剂的作用机制和用途、菌种保藏的方法；熟悉灭菌、消毒、防腐、无菌等基本概念，菌种保藏的目的与原理，紫外线灭菌和过滤除菌的作用机制和用途；了解其他物理灭菌法。

2. 能力目标： 高压蒸汽灭菌、紫外线灭菌和过滤除菌的操作技术。

3. 素质目标： 加强无菌意识和生物安全意识。

第1节　微生物的分布

一、微生物在自然界的分布

（一）水中的微生物

水是腐生菌生长繁殖的天然环境，但大多数病原菌却只能在水中存活一段时间而不在水中繁殖。水极易受到病原体的污染，且有机物含量越高水中微生物数量越多。水中有细菌、病毒、真菌等，种类繁多。水中微生物主要来自土壤、空气、尘埃、人畜排泄物和动植物尸体，其中病原菌主要有伤寒沙门菌、痢疾志贺菌、霍乱弧菌、大肠埃希菌等。人类的生产和生活离不开水，所以要严格保护好水源，防止水污染，判断水的污染程度最可靠的办法是直接检测水中的病原菌。

对于制药行业而言，制药和配药过程都离不开水，生产的各个不同环节所用的水必须符合标准要求，才能保证药品的质量。

（二）土壤中的微生物

土壤中有各种有机物、无机物，pH接近中性，温度也比较稳定，所以是微生物生长繁殖的良好环境。土壤中的微生物主要分布于距离地面10～30cm处，深层土壤和地表则较少。其中以细菌最多，占总数的70%～90%，其次是放线菌和真菌，藻类和原生生物较少。

土壤中的病原微生物种类很多，主要有痢疾志贺菌、伤寒沙门菌、产气荚膜杆菌、破伤风杆菌等。病原菌一般为异养菌，在土壤中不能旺盛地繁殖，又因理化因素的作用和腐生菌的拮抗作用，大多数不能长期存活，但有芽孢的细菌（如炭疽芽孢杆菌、破伤风芽孢梭菌、肉毒芽孢梭菌等）和产孢子的真菌存活时间较长。植物药材尤其是根类药材，由于带有土壤，采集后应及时晒干，妥善处理，否则易发生霉败变质而丧失药用价值。

（三）空气中的微生物

空气中缺乏微生物生长繁殖所需要的营养物质和足够的水分，加上光、电、射线等作用，所以空气不是微生物生命活动的理想场所，进入空气中的微生物可作短暂停留而无法生长繁殖。空气中的病原微生物主要有经呼吸道传播的细菌和病毒，如结核分枝杆菌、白喉杆菌、百日咳杆菌、流感病毒、流行性腮腺炎病毒、新冠病毒、风疹病毒等，主要来源于感染的人、畜排泄物及分泌物。

空气中微生物的种类和数量与人口密度、植物数量、气温、湿度及风力等因素有关。一般而言，靠近地面的空气污染严重，随高度的上升，空气中微生物的数量逐渐减少。不同季节空气中的微生物数量不同，一般夏季比冬季多；雨、雪之后空气中的微生物减少。室内空气中的微生物数量与室内活动的人数密切相关，但在空气流通的情况下，微生物的数量会大大降低，所以房间要经常通风，尤其在秋冬季节呼吸道疾病高发期，通风可降低空气中室内微生物的数量。

链接 人类微生物组计划

人类微生物组计划是人类基因组计划的延伸，它研究的重点是通过元基因组学的方法研究人体内及体表的微生物菌群结构变化与人体健康的关系。

人体内有两个基因组，一个是从父母那里遗传来的人的基因组，编码大约2.5万个基因；另一个则是出生以后才进入人体，特别是肠道内的多达1000多种的共生微生物，其遗传信息的总和称为微生物组，也称为元基因组，它们所编码的基因有100万个以上。两个基因组相互协调、和谐一致，才能保证人体的健康。

滥用抗生素，会在杀死致病菌的过程中，导致人体正常菌群大量消亡，引起胃肠道、泌尿生殖系统菌群失调，破坏人体的微生态平衡系统，出现其他病症。因此，保护微生态平衡就是保护我们的健康！

二、微生物在人体的分布

（一）正常菌群

人体的皮肤以及与外界相通的腔道（口腔、鼻咽腔、胃肠道、泌尿生殖道）有不同种类的微生物生长繁殖，这些微生物之间以及与宿主之间保持着动态平衡，构成相互制约的生态系统，正常情况下有益于宿主健康，这些微生物称为人体的正常菌群（又称正常微生物群）。

通常认为这些微生物在人体出生后就逐渐开始在人体定居，它们主要来自出生时的产道、接触的物品及出生之后的环境。正常情况下，正常菌群与人体以及菌群中各种微生物之间是相互制约、相互依存的，这种主要通过微生物之间的相互作用所建立的平衡称为微生态平衡。

（二）正常菌群的生理功能

1. 生物拮抗作用 正常菌群，特别是占绝对优势的厌氧菌对来自人体以外的致病菌有明显的生物拮抗作用，这种拮抗作用的机制主要有：①占位性保护作用，正常菌群通过黏附和繁殖能形成一层自然菌膜，对体外致病菌的侵入起着拮抗和防御作用；②改变pH，正常菌群代谢产生的脂肪酸、乳酸等可以降低环境中的pH与氧化还原电势，从而抑制外来菌的生长繁殖；③争夺营养，正常菌群由于数量大，在营养争夺中处于优势；因而对宿主起到一定程度的保护作用。

2. 刺激免疫应答 正常菌群可以刺激机体免疫系统的发育成熟，具有免疫原性，有促分裂作用和佐剂的作用，是机体抗感染免疫的重要组成部分。

3. 合成维生素 有些微生物能合成维生素，如生物素、叶酸、吡哆醇及维生素K等，供人体吸收利用。

4. 促进代谢的作用 正常菌群参与糖、蛋白质、脂肪等的代谢，如肠道正常菌群可把不溶性的蛋白质、糖类转化为可溶状态，促进人体的消化吸收。

5. 抗衰老与抑癌作用 肠道菌群在代谢过程中产生的雌马酚类的化学物质能减缓衰老过程。雌马酚是一种雌性激素，能够加速成纤维细胞转化为胶原蛋白，从深层次改善皮肤，还能有效缓解更年期症状。此外，肠道菌群中的双歧杆菌和乳酸杆菌，可以通过抑制致癌物质生成，激活体液免疫、细胞免疫和促进肿瘤细胞凋亡，起到抗肿瘤作用。

人体不同部位正常菌群的分布见表6-1。

表6-1 正常菌群在人体的分布

部位	常见的微生物
皮肤	葡萄球菌、类白喉杆菌、铜绿假单胞菌、大肠埃希菌、非致病性分枝杆菌、真菌
口腔	葡萄球菌、肺炎链球菌、奈瑟球菌、放线球菌、乳酸杆菌、螺旋体、真菌
眼结膜	葡萄球菌、结膜干燥棒状杆菌、奈瑟菌
鼻咽腔	葡萄球菌、肺炎链球菌、奈瑟球菌、变形杆菌、大肠埃希菌、类杆菌、真菌
外耳道	葡萄球菌、类白喉棒状杆菌、铜绿假单胞菌、抗酸杆菌
肠道	大肠埃希菌、变形杆菌、铜绿假单胞菌、拟杆菌、乳酸杆菌、双歧杆菌、产气肠杆菌、破伤风杆菌、类杆菌、葡萄球菌、粪链球菌、白假丝酵母菌、真菌、腺病毒
尿道	类白喉棒状杆菌、拟杆菌、变形杆菌、葡萄球菌
阴道	葡萄球菌、乳酸杆菌、双歧杆菌、支原体

（三）条件致病菌

正常情况下，正常菌群具有相对稳定性，但在特定条件下正常菌群与机体之间的生态平衡被打破而引起疾病，这些在正常情况下不致病，而在特殊条件下能致病的细菌称为条件致病菌或机会致病菌，其致病的特殊条件主要有：

1. 机体免疫力低下 如应用抗肿瘤药物、放射性治疗、慢性病长期消耗等导致机体免疫力下降。

2. 正常菌群的移位 如大肠埃希菌从寄居的肠道部位进入腹腔或泌尿生殖道，可引起腹膜炎、泌尿道感染。

3. 菌群失调 由于某些原因如不适当长期使用抗菌药物，大多数正常菌群被杀死或抑制，而原来处于劣势的少数菌群或不能被抗菌药物杀死的耐药菌株趁机大量繁殖，使原来的菌群种类、数量和比例发生较大幅度的改变，称为菌群失调。严重的菌群失调导致的临床症状称为菌群失调症。

链接 益生菌与益生元

益生菌是一类活的、对肠道健康有益的微生物。通过外部添加，可直接作为食品添加剂来吃，以维持肠道菌群的平衡，是有生物活性的有益菌群的统称，如双歧杆菌、发酵乳杆菌等。益生菌对保存环境要求很高，因此对生产和包装工艺都有很高的要求，益生菌的载体最好是片剂、胶囊或粉末。

益生元是一种膳食补充剂，通过选择性刺激有益菌的生长与活性而对宿主产生有益的影响，从而改善宿主健康但不被机体消化吸收的物质。市面上应用比较广泛的益生元有异麦芽低聚糖、低聚果糖、低聚木糖等。

考点：正常菌群的作用、菌群失调及其原因

第2节 微生物的控制

人类与微生物共同生活在地球上，大多数微生物对人类是有益的，但也有微生物是有害的，它们使食品腐败，污染药品，使人和动植物生病，从而直接危害人类的健康，或者给人们造成经济损失。因此，人们通过消毒与灭菌的方法达到杀灭和控制有害微生物的目的，以下介绍几个消毒学术语。

1. 灭菌（sterilization） 是利用理化方法，杀死物体表面或介质中所有的微生物，包括致病的和非致病的各种微生物，以及细菌的芽孢。灭菌后的物品即为无菌状态。

2. 消毒（disinfection） 是利用理化方法，杀死物体表面或介质中的病原微生物，但不一定杀死芽孢。通过消毒可以达到防止病原微生物传播的目的。

3. 防腐（antisepsis） 利用理化方法防止或抑制微生物生长繁殖的方法。用于防腐的化学药物称为

防腐剂。许多药物在低浓度时只有抑菌作用，浓度增高或延长作用时间，则有杀菌作用。

4. 无菌（asepsis） 是指物体上或容器内没有活菌的意思。防止微生物进入机体或物体的方法称为无菌操作。无菌操作所用的器具和材料都要进行灭菌处理。

消毒与灭菌的方法主要有物理方法、化学方法和生物法，本节介绍物理方法和化学方法。

一、物理方法

（一）热力灭菌法

热力灭菌法是利用高温使微生物的蛋白质和核酸等重要生物大分子变性、破坏，从而导致微生物死亡。该方法简便、经济、有效，在生活及生产过程中得到了广泛的应用。通常，根据灭菌介质的不同，将热力灭菌法分为干热法和湿热法两类。

1. 干热法 干热灭菌是在无水状态下进行，借助干热的空气，导致细胞脱水、干燥和生物大分子变性，进而引起微生物死亡。常用的干热灭菌法有：

（1）焚烧 适用于废弃物（如医疗垃圾、动植物的尸体等）的处理，是一种简单、迅速、彻底的灭菌方法，因对物品的破坏性大，故应用范围有限。

（2）烧灼 适用于微生物实验室常用的接种环、接种针、涂菌棒等耐高温的器材。

（3）干烤 适用于高温下不易损坏、不易变质的物品，如药粉、玻璃制品、金属制品等。干烤灭菌采用的温度和维持时间应根据具体灭菌对象来确定，一般在160～170℃持续2h才能杀死细菌和芽孢。对一些要用纸、布、棉花等包裹的物品，温度可降至140℃延长时间至3h。

使用烤箱进行干烤灭菌时应注意以下事项：①器械应洗净后再干烤，以防止附着在表面的污物炭化；②玻璃器皿应洗净并完全干燥再灭菌，灭菌后应等温度降至40℃以下再打开烤箱，防止炸裂；③物品包装不宜过大，放置的物品不得超过烤箱高度的2/3并留有空隙，以利于热空气的对流；④灭菌过程中不得中途打开烤箱放入新的物品；⑤灭菌时间应从烤箱内温度达到规定的灭菌温度时计算。

2. 湿热法 湿热灭菌是在流通蒸汽或水中进行，借助湿热的流通蒸汽或沸水导致菌体蛋白或核酸变性，进而引起微生物的死亡。湿热灭菌在相同温度下效果比干热灭菌好，主要原因：①湿热蒸汽比干热空气的穿透力强；②菌体蛋白质在有水分存在的条件下更易变性凝固；③湿热的水蒸气含有潜热，与物品表面接触后，液化成水并放出潜热，使被灭菌物体的温度迅速升高，加速微生物的死亡。常用湿热灭菌方法如下。

（1）煮沸法 适用于消毒食具、注射器、刀、剪等，一般水沸腾后再煮5～10min可杀灭细菌的繁殖体，煮沸1～2h可杀死细菌的芽孢。

（2）巴氏消毒法 适用于酒类、牛奶、干酪、糖浆等食品的消毒。巴氏消毒法有两种，一是63℃维持30min；二是72℃维持15s。此法在杀死致病菌的同时又能保持食品的营养与风味。

（3）流通蒸汽消毒法 适用于食品、食具以及其他一些不耐高温物品的消毒。一般100℃左右维持15～30min可以杀死细菌的营养体，但不能杀死芽孢。

（4）间歇蒸汽灭菌法 又称丁达尔灭菌法，对于被细菌芽孢污染的物品，可采用此法。将物品经100℃左右维持15～30min后取出放置于37℃恒温箱培养，使芽孢萌发成繁殖体，次日重复以上操作，连续3次可杀尽物品中的芽孢。此法适用于不耐高热的含糖、血清、牛奶等培养基的灭菌。

（5）高压蒸汽灭菌法 适用于普通培养基、生理盐水（0.9%氯化钠溶液）、工作服、手术敷料、玻璃器皿等能耐高温的物品。一般物品灭菌在1.05kg/cm^{2}压力，即温度121.3℃，15～30min，可杀灭所有的病原微生物和细菌的芽孢。高压灭菌器的种类很多，可根据不同的需要选用合适的灭菌器，但其原理都是利用饱和蒸汽压力与温度成正比的关系。以下介绍实验室常用的手提式高压灭菌锅使用时应注意的事项：①在压力锅内加入适量的水；②物品摆放要疏松，若物品摆放过于紧靠，会影响蒸汽的流通和灭菌效果；③锅盖密闭后打开排气阀加热，排气数分钟，使灭菌锅内冷空气被排尽后关闭排气阀，若锅内有冷空气，虽然压力表上显示的压力已达到标准，但灭菌锅内并非饱和蒸汽，会影响灭菌效果；④维持时间是从达到要求的灭菌温度时开始计时；⑤灭菌完毕后等压力自然降至零时打开灭菌锅，不可过早放气开盖，以防培养基冲出容器。

考点：高压蒸汽灭菌时为何要排放冷空气

（二）辐射灭菌法

辐射灭菌法是利用电磁辐射产生的电磁波杀死微生物的一种有效方法。用于灭菌的电磁波有微波、紫外线（UV）、X射线和γ射线等，按其能否使被辐射物质发生电离，可分为非电离辐射灭菌和电离辐射灭菌。

1. 非电离辐射灭菌 包括可见光、日光、紫外线、微波等。

（1）紫外线是一种低能量的电磁辐射，波长范围为100～400nm，其中200～300nm的紫外线具有杀菌作用，265nm左右的紫外线杀菌效力最强，主要原因是在该波长范围内可以被菌体蛋白质（紫外最大吸收峰约280nm）和核酸（紫外最大吸收峰约260nm）大量吸收，使其变性失活。其杀菌原理是紫外线易被核蛋白吸收，使DNA的同一条螺旋体上相邻的胸腺嘧啶形成胸腺嘧啶二聚体，从而干扰DNA的复制，导致细菌死亡或变异。紫外线的穿透能力弱，不能通过普通玻璃、尘埃，只能用于消毒物体表面及空气、手术室、无菌操作实验室及烧伤病房等，亦可用于不耐热物品表面消毒。杀菌波长的紫外线对人体皮肤、眼睛均有损伤作用，使用时应注意防护。此外，紫外线可使空气中产生臭氧，对人体健康有影响。

在实际使用中，一般无菌操作室内，一支30W的紫外线灯照射30min左右可杀死空气中的微生物。其杀菌效果还与光源的强度、与被照物的距离、照射时间、湿度等因素有关。如果照射时间或剂量不足，可引起一些微生物变异或复活。

（2）微波是一种波长在1mm至1m的电磁波，主要通过电磁波引起的热效应而达到杀菌的目的，常被归入干热灭菌法中，因其不能穿透金属，常适用于牛奶、某些药品（如中药材）及非金属器械的消毒灭菌。

2. 电离辐射灭菌 电离辐射是利用γ射线或高能电子束（阴极射线）进行的灭菌，通过破坏细胞核酸、酶、蛋白质结构，达到杀死微生物的目的。是一种适用于忌热物品的常温灭菌方法，又称之为冷灭菌，常用于一次性医疗塑料物品、精密器械、生物制品、药品和食品的灭菌。但其设备费用较高，对操作人员存在潜在危险性，可能使某些药物药效降低或产生毒性和发热物质，故在使用过程中应严格控制使用剂量和安全操作。

（三）过滤除菌法

过滤除菌的原理是通过致密的过滤材料，机械地滤去气体或液体中的微生物，但不能将其杀死，该法适用于不耐热也不能以化学方法处理的液体和气体，如抗生素、血清、维生素、酶等溶液。细菌滤器是利用孔径为0.22～0.45μm的微孔滤膜进行过滤，目前常用的是硝酸纤维素或乙酸纤维素制成的滤膜，但缺点是不能滤去比细菌小的如病毒、支原体等微生物。

（四）低温

低温和加热的不同之处是这种方法不是简单地破坏微生物，而是抑制微生物的生长和繁殖。多数微生物能耐受低温，虽然代谢缓慢但仍有生命。此外，迅速冷冻可使细胞内原生质体的水分形成均匀的玻璃样结晶，大大减少微生物的死亡，为了避免解冻时对细菌的损伤，可在低温状态下真空抽干去尽水分，即冷冻真空干燥法。低温是菌种保藏常用的方法，目的就是使菌株存活、不丢失、不污染杂菌、不发生或少发生变异，保持菌种原有的活性。常用菌种保藏方法见表6-2。

表6-2　菌种保藏方法

保藏方法	操作要点	保藏时间
斜面低温保藏	将生长适度的斜面培养物置于4℃的冰箱保藏	芽孢菌、有孢子的真菌和放线菌3～6个月；无芽孢的细菌1～3个月
液体石蜡保藏法	在适度生长的斜面培养物中加入无菌的液体石蜡，装量高出培养物表面1cm，直立于4℃冰箱保藏	细菌、真菌和放线菌可保存1年左右
砂土管保藏法	芽孢菌、丝状真菌及放线菌经培养产生芽孢或孢子后，用无菌水制成菌悬液，混入砂土管内真空干燥，置于4℃冰箱保存	保存期可达2～10年
冷冻真空干燥保藏法	已培养好的微生物加入无菌的脱脂牛奶或血清为保护剂，制成悬液分装入安瓿。在–70～–30℃迅速冷冻干燥后，真空熔封安瓿4℃冰箱保存	保存期可达5～10年
液氮低温保藏法	以甘油、脱脂牛奶等为保护剂，制成菌悬液，保存于–70℃超低温冰箱或液氮（–196～–156℃）中	可达数十年

（五）其他物理方法

1. 超声波　频率高于20 000Hz的声波称为超声波，可导致微生物的细胞壁破裂，内含物外溢，是破碎细胞的常用方法，但不是理想的灭菌方法。

2. 干燥　可导致细胞脱水、胞内盐浓度增高而引起微生物死亡，所以常将药材、食品、粮食等用自然干燥、烤干、晒干等方法除去水分，抑制微生物的生长。

考点：紫外线灭菌的原理、特点及适用范围

二、化学方法

化学消毒剂的种类很多，它们的杀菌强度各不相同，有的可以作为灭菌剂使用，有的只能作为消毒剂。一般来说，减少处理剂量和时间，灭菌剂可作为消毒剂。消毒剂虽然能杀死病原体，但对人体组织细胞也有损伤作用，所以消毒剂只限外用，如用于皮肤黏膜、浅表的伤口以及物品和周围环境的消毒。

（一）化学消毒剂的作用原理

不同的化学消毒剂其作用原理也不完全相同，一种化学消毒剂对细菌的影响常以其中一方面为主，兼有其他方面的作用。消毒剂的抑菌或杀菌机制归纳起来主要是以下三点。

1. 微生物蛋白质变性　消毒剂大部分可引起蛋白质的变性，如重金属类与蛋白质的巯基结合而使之失活；醇类使蛋白质变性凝固；醛类与蛋白质的氨基反应使蛋白质变性；烷基化气体能与核酸和蛋白质中的氨基（—NH_2）、羧基（—COOH）和巯基（—SH）等起反应，引起菌体蛋白和核酸的变性。

2. 破坏细胞的表面结构　如酚类、醇类、表面活性剂等能破坏细胞壁或细胞膜的表面结构，增加细胞膜的通透性，使胞质内的成分渗漏出细胞外而造成细菌的死亡。

3. 干扰和破坏细菌酶的活性，影响细菌的新陈代谢　酶的化学本质是蛋白质，凡是引起菌体蛋白质变性、凝固的因素均可引起菌体酶活性的丧失。

（二）影响消毒效果的因素

1. 消毒剂的性质、浓度与作用时间　首先要根据消毒对象选择合适的消毒剂，其次正确的配方能更有效地杀灭微生物。各种消毒剂的理化性质不同，对微生物的作用大小也有差异，例如，表面活性剂对革兰氏阳性菌的灭菌效果比对革兰氏阴性菌好，结晶紫对葡萄球菌的效果特别强。

同一种消毒剂的浓度不同，其消毒效果也不一样。大多数消毒剂在高浓度时起杀菌作用，低浓度时则只有抑菌作用。在一定浓度下，消毒剂对某种细菌的作用时间越长，其效果也越好。

2. 微生物的污染程度　微生物污染程度越严重，消毒就越困难，因为微生物彼此重叠，加强了机械保护作用。所以在处理污染严重的物品时，必须加大消毒剂浓度或延长消毒作用的时间。

3. 微生物的种类和生活状态 不同的细菌对消毒剂的抵抗力不同，细菌芽孢的抵抗力最强，幼龄菌比老龄菌敏感。

4. 环境因素 当细菌和有机物特别是蛋白质混在一起时，某些消毒剂的杀菌效果可受到明显影响，因此在消毒皮肤及器械前应先清洁再消毒。

5. 温度、湿度、酸碱度 消毒速度一般随温度的升高而加快，所以温度越高消毒效果越好；湿度对许多气体消毒剂有影响；酸碱度的变化可影响消毒剂的杀灭作用，例如，季铵盐类化合物在碱性环境中杀灭微生物效果较好；酚类则在酸性条件下杀灭微生物的作用较强。

（三）常用的化学消毒剂

1. 按杀菌能力大小不同 可将化学消毒剂分为高效消毒剂、中效消毒剂及低效消毒剂（表6-3）。

表6-3 消毒剂按杀菌效能划分情况

消毒剂	类型	种类	杀菌机制
高效消毒剂	含氯消毒剂	次氯酸钠等	酶失活和氧化
	过氧化物类	过氧化氢、过氧乙酸等	酶活性丧失
	醛类	甲醛、戊二醛	蛋白、核酸变性
	环氧乙烷	环氧乙烷	破坏蛋白、核酸性质
	臭氧	臭氧	产生新生态氧氧化性强
中效消毒剂	含碘消毒剂	碘酊、碘伏	氧化、沉淀蛋白
	醇类	乙醇、丙醇	蛋白变性
	高锰酸钾	高锰酸钾	氧化作用
低效消毒剂	季铵盐类	苯扎溴铵	改变膜的通透性
	氯己定	氯己定	改变膜的通透性

2. 按照消毒剂的化学成分不同 可分为醇类消毒剂、酚类消毒剂、醛类消毒剂等（表6-4）。

表6-4 常用消毒剂的种类（按化学成分不同）

类别	常用种类及浓度	用途
醇类	乙醇70%～75%	用于皮肤、体温计消毒
	苯氧乙醇2%	用于铜绿假单胞菌引起的感染
酚类	苯酚3%～5%	低效消毒剂，作为酚系数表示杀菌强度
	甲酚皂1%～5%	浸泡、喷洒或擦抹污染物品表面
醛类	戊二醛2%	不耐热的物品（橡胶、塑料）、精密仪器
	甲醛10%	密闭容器或房间内的物品、空气熏蒸消毒
氧化剂类	过氧化氢	3%浓度用于伤口和口腔黏膜消毒；1.0%～1.5%浓度用于漱口
	过氧乙酸 0.2%～0.3%	塑料、玻璃器材
	臭氧	水、泳池、空气、物品表面、医疗器械设备
	高锰酸钾0.1%	皮肤、尿道、蔬菜、水果
卤素类	氯气	用于自来水及污水消毒
	含氯石灰5%～10%	消毒手、家具和排泄物
	含碘消毒剂 2%	皮肤、创面及不耐热物品（橡胶塑料）消毒
重金属盐	红汞2%、硫柳汞0.1%	皮肤黏膜、创口
表面活性剂	苯扎溴铵	0.4%～1.6%用于皮肤黏膜、感染伤口
	氯己定（洗必泰）0.5%	皮肤黏膜等

续表

类别	常用种类及浓度	用途
烷基化气体	环氧乙烷	生物制品、医药制剂、染菌设备等
其他消毒剂	酸碱	环境、房间空气等
	染料类（结晶紫）2%～4%	伤口感染

考点： 各种化学消毒剂的适用范围

自测题

一、判断题

1.“灭菌”和“消毒”含义相同，均指杀灭物体上的一切微生物。(　　)
2. 正常菌群与宿主之间保持着动态平衡，构成相互制约的生态系统，有益于宿主健康。(　　)
3. 巴氏消毒法不能杀死细菌的芽孢。(　　)
4. 菌种保藏的条件一定要利于微生物的生长。(　　)
5. 乙醇的浓度越高，杀菌能力越强。(　　)

二、单项选择题

1. 人体微生物数量最多的部位是(　　)
   A. 肠道　B. 皮肤
   C. 黏膜表面　D. 鼻咽
2. 酒精消毒最适宜的浓度（v/v）是(　　)
   A. 100%　B. 95%
   C. 75%　D. 50%
3. 杀灭芽孢效果最好的是(　　)
   A. 流通蒸汽法　B. 高压蒸汽灭菌法
   C. 巴氏消毒法　D. 紫外消毒法
4. 关于紫外线，描述不正确的是(　　)
   A. 能干扰DNA合成
   B. 消毒效果与作用时间有关
   C. 常用于空气、物品表面消毒
   D. 穿透力强
5. 干烤灭菌的条件是(　　)
   A. 100℃ 60min　B. 160～170℃ 2h
   C. 150℃ 2h　D. 200℃ 30min
6. 对无菌室空气可用下列哪种方法消毒(　　)
   A. 流通蒸汽　B. 紫外线照射
   C. 超声波消毒　D. 高压蒸汽灭菌
7. 自然界中被称为微生物大本营的是(　　)
   A. 土壤　B. 水
   C. 空气　D. 动植物体
8. 可用于医用口罩灭菌的化学消毒剂是(　　)
   A. 乙醇　B. 臭氧
   C. 环氧乙烷　D. 过氧化氢
9. 对含有血清培养基的灭菌，应选用(　　)
   A. 煮沸法　B. 高压蒸汽灭菌法
   C. 间歇蒸汽灭菌法　D. 紫外线照射
10. 正常情况下，人体无菌的部位是(　　)
   A. 肠道　B. 皮肤
   C. 黏膜表面　D. 血液

三、多项选择题

1. 属于氧化剂类的消毒剂有(　　)
   A. 过氧化氢　B. 戊二醛
   C. 结晶紫　D. 高锰酸钾
   E. 苯扎溴铵
2. 关于液体石蜡保藏法说法正确的是(　　)
   A. 石蜡要无菌
   B. 石蜡装量高出培养物1cm
   C. 可用于厌氧菌的保藏
   D. 可置于4℃冰箱中保藏
   E. 不能用于以石蜡为碳源的微生物的保藏
3. 超低温菌种保藏常用的保护剂有(　　)
   A. 生理盐水　B. 脱脂牛奶
   C. 甘油　D. 乙醇
   E. 蔗糖溶液
4. 下列因素可导致菌群失调的是(　　)
   A. 放化疗　B. 滥用抗生素
   C. 正常菌群移位　D. 抗肿瘤药物
   E. 免疫力下降
5.(　　)属高效消毒剂。
   A. 过氧化氢　B. 碘伏
   C. 环氧乙烷　D. 臭氧
   E. 苯扎溴铵

四、简答题

1. 相同灭菌条件下为什么湿热灭菌法比干热灭菌法效果好?
2. 进行高压蒸汽灭菌时应注意哪些事项?
3. 菌群失调的原因有哪些?
4. 影响消毒剂消毒效果的因素有哪些?

（张　丽）

第2篇　微生物与制药

第7章 药物制剂的微生物学检查

学习目标

1. 知识目标：掌握药物的体外抗菌试验方法、灭菌制剂的无菌检验方法、非灭菌制剂的微生物总数测定方法；熟悉影响抗菌试验的因素、无菌检验的结果判断；了解药物的体内抗菌试验，一般药品的大肠埃希菌、沙门菌、铜绿假单胞菌、金黄色葡萄球菌的检验方法。

2. 能力目标：能完成药物的体外抗菌试验并判定分析结果；能对无菌检验、微生物限度检查的结果进行判定和分析。

3. 素质目标：形成爱岗敬业、生命至上的职业道德；树立严谨、规范、自律的职业素养。

第1节　药物的抗菌试验

药物的抗菌试验是为了检测药物的抗菌能力，在药物的生产、研发和临床应用中得到广泛的应用。一般先进行体外抗菌试验，若发现有抗菌作用，再进行体内抗菌试验。

一、药物的体外抗菌试验

药物体外抗菌活性的测定广泛应用于新药研究和指导临床用药，如药敏试验、抗菌药物筛选、药物血浓度测定、药物的抗菌谱测定等。体外抗菌试验在实验室内利用玻璃器皿进行，方法简便，不需要活的动物，需时短，用药量少，试验条件容易控制，也不受动物体内复杂因素的影响。但结果与动物体内试验结果不完全平行，甚至有矛盾。所以，必须与体内抗菌试验结果一起进行综合判断，才能体现其意义。药物的体外抗菌试验包括药物的抑菌试验和杀菌试验。

（一）体外抑菌试验

体外抑菌试验是最常用的抗菌试验，常用的方法有连续稀释法和琼脂扩散法。

1. 连续稀释法　用于测定药物的最低抑菌浓度（minimum inhibitory concentration，MIC），MIC指能抑制细菌生长的最低药物浓度。一般用U/ml或μg/ml表示，数值越大，药物的抑菌作用越弱。连续稀释法可在液体或固体培养基中进行。

考点：MIC的概念、意义

（1）液体培养基稀释法　在试管中用液体培养基进行2倍系列稀释药物，使试管中药物的终浓度（μg/ml）分别为512、256、128、64、32、16、8、4、2、1、0.5、0.25、0.125等（表7-1），然后在各管中加定量的试验菌液（5×10^5cfu/ml），各试管置于37℃培养24～48h后肉眼观察结果，以能抑制试验菌生长的最低浓度为该药的MIC，也可用分光光度计观察结果。

判断抑菌还是杀菌，只要将未长菌的试管内培养液再移种于无菌琼脂平板上，如重新长出试验菌，表明该浓度只是抑菌浓度。药物的抑菌或杀菌作用是在一定条件下相对而言的，这与用药时培养基的组成、所用的菌种、菌量、pH等因素有关，所以必须严格控制培养基、试验菌等试验条件。

表7-1　液体培养基稀释法药敏试验抗生素溶液稀释方案

管号	抗生素原浓度（μg/ml）	抗生素来源管号	取药体积（ml）	水解酪蛋白培养基体积（ml）	抗生素最终浓度（μg/ml）	log^2
1	5120（原液）	原液	1	9	512	9
2	512	1号管（最终浓度，下同）	1	1	256	8
3	512	1号管	1	3	128	7
4	512	1号管	1	7	64	6
5	64	4号管（最终浓度，下同）	1	1	32	5
6	64	4号管	1	3	16	4
7	64	4号管	1	7	8	3
8	8	7号管（最终浓度，下同）	1	1	4	2
9	8	7号管	1	3	2	1
10	8	7号管	1	7	1	0
11	1	10号管（最终浓度，下同）	1	1	0.5	–1
12	1	10号管	1	3	0.25	–2
13	1	10号管	1	7	0.125	–3

（2）固体培养基稀释法

1）平板法：用于测定多种细菌对同一药物的MIC。按连续稀释法配制药物溶液，将不同浓度的药物溶液按1∶9（配制的药物溶液∶琼脂培养基）混入尚未凝固的琼脂培养基中，琼脂厚度3～4mm，制成含有递减浓度药物的琼脂平板。再将定量的菌液（0.5麦氏比浊度菌液稀释10倍）以点种法逐个点种于平板，并设置阴性对照。琼脂平板置于37℃培养18～24h后观察结果，无细菌生长的最低药物浓度即MIC，可测得各种细菌对该药物的MIC。本法适用于各种药物的抗菌活性测定及新抗菌药物的筛选，不受药物颜色及浑浊度的影响，并且操作简便。

2）斜面法：将不同递减浓度的药液，混入装有未凝固的琼脂培养基的试管中制成斜面培养基，然后接种定量的试验菌液，培养后可测定MIC。本法适用于培养时间较长的试验菌（如结核分枝杆菌），以及避免孢子飞扬污染环境的霉菌。

2. 琼脂扩散法　原理是药物在琼脂培养基中扩散，并在一定浓度范围内抑制细菌生长。在琼脂平板上用涂布法或倾注法接种一定的试验菌，再加药物于含菌平板上，培养18～24h后观察结果。凡具有抗菌作用的药物，在其有效浓度范围内无细菌生长，即出现抑菌圈，根据抑菌范围的大小或抑菌圈的直径来评价药物抗菌作用的强弱。此法干扰因素较多、精确度较差，如细菌接种密度、药物扩散性等都对结果有影响。通常用于定性试验或初步判断药物抗菌作用的大小。常用的方法如下。

（1）纸片法　是最常用的方法。可在一个平板上测定多种药物对同一试验菌的抗菌作用。通常用于新药的初筛试验，用以初步判断药物是否具有抗菌作用。也常用于病原性细菌的药物敏感试验，以测定临床分离的某种细菌对各种药物的敏感程度，供医生临床选用药物时参考。取无菌滤纸片（直径6mm，120℃干燥灭菌2h）蘸取一定浓度的抗菌药物放置于已接种细菌的平板表面，或将含药干纸片（含药干纸片的制备，预先配制各种适宜浓度的抗生素溶液，取0.5ml滴加在100张直径为6mm的圆形滤纸片上，使之均匀分布，37℃干燥，封好置4℃冰箱保存，若使用β-内酰胺类抗生素则置于–20℃保存）贴在已接种细菌的平板表面，培养18～24h后观察抑菌圈的直径来评价抗菌药物的抗菌作用（图7-1）。

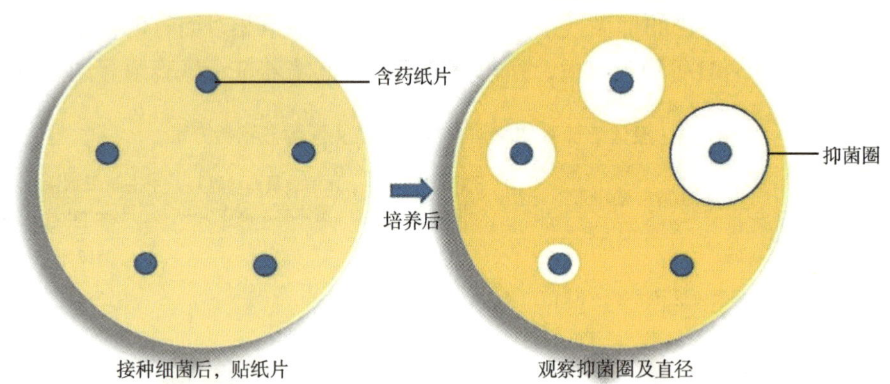

图7-1　药敏试验（纸片法）

国际标准采用K-B法（Kirby-Bauer法），K-B法需用水解酪蛋白培养基，被测细菌的浓度、纸片的质量、纸片含药量以及其他试验条件均有严格标准。以卡尺精确量取抑菌圈的直径，根据抑菌圈的直径判断该菌对该药物是耐药（resistant，R）、中介（intermediate，I）还是敏感（susceptible，S）（表7-2）。

表7-2　金黄色葡萄球菌药敏试验评价结果

抗菌药物	纸片含药量	抑菌圈直径（mm）		
		R	I	S
青霉素	10U	≤28	–	≥29
苯唑西林	1μg	≤10	11～12	≥13
万古霉素	30μg	–	–	≥15
庆大霉素	10μg	≤12	13～14	≥15
红霉素	15μg	≤13	14～22	≥23
环丙沙星	5μg	≤15	16～20	≥21
克林霉素	2μg	≤14	15～20	≥21
甲氧苄啶/磺胺甲噁唑	1.25μg/23.75μg	≤10	11～15	≥16

（2）挖沟法　常用于测试一种药物对几种细菌的抗菌作用。方法是在无菌平板上挖直沟（图7-2），沟内加入药液，然后在沟两旁接种几种试验菌，经培养后观察细菌的生长情况，根据沟和细菌间抑菌距离的长短来判断药物对细菌的抗菌能力。

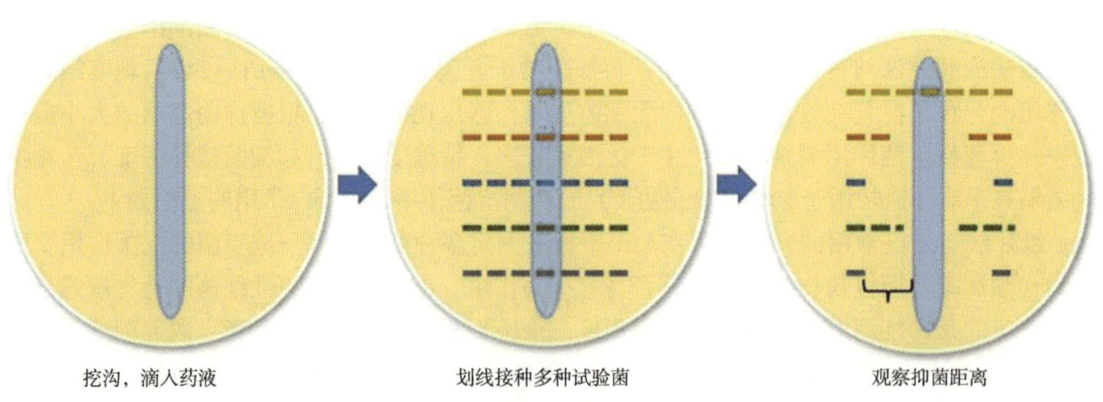

图7-2　药敏试验（挖沟法）

（二）体外杀菌试验

1. 最低（或最小）杀菌浓度（minimum bactericidal concentration，MBC）的测定　MBC是指该药

物能杀死细菌的最低浓度，也可称为最小致死浓度（minimum lethal concentration，MLC）。按液体培养基稀释法操作测出待检药物的MIC，将未长菌的各管培养液分别移种到无菌平板上，培养后以无菌生长的最低药物浓度为该药物的MBC（图7-3）。

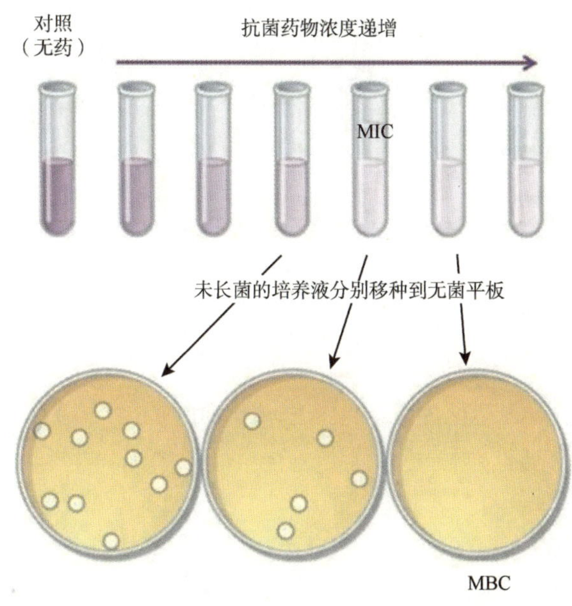

图 7-3　最低杀菌浓度的测定

2. 活菌计数法　将一定量的试验菌加入到一定浓度的药物中，培养一定时间后取样稀释，再取一定的稀释液混入未凝固的琼脂培养基中，立即倾注成平板，培养后计算菌落数。每个菌落通常由一个细菌繁殖而来，则菌落数或菌落形成单位（colony forming unit，CFU）乘以稀释倍数，再除以稀释液用量，即得该药物与试验菌的混合液中每毫升内存活的细菌数或CFU，计算出该药物对细菌的致死率。或用微孔滤膜过滤药物与试验菌的混合液，洗净药液，将滤膜放在平板上培养后计菌落数。

考点：MBC的概念、体外抗菌试验的常用方法

（三）联合抗菌试验

在药学工作中，常需检查两种或两种以上抗菌药物在联合应用时的相互作用以及抗菌药物与不同pH或不同离子溶液的相互影响。例如，在制药工业中，为了得到抗菌增效的配方，常进行两种或两种以上的抗菌药物复方制剂的筛选；中成药配方中常有多种抗菌药材。联合用药在临床上具有重要意义，多用于尚未确定病原菌的急、重症感染的经验治疗；减少长期用药中细菌耐药性的产生；治疗多种细菌引起的混合感染；联合用药可以减少剂量以避免达到毒性剂量等。

抗菌药物联合应用可出现4种结果。①无关作用：两种药物联合应用的抗菌活性等于其单独作用的抗菌活性；②拮抗作用：两种药物联合应用的抗菌活性显著低于其单独作用的抗菌活性；③相加作用：两种药物联合应用的抗菌活性等于两药单独作用的抗菌活性之和；④协同作用：两种药物联合应用的抗菌活性显著大于其两药单独作用的抗菌活性总和。

考点：区分抗菌药物联合应用的4种结果

联合抗菌试验的常用方法有琼脂扩散纸片法和棋盘稀释法。

1. 琼脂扩散纸片法（单药纸片搭桥法）　将两种含药纸片贴于已涂布试验菌的水解酪蛋白琼脂培养基平板表面，两纸片之间的距离以3～4mm为宜，35℃培养24h后观察结果。含药纸片的周围出现抑菌圈或无抑菌圈，分别代表单独药物的敏感或耐药。由于两种抗菌药物的联合作用，含药纸片周围的抑菌圈显示各种形状的图形，可按不同图形报告甲、乙两药联用时对试验菌产生无关、拮抗、相加或

协同作用（图7-4）。

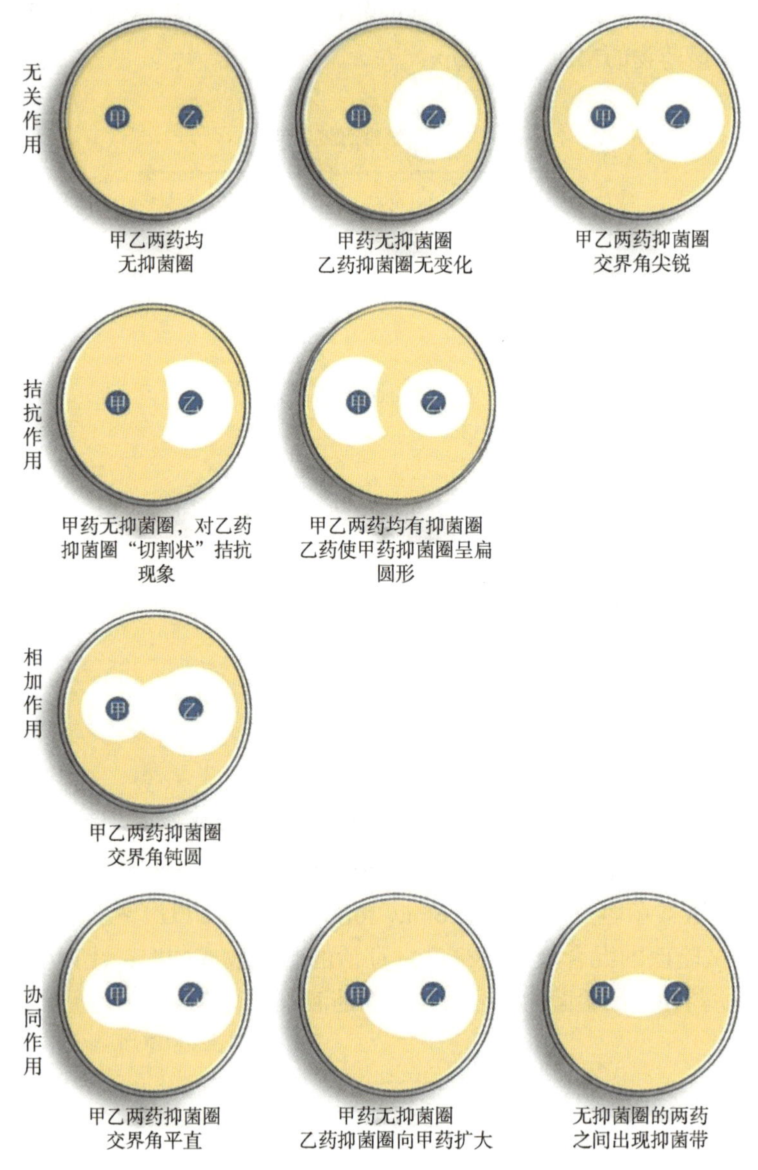

图7-4 联合抗菌试验（琼脂扩散纸片法）结果示意图

2. 棋盘稀释法 由两种抗菌药物的不同稀释度加以组合，每一种药物浓度都有单独管和与另一种药物不同浓度的联合管，因其排列呈棋盘状而得名。它能精确地测定两种抗菌药物在适当浓度的比例下所产生的相互作用。

按液体培养基稀释法，先分别测定拟联合的药物A和药物B对试验菌的MIC。根据所得的MIC，确定药物稀释度，一般选择6～8个稀释度。每种药物最高浓度是其MIC的2倍，依次对倍稀释。两种药物的稀释分别在方阵的横列和纵列进行（假设A药的MIC为32μg/ml，B药的MIC为8μg/ml，具体稀释方法见表7-3），这样在每管中可得到不同浓度组合的两种药物的混合液。接种菌量为5×10^5cfu/ml，35℃培养18～24h后观察结果，确定联合管的MIC。计算抑菌浓度指数（fractional inhibitory concentration，FIC），判断结果。

$$\text{FIC}=\frac{\text{A药联合时的MIC}}{\text{A药单独时的MIC}}+\frac{\text{B药联合时的MIC}}{\text{B药单独时的MIC}}$$

FIC＜0.5 为协同作用；0.5～1.0 为相加作用；1～2 为无关作用；＞2 为拮抗作用。

表 7-3　棋盘稀释法示意方案

药物B稀释↓ / 药物A稀释←						
	16/2	16/4	16/8	16/16	16/32	16/64
	8/2	8/4	8/8	8/16	8/32	8/64
	4/2	4/4	4/8	4/16	4/32	4/64
	2/2	2/4	2/8	2/16	2/32	2/64
	1/2	1/4	1/8	1/16	1/32	1/64
	0.5/2	0.5/4	0.5/8	0.5/16	0.5/32	0.5/64

二、药物的体内抗菌试验

抗菌药物进入机体后，其作用的发挥受体内各种因素的影响。药物在体内与体液结合可降低药物的活性或被破坏；某些药物在体内可因降解而增强活性；有些细菌进入体内后，由于代谢活力的改变，对药物的敏感性可能降低等。因此，体外抗菌试验有效的药物，还需要经过体内抗菌试验证明有效后，才能应用于临床。

药物的体内抗菌试验即动物的试验治疗或保护力试验。动物试验治疗的方法是先用致病菌使动物感染，制备成感染动物模型，然后按不同剂量、不同给药方法（如腹腔注射、皮下注射、肌内注射或口服等）以及间隔不同时间进行实验治疗，同时设立一组生理盐水代替药物作对照实验。根据实验组与对照组的动物死亡数或内脏的含菌数，评价药物的抗菌作用和效力。

三、影响抗菌试验的因素

1. 试验菌　常用细菌、霉菌和酵母菌。一般应包括标准菌株和临床分离的菌株。标准菌株必须是国家卫生部生物制品检定所菌种保藏中心专门提供的标准菌株。临床分离的菌株是经过严格鉴定、纯化及合理保存的菌株。

2. 培养基　应按各试验菌的营养需要进行配制，严格控制各种原料、成分的质量及培养基的配制过程。培养基内不能含有使药物活性降低的成分或药物的对抗物。

3. 抗菌药物　其浓度、稀释方法等直接影响抗菌试验的效果，必须精确配制。固体药物须制成水溶液，难溶于水的药物要用助溶剂如酸碱或有机溶剂溶解，如氯霉素及红霉素需用少量乙醇溶解，再用稀释剂稀释到所需浓度。药物溶液的pH应尽量接近中性，以确保药物的稳定性，同时不影响细菌的生长。中草药或有些生药原粉的样品，应先进行提取，再浓缩至所需浓度。含菌药物需用薄膜过滤法除菌。进行杀菌效力测定时，取样移种前可采用稀释法或加中和剂法终止抑菌效应。

4. 对照试验　为确保实验结果的科学性和准确性，严格设置各种对照试验。①对照的菌种，在无药物的情况下，应在培养基内正常生长；②已知药物对照，应使已知抗菌药物对标准敏感菌株出现抗菌效应，对耐药菌株不出现抗菌效应；③溶剂及稀释剂对照，所用的溶剂及稀释剂应无抗菌作用。

第 2 节　灭菌制剂的无菌检验

灭菌制剂主要是指各种注射剂、眼用及外伤用制剂、植入剂、可吸收的止血剂、手术用敷料、医疗器具等，必须保证不含活的微生物，否则注入人体将会引起严重的事故。因此，这类制剂在出厂前都必须进行无菌检验。药品、敷料、生物制品等按《中国药典》规定的方法进行无菌检查。

一、无菌检验的基本原则

1. 严格的无菌操作 无菌检验最重要的原则是严格遵守无菌操作，防止微生物污染。检验操作应在局部洁净度100级单向流空气区域内或隔离系统中进行，单向流空气区、工作台面及环境应定期按医药工业洁净室（区）悬浮粒子、浮游菌和沉降菌的测试方法（GB/T 16292—2010、GB/T 16293—2010、GB/T 16294—2010）的现行国家标准进行洁净度验证。隔离系统按相关的要求进行验证，其内部环境的洁净度须符合无菌检验的要求。将被检药物或物品分别接种于适合厌氧菌、需氧菌、真菌生长的培养基中，置于适宜条件下培养后观察有无细菌或真菌生长，以判断药品或物品是否合格。

2. 正确的样品采集 无菌检验是对整体中的部分样品进行随机抽检，来推断整体药品是否有菌（无菌或染菌）。因此，在一批药品的无菌检验中，取样数量越少，染菌的检出率越小；取样量越多，染菌的检出率越大。无菌检验时取样量和比例必须严格按照《中国药典》的规定执行。

二、无菌检验的基本方法

（一）一般药物及物品的无菌检验

一般药物及物品的无菌检验，通常应用直接接种法。直接接种法，即取规定量供试品接种至液体培养基中，培养后观察有无细菌或真菌生长。

不同的供试品按照规定处理后取相应的量进行操作。①液体供试品可直接接种于培养基内。②固体粉末或冻干制剂，需用无菌生理盐水溶解，或制成均匀悬液再作检验。③无菌敷料，则以无菌操作拆开每个包装，于不同部位剪取100mg或1cm×3cm的样品，分别接种于适量培养基中。④放射性药品，接种量和培养基量均减半。

无菌检验用的培养基，包括需氧菌、厌氧菌和真菌的培养基，其配方和配制过程，须按《中国药典》规定进行操作，并经质量鉴定，合格后才能使用。被检液体或混悬液每管接种量和培养基用量见表7-4。各种培养基种类、数量以及培养温度和培养时间见表7-5。

表7-4 液体、混悬物无菌检验取量和培养基用量

药量类型（ml）	每支取量（ml）	培养基用量（ml）
≤1	全量	15
2～5	半量	15
5～20	2	15
＞20	5	40

表7-5 无菌检验用培养基的种类、数量、培养温度和培养时间

培养基类型	培养温度（℃）	培养时间（d）	培养基数量（支）	
			测试管	对照管
需氧培养基	30～37	5	2	2
厌氧培养基	30～37	5	2	2
真菌培养基	20～28	7	2	2

试验中除严格无菌操作外，还要同时进行稀释剂和相应溶剂的阴性对照试验，以及供试菌的阳性对照试验。阳性对照试验必须长菌，说明使用的菌种是可以在该试验条件下正常生长的；阴性对照试验应不长菌，说明稀释剂和相应溶剂本身是无菌的。《中国药典》规定，以金黄色葡萄球菌CMCC（B）26003或藤黄八叠球菌CMCC（B）28001、生孢梭菌CMCC（B）64941、白念珠菌CMCC（F）98001分别作为需氧菌、厌氧菌和真菌的供试菌种。

案例7-1

患儿，男，9月龄，因发热、咳嗽3d入院。查体：体温39.8℃，右肺湿啰音，血常规示白细胞计数较高。予头孢哌酮静脉注射，患儿父母对此表示担忧，咨询用药是否有效、是否安全。

问题：1. 头孢哌酮的抗菌能力，可以通过什么试验判定？

2. 如何检验注射用药物是否无菌？

（二）油剂药物的无菌检验

油剂药物与培养基不混溶，漂浮于培养基表面而影响菌的生长。因此这类药物做无菌检验时，应在培养基中加入表面活性剂（如吐温-80），使药物均匀分布于培养基中，以利于微生物的检出。如果药物黏稠度过大，先用无菌植物油或无菌液体石蜡进行一定倍数的稀释，然后取样接种到含吐温-80的培养基中。所用培养基的种类、数量、培养时间等见表7-4、表7-5。

（三）抗菌药物及含防腐剂药物的无菌检验

抗菌药物指药物本身为抗菌剂（如抗生素、磺胺类药等）或在药物制剂中含有部分抗菌剂（如防腐剂）的药物。这两类药物在进行无菌检验前必须采用某些方法使抗菌活性或防腐剂去除或失效，才能不影响对被检药物的无菌检验结果。常用的方法如下。

1. 灭活法　在培养基中加入合适的灭活剂。要求灭活剂本身及与抗菌药物相互作用后的产物对细菌及真菌没有毒性，其灭活作用必须迅速且完全。

2. 微孔滤膜过滤法　应优先采用封闭式薄膜过滤器，也可使用一般薄膜过滤器，经灭菌后备用。滤膜孔径应不大于0.45μm，直径约为50mm。在无菌条件下，将药物通过滤膜，使药液中的细菌、真菌留在滤膜上，然后用无菌生理盐水多次洗涤滤膜，洗去抗菌物质或防腐剂，每张滤膜每次冲洗量一般为100ml，且总冲洗量不得超过1000ml，以免滤膜上的微生物受损。再按无菌操作法取下滤膜，剪成若干片，分别接种于各种培养基中培养。

3. 离子交换树脂法　主要用于一些能在水溶液中呈离子状态的抗生素（如阿米卡星、妥布霉素、庆大霉素等）的检验。利用离子交换以除去此类抗生素，而菌体等仍然留在溶液中，以达到除去抗菌活性的目的。应用前还需对离子交换树脂进行预处理和灭菌。交换后溶液定量接种在需氧菌、厌氧菌、真菌生长的培养基中培养检查。

4. 稀释法　将药物在培养基中稀释到没有抗菌活性（最低抑菌浓度以下）再进行无菌检验。应用前要先测定被检药物的最低抑菌浓度，然后根据取样量，计算出稀释到低于最低抑菌浓度所需的培养基量。本法常用于新抗生素、酚类、醇类等药物的无菌检验。

三、无菌检验的结果判断

阳性对照管应生长良好，阴性对照管不得有菌生长。否则，试验无效。

1. 若供试品管均澄清，或虽浑浊但经确证无菌生长，判供试品符合规定。

2. 若供试品管中任何一管显浑浊并确证有菌生长，判供试品不符合规定。除非能充分证明试验结果无效，即生长的微生物非供试品所含。当符合下列至少一个条件时，方可判试验结果无效。

（1）无菌检验试验所用的设备及环境的微生物监控结果不符合无菌检验法的要求。

（2）回顾无菌试验过程，发现有可能引起微生物污染的因素。

（3）供试品管中生长的微生物经鉴定后，确认是因无菌试验中所使用的物品和（或）无菌操作技术不当引起的。

试验若经确认无效，应重试。重试时，重新取同量供试品，依法检查，若无菌生长，判供试品符合规定；若有菌生长，判供试品不符合规定。

考点：无菌检验的原则、无菌检验结果判断方法

链接 无菌室

药物的无菌检验一般在无菌室内进行。无菌室一般是在微生物实验室内专辟一个小房间。面积4～5m²即可，高2.5m左右。无菌室外设一缓冲间，缓冲间的门和无菌室的门不要朝向同一方向，以免气流带进杂菌。无菌室和缓冲间都必须密闭。室内的换气设备必须有空气过滤装置。无菌室内的地面、墙壁必须平整，工作台的台面应该处于水平状态。无菌室和缓冲间都装有紫外线灯，无菌室的紫外线灯距离工作台面1m。工作人员进入无菌室应穿无菌服。当前无菌室多存在于微生物工厂，一般实验室则使用超净工作台。

第3节　非无菌产品的微生物限度检查

在药品生产、贮藏和流通各个环节中，药品生产企业应严格遵循《药品生产质量管理规范》（GMP）的指导原则，以降低产品受微生物污染程度。非无菌产品微生物限度检查，是指非规定灭菌制剂（如口服药及外用药物）及其原料、辅料受到微生物污染程度的一种检查方法，包括微生物计数法、控制菌检查法，可用于判断非无菌制剂及原料、辅料、中药饮片等是否符合《中国药典》的规定，指导药品生产、贮藏和流通各个环节中产品微生物质量的监控。

一、微生物限度检查的指导原则

1. 非无菌产品微生物限度检查过程中，如使用表面活性剂、灭活剂及中和剂，还须确认该试剂不影响样品中可能污染的微生物的检出（即无毒性）。

2. 供试品的微生物计数方法应进行方法适用性试验，以确认所采用的方法适合于该产品的微生物计数。

3. 试验用菌株的传代次数不得超过5代，并采用适宜的菌种保藏技术进行保存，以保证试验菌株的生物学特性。菌液制备后若在室温下放置，应在2h内使用；若保存在2～8℃，可在24h内使用。

4. 为确认试验条件是否符合要求，应进行阴性对照试验，阴性对照试验应无菌生长。如阴性对照有菌生长，应进行偏差调查。

5. 一般供试品的检验量为10g或10ml；膜剂、贴剂和贴膏剂为100cm²。检验时，应从2个以上最小包装单位中抽取供试品，大蜜丸还不得少于4丸，膜剂、贴剂和贴膏剂还不得少于4片。贵重药品、微量包装药品的检验量可以酌减。

6. 制定药品的微生物限度标准时，除了依据《中国药典》“非无菌药品微生物限度标准”外，还应综合考虑原辅料来源、性质、生产工艺条件、给药途径及微生物污染对患者的潜在危险等因素，提出合理、安全的微生物限度标准。

二、微生物限度标准

非无菌药品的微生物限度标准是基于药品的给药途径和对患者健康潜在的危害以及药品的特殊性而制订的。药品生产、贮存、销售过程中的检验，药用原料、辅料、中药提取物及中药饮片的检验，新药标准制订，进口药品标准复核，考察药品质量及仲裁等，除另有规定外，其微生物限度均以本标准为依据（表7-6）。

表7-6　非无菌产品的微生物限度标准

制剂及给药途径		需氧菌总数（cfu/g、cfu/ml或cfu/10cm²）	霉菌和酵母菌总数（cfu/g、cfu/ml或cfu/10cm²）	控制菌
非无菌化学药品制剂、生物制品制剂	口服给药△ 固体制剂 液体及半固体制剂	 10^3 10^2	 10^2 10^1	不得检出大肠埃希菌（1g或1ml）；含脏器提取物的制剂还不得检出沙门菌（10g或10ml）
	口腔黏膜给药制剂 齿龈给药制剂 鼻用制剂	10^2	10^1	不得检出大肠埃希菌、金黄色葡萄球菌、铜绿假单胞菌（1g、1ml或10cm²）
	耳用制剂 皮肤给药制剂	10^2	10^1	不得检出金黄色葡萄球菌、铜绿假单胞菌（1g、1ml或10cm²）
	呼吸道吸入给药制剂	10^2	10^1	不得检出大肠埃希菌、金黄色葡萄球菌、铜绿假单胞菌、耐胆盐革兰氏阴性菌（1g或1ml）
	阴道、尿道给药制剂	10^2	10^1	不得检出金黄色葡萄球菌、铜绿假单胞菌、白念珠菌（1g、1ml或10cm²）；中药制剂还不得检出梭菌（1g、1ml或10cm²）
	直肠给药 固体及半固体制剂 液体制剂	 10^3 10^2	 10^2 10^2	不得检出金黄色葡萄球菌、铜绿假单胞菌（1g或1ml）
	其他局部给药制剂	10^2	10^2	不得检出金黄色葡萄球菌、铜绿假单胞菌（1g、1ml或10cm²）
非无菌含药材原粉的中药制剂	固体口服给药制剂 不含豆豉、神曲等发酵原粉 含豆豉、神曲等发酵原粉	 10^4（丸剂3×10^4） 10^5	 10^2 5×10^2	不得检出大肠埃希菌（1g）；不得检出沙门菌（10g）；耐胆盐革兰氏阴性菌应小于10^2cfu（1g）
	液体及半固体口服给药制剂 不含豆豉、神曲等发酵原粉 含豆豉、神曲等发酵原粉	 5×10^2 10^3	 10^2 10^2	不得检出大肠埃希菌（1g或1ml）；不得检出沙门菌（10g或10ml）；耐胆盐革兰氏阴性菌应小于10cfu（1g或1ml）
	固体局部给药制剂 用于表皮或黏膜不完整时 用于表皮或黏膜完整时	 10^3 10^4	 10^2 10^2	不得检出金黄色葡萄球菌、铜绿假单胞菌（1g或10cm²）；阴道、尿道给药制剂还不得检出白念珠菌、梭菌（1g或10cm²）
	液体及半固体局部给药制剂 用于表皮或黏膜不完整时 用于表皮或黏膜完整时	 10^2 10^2	 10^2 10^2	不得检出金黄色葡萄球菌、铜绿假单胞菌（1g或1ml）；阴道、尿道给药制剂还不得检出白念珠菌、梭菌（1g或1ml）
非无菌药用原料及辅料		10^3	10^2	*
中药提取物		10^3	10^2	*
直接口服及泡服的中药饮片		10^5	10^3	不得检出大肠埃希菌（1g或1ml）；不得检出沙门菌（10g或1ml）；耐胆盐革兰氏阴性菌应小于10^4cfu（1g或1ml）

注：* 未做统一规定。

△化学药品制剂和生物制品制剂若含有未经提取的动植物来源的成分及矿物质，还不得检出沙门菌（10g或10ml）。

考点：非无菌化学药品制剂、生物制品制剂的微生物限度标准

三、微生物计数法

微生物计数法系用于能在有氧条件下生长的嗜温细菌和真菌的计数，主要包括需氧菌总数、霉菌和酵母菌总数，用于检查非无菌制剂及其原、辅料等是否符合微生物限度标准。

（一）需氧菌总数的检查

需氧菌总数检查是指在有氧条件下检查药物在单位重量或体积（g或ml）内所含的活的细菌数量，

用以判断药物被细菌污染的程度。最常采用的是营养琼脂倾注平皿计数法。取一定量的被检药物，稀释成不同比例的药液，然后取不同稀释度的药液各1ml，置于每一无菌平皿中，再于每一平皿中倾注定量的营养琼脂培养基，均匀混合后30～35℃培养3～5d，计数培养基上的菌落数。将菌落数的平均数乘以稀释倍数，得到每克或每毫升被检药物中的细菌总数。如果超过微生物限度标准则认为不合格。为防止菌落连成片状而影响计数，可在培养基中加入0.001%的2, 3, 5-氯化三苯基四氮唑（TTC），在此培养基上形成的菌落呈粉红色，便于计数。

（二）霉菌和酵母菌总数的检查

霉菌和酵母菌总数检查是指在有氧条件下检验药物在单位重量或体积（g或ml）中，所含活的霉菌和酵母菌的数量，以判断被检药物被霉菌污染的程度。测定方法与细菌总数的测定方法基本相同，但培养基是采用适合霉菌（酵母菌）生长的沙氏葡萄糖琼脂培养基。经20～25℃培养5～7d，选取菌落在5～50个的平板计数，将菌落数的平均值乘以稀释倍数，即可得每克或每毫升被检药物中的霉菌和酵母菌总数。霉菌和酵母菌总数如果超过相应的微生物限度标准，则可认为该批被检药物不合格。有些霉菌如毛霉、根霉等在平皿内可蔓延生长掩盖其他菌落，使计数困难，所以在霉菌培养过程中须连续观察，在菌落长出后立即进行计数。

考点：需氧菌总数的检查方法、霉菌和酵母菌总数的检查方法

四、控制菌检查法

控制菌检查法用于在规定的试验条件下，检查供试品中是否存在特定的微生物。用于检查非无菌制剂及其原、辅料等是否符合相应的微生物限度标准。

（一）大肠埃希菌的检验

大肠埃希菌被列为重要的卫生指标菌，凡在被检药物中检出大肠埃希菌，说明该药物已被粪便污染。大肠埃希菌的检验程序如下。

1. 增菌培养 增菌培养的目的是使被检药物中的被检菌增殖，提高检出率，减少漏检。取供试液10ml（相当于供试品1ml、1g或10cm^2），接种至适宜体积（经方法适用性试验确定）的胰酪大豆胨液体培养基中，30～35℃培养18～24h。

2. 分离培养 主要用平板划线分离法。取上述培养物1ml接种至100ml麦康凯液体培养基中，42～44℃培养24～48h，取培养物划线接种于麦康凯琼脂培养基平板上，30～35℃培养18～72h。麦康凯琼脂培养基中含有乳糖、胆盐和中性红等，大肠埃希菌的菌落呈鲜桃红色或微红色，菌落中心呈深桃红色，圆形、扁平、边缘整齐、表面光滑湿润。肠杆菌科中的病原菌通常在这种鉴别培养基上不分解乳糖，形成粉红色或无色菌落，故可将大肠埃希菌和其他肠道病原菌鉴别开。若分离平板上无菌落或无疑似菌落生长，可报告未检出。若平板上生长的菌落与大肠埃希菌菌落形态特征相符或疑似，应进行分离、纯化、染色镜检和适宜的鉴定试验，确认是否为大肠埃希菌。

3. 培养镜检 将上述培养基上疑似大肠埃希菌的菌落接种于营养琼脂斜面上，经培养后即得纯种细菌。将纯培养物进行革兰氏染色、镜检，观察染色性及形态。若为革兰氏阴性短杆菌，应再进一步做生化反应试验。

4. 生化反应 挑取可疑菌落做IMViC试验，包括靛基质试验（I）、甲基红试验（M）、VP试验（Vi）和枸橼酸盐利用试验（C）四个试验。大肠埃希菌这四项试验的结果应为++−−。

疑似菌培养物完全符合以下结果：革兰氏阴性无芽孢杆菌；IMViC试验反应为++−−，应判定为检出大肠埃希菌。

（二）沙门菌的检验

沙门菌广泛分布于自然界，可通过人类、畜、禽的粪便直接或间接污染药品、生产环境及生产的

各个环节，特别是以动物、脏器为原料的药品污染概率较高。沙门菌的检验程序为：

1. 增菌培养　取供试品10g或10ml，直接或处理后接种至适量（不少于200ml）胰酪大豆胨液体培养基中，混匀后30～35℃培养18～24h。

2. 分离培养和初步鉴别　取上述培养液0.1ml，接种至10ml RV沙门菌增菌液体培养基中，30～35℃培养18～24h。取少量RV沙门菌增菌液体培养物，划线接种于木糖赖氨酸脱氧胆酸盐琼脂培养基平板上，30～35℃培养18～48h。沙门菌在木糖赖氨酸脱氧胆酸盐琼脂培养基平板上生长良好，菌落为淡红色或无色、透明或半透明、中心有或无黑色。用接种针挑选疑似菌落接种于三糖铁（TSI）琼脂培养基高层斜面上进行斜面和高层穿刺接种，30～35℃培养18～24h。如斜面为红色、底层为黄色，或斜面为黄色、底层为黄色或黑色，应取三糖铁斜面培养物进行进一步鉴定试验。若未见该现象，判供试品未检出沙门菌。

3. 染色镜检　应为革兰氏阴性无芽孢短杆菌。

4. 生化反应

（1）靛基质试验　取斜面培养物，接种于蛋白胨水培养基中，培养48h，加入靛基质试液，液面呈玫瑰红色为阳性，否则为阴性。沙门菌应为阴性。

（2）脲酶试验　取培养物接种于尿素琼脂斜面培养基，产生脲酶的细菌能分解培养基中的尿素产氨，使培养基pH上升，酚红指示剂呈红色为阳性；不变色为阴性。沙门菌为阴性。

（3）氰化钾试验　氰化钾能抑制某些细菌的细胞色素氧化酶和辅基系统，从而抑制细菌呼吸而致死。取疑似菌株的培养物分别接种于对照培养基及氰化钾培养基内，培养24～48h，对照管应有菌生长，试验管有菌生长者为阳性，无菌生长者为阴性。沙门菌氰化钾试验应为阴性。

（4）赖氨酸脱羧酶试验　赖氨酸脱羧酶阳性反应呈紫色或紫红色，阴性呈黄色。因赖氨酸脱羧产生胺类和二氧化碳，使pH上升，混合指示剂呈紫色或紫红色。沙门菌此试验阳性。

（5）动力试验　取可疑菌穿刺接种于半固体营养琼脂培养基中，培养24h，细菌沿穿刺线扩散生长为阳性，否则为阴性。阴性培养物，应在室温保留2～3d后再判断。沙门菌有鞭毛能运动，试验为阳性。

5. 血清凝集试验　用沙门菌A～F“O”多价血清与可疑菌进行玻片凝集反应，并以生理盐水做对照。如出现凝集，为阳性；如不出现凝集，则为阴性。阴性反应者应将菌液于100℃水浴30min后再做凝集反应。血清凝集试验结果按表7-7情况报告结果或提出进一步鉴定意见。

疑似菌培养物试验符合以下结果，应判定为检出沙门菌：①革兰氏阴性无芽孢杆菌；②靛基质试验阴性，脲酶试验阴性，氰化钾试验阴性，赖氨酸脱羧酶试验阳性，动力试验阳性；③血清凝集试验阳性。

表7-7　沙门菌检查结果判定

序号	血清凝集试验（A～F“O”血清）			生化反应	结果判定
	凝集反应	100℃ 30min 凝集反应	生理盐水对照		
1	+	—	-	符合	检出沙门菌
2	-	+	-	符合	检出沙门菌
3	-	-	—	不符合	未检出沙门菌

（三）铜绿假单胞菌的检验

铜绿假单胞菌又名绿脓杆菌，为条件致病菌，在外伤、眼科疾病和大面积烧伤时，常因继发性铜绿假单胞菌感染使患者病情加重，引起伤口化脓、角膜溃疡甚至失明、败血症等。并且铜绿假单胞菌对许多抗生素和治疗剂具有天然的耐药性。铜绿假单胞菌的检验程序如下。

1. 增菌培养 取供试液10ml（相当于供试品1g、1ml或10cm^2），直接或处理后接种至适量（不少于100ml）的胰酪大豆胨液体培养基中，30～35℃培养18～24h。

2. 分离培养 取上述培养物，划线接种于十六烷基三甲铵琼脂培养基平板上，30～35℃分离培养18～24h。在此培养基上铜绿假单胞菌菌落为扁平、无定形、表面湿润、灰白色、边缘不整齐，且常呈融合状态，菌落周围常有水溶性蓝绿色素扩散，使培养基显蓝绿色。如平板上无菌落生长或生长的菌落与上述菌落形态不符，判定供试品未检出铜绿假单胞菌。如平板生长的菌落与上述菌落形态特征相符或疑似，应挑选2～3个菌落分别接种于营养琼脂培养基斜面上，培养18～24h后做进一步的鉴别检验。

3. 染色镜检 为革兰氏阴性无芽孢杆菌。

4. 生化反应

（1）氧化酶试验 将菌苔涂抹在洁净滤纸片上，滴加新配制的1%二盐酸二甲基对苯二胺试液，在30s内若培养物呈粉红色并逐渐变为紫红色，即为氧化酶试验阳性；不变色为阴性。阴性可判定未检出铜绿假单胞菌，阳性则应进行绿脓菌素试验。

（2）绿脓菌素试验 铜绿假单胞菌能产生绿脓菌素，绿脓菌素是重要的鉴定指标。在斜面培养基中加氯仿液，绿脓菌素溶于氯仿而呈蓝绿色，用毛细管将其移至盐酸溶液中，摇匀后静置片刻，观察。若盐酸溶液呈现出粉红色，即为阳性；无粉红色出现为阴性。同时用未接种的斜面培养基同法做对照，对照试验应为阴性。对阴性反应的培养物，应继续做以下试验。

（3）硝酸盐还原产气试验 铜绿假单胞菌能还原硝酸盐成亚硝酸盐，遇萘胺和氨基苯磺酸生成偶氮化合物显红色，亚硝酸盐继续分解产生氮气使管内出现气泡，即为阳性。

（4）42℃生长试验 将可疑菌接种于营养琼脂培养基斜面上，立即置于41℃ ±1℃水浴中培养24～48h，有菌苔生长者为阳性，否则为阴性。铜绿假单胞菌为阳性。

（5）明胶液化试验 将可疑菌穿刺接种于明胶培养基内，培养24h，取出置冰箱内10～30min。如培养基仍呈溶液状，为阳性。铜绿假单胞菌均为阳性。

疑似菌培养物，经证实为革兰氏阴性杆菌、氧化酶试验阳性，若绿脓菌素试验阳性，即可判定检出铜绿假单胞菌；若绿脓菌素试验阴性，则硝酸盐还原产气试验、42℃生长试验及明胶液化试验均为阳性时，才可判定检出铜绿假单胞菌。

（四）金黄色葡萄球菌的检验

金黄色葡萄球菌分布广泛，常可污染药品和食品。金黄色葡萄球菌的检验程序如下。

1. 增菌培养 取供试液10ml（相当于供试品1g、1ml或10cm^2）直接或处理后接种于适量（不少于100ml）的胰酪大豆胨液体培养基中，30～35℃培养18～24h。

2. 分离培养 取上述培养物，划线接种于甘露醇氯化钠琼脂平板上，30～35℃培养18～72h。若甘露醇氯化钠培养基平板上有黄色菌落或外周有黄色环的白色菌落生长，应进行分离、纯化及适宜的鉴定试验，确认是否为金黄色葡萄球菌；若平板上没有与上述形态特征相符或疑似的菌落生长，则判供试品未检出金黄色葡萄球菌。

3. 培养镜检 如有疑似菌落，应挑选2～3个菌落，分别接种于营养琼脂培养基斜面上，30～35℃培养18～24h。取营养琼脂培养物进行革兰氏染色，应为革兰氏阳性球菌。同时接种于液体培养基中，30～35℃培养18～24h，做血浆凝固酶试验。

4. 血浆凝固酶试验 是鉴别金黄色葡萄球菌有无致病性的重要指标。取灭菌小试管3支，按1∶1加入血浆和无菌水混合液各0.5ml，再分别加入疑似菌株的液体培养基培养物0.5ml、金黄色葡萄球菌液体培养基培养物0.5ml、液体培养基或无菌0.9%氯化钠溶液0.5ml，即为试验管、阳性对照管和阴性对照管。将3管同时培养，3h后开始观察直至24h。阴性对照管的血浆应流动自如，阳性对照管血浆应凝固。若试验管血浆凝固为血浆凝固酶试验为阳性；否则为阴性。

疑似菌培养物为革兰氏阳性球菌、血浆凝固酶试验阳性，即判定检出金黄色葡萄球菌。否则判定未检出金黄色葡萄球菌。

（五）耐胆盐革兰氏阴性菌的检验

耐胆盐革兰氏阴性菌的检验程序如下。

1. 供试液制备和预培养　取供试品，用胰酪大豆胨液体培养基作为稀释剂制成1：10供试液，混匀，20～25℃培养，培养时间应使供试品中的细菌充分恢复但不增殖（约2h）。

2. 定性试验　取上述供试液10ml（相当于供试品1g、1ml或10cm^2）接种于适宜体积（经方法适用性试验确定）的肠道菌增菌培养基中，30～35℃培养24～48h后，划线接种于紫红胆盐葡萄糖琼脂培养基平板上，30～35℃培养18～24h。如果平板上无菌落生长，判供试品未检出耐胆盐革兰氏阴性菌。

3. 定量试验　取相当于供试品0.1g、0.01g和0.001g（或0.1ml、0.01ml和0.001ml）稀释供试液分别接种于适宜体积（经方法适用性试验确定）的肠道菌增菌培养基中，30～35℃培养24～48h。每一培养物分别划线接种于紫红胆盐葡萄糖琼脂培养基平板上，30～35℃培养18～24h。如果紫红胆盐葡萄糖琼脂培养基平板上有菌落生长，对应培养管为阳性；否则为阴性。根据各培养管检查结果，从表7-8中查1g或1ml供试品中含有耐胆盐革兰氏阴性菌的可能菌数。若供试品量减少至1/10，则每1g（或1ml）供试品中可能的菌数（N）应相应增加10倍。

表7-8　耐胆盐革兰氏阴性菌的可能菌数（N）

各供试品量的检查结果			每1g（或1ml）供试品中可能的菌数（cfu）
0.1g或0.1ml	0.01g或0.01ml	0.001g或0.001ml	
+	+	+	$N>10^3$
+	+	–	$10^2<N<10^3$
+	–	–	$10<N<10^2$
–	–	–	$N<10$

注：+代表紫红胆盐葡萄糖琼脂培养基平板上有菌落生长；–代表紫红胆盐葡萄糖琼脂培养基平板上无菌落生长。

（六）梭菌的检验

梭菌的检验程序如下。

1. 供试液制备和热处理　取供试品，用胰酪大豆胨液体培养基作为稀释剂制成1：10供试液。取相当于1g或1ml供试品的供试液2份，其中一份置80℃保温10min后迅速冷却。

2. 增菌、选择和分离培养　取上述2份供试液分别接种于适宜体积（经方法适用性试验确定）的梭菌增菌培养基中，置厌氧条件下30～35℃培养48h。取上述每一培养物少量，分别涂抹接种于哥伦比亚琼脂培养基平板上，置厌氧条件下30～35℃培养48～72h。

3. 过氧化氢酶试验　取上述平板上生长的菌落，置洁净玻片上，滴加3%过氧化氢试液，若菌落表面有气泡产生，为过氧化氢酶阳性；否则为阴性。

若哥伦比亚琼脂培养基平板上有厌氧杆菌生长（有或无芽孢），且过氧化氢酶反应阴性的，应进一步进行适宜的鉴定试验，确证是否为梭菌；如果哥伦比亚琼脂培养基平板上没有厌氧杆菌生长，或虽有相符或疑似的菌落生长但鉴定结果为阴性，或过氧化氢酶反应阳性，判供试品未检出梭菌。

（七）白念珠菌的检验

白念珠菌的检验程序如下。

1. 供试液制备和增菌培养　取供试品，用胰酪大豆胨液体培养基作为稀释剂制成1：10供试液。取相当于1g或1ml供试品的供试液，接种于适宜体积（经方法适用性试验确定）的沙氏葡萄糖液体培养基中，混匀，30～35℃培养3～5d。

2. 选择和分离 取上述培养物划线接种于沙氏葡萄糖琼脂培养基平板上，30～35℃培养24～48h。白念珠菌在沙氏葡萄糖琼脂培养基上生长的菌落呈乳白色，偶见淡黄色，表面光滑，有浓酵母气味，培养时间稍久则菌落增大，颜色变深、质地变硬或有皱褶。挑取疑似菌落接种至念珠菌显色培养基平板上，培养24～48h，或采用其他适宜方法进一步鉴定。

若沙氏葡萄糖琼脂培养基平板上有疑似菌落生长，且疑似菌在念珠菌显色培养基平板上生长的菌落呈阳性反应，应进一步进行适宜的鉴定试验，确证是否为白念珠菌；若沙氏葡萄糖琼脂培养基平板上没有菌落生长，或虽有菌落生长但鉴定结果为阴性，或疑似菌在念珠菌显色培养基平板上生长的菌落呈阴性反应，判供试品未检出白念珠菌。

考点：大肠埃希菌的检验方法

链接 生物安全柜

生物安全柜（biological safety cabinet，BSC）即负压过滤排风柜，用于防止操作者和环境暴露于试验过程中产生的生物气溶胶。生物安全柜根据气流及隔离屏障设计结构分为Ⅰ级、Ⅱ级、Ⅲ级三个等级。

Ⅰ级生物安全柜是有前窗操作口的生物安全柜，操作者可通过前窗操作口在生物安全柜操作区进行操作。用于对人员和环境进行保护。前窗操作口向内吸入的负压气流用以保护人员的安全；排出气流经高效空气过滤器过滤可保护环境不受污染。

Ⅱ级生物安全柜是有前窗操作口的生物安全柜，操作者可通过前窗操作口在生物安全柜操作区内进行操作，对操作过程中的人员、产品及环境进行保护。前窗操作口向内吸入的负压气流用以保护人员的安全；经高效空气过滤器过滤的垂直气流用以保护受试样本；气流经高效空气过滤器过滤后排出可保护环境不受污染。

Ⅲ级生物安全柜是具有全封闭、不泄漏结构的生物安全柜。人员通过与柜体密闭连接的手套在生物安全柜操作区内实施操作。生物安全柜内对实验室的负压应不低于120Pa，下降气流经高效空气过滤器过滤后进入生物安全柜，排出气流经两道高效空气过滤器过滤后排放到室外。

自测题

一、判断题

1. 一般情况下，同一种药物的最低抑菌浓度大于最低杀菌浓度。（ ）
2. 两种药物联合应用时的活性等于两药单独抗菌活性之和，称协同作用。（ ）
3. 体外抗菌试验有效的药物，还需要经过体内抗菌试验证明有效后，才能应用于临床。（ ）
4. 红霉素眼膏属于灭菌制剂，不能检出活的微生物。（ ）
5. 红霉素软膏属于灭菌制剂，不能检出活的微生物。（ ）
6. 灭菌制剂的无菌检验中，取样本量的多少，不影响检出率。（ ）
7. 灭菌制剂的无菌检验中，阳性对照管应生长良好，阴性对照管不得有菌生长。否则，试验无效。（ ）
8. 需氧菌总数、霉菌和酵母菌总数及控制菌应全部符合该品种微生物限度标准才能判定供试品合格。（ ）
9. 抗菌药物联合应用出现两种药物联合作用显著低于其单独抗菌活性的结果为拮抗作用。（ ）
10. MIC指能抑制细菌生长的最低药物浓度。（ ）

二、单项选择题

1. 关于药物体外抑菌试验液体培养基稀释法，下列哪项是错误的（ ）
   A. 在试管中用液体培养基进行2倍系列稀释药物
   B. 每一管中加定量的试验菌液（5×10^5cfu/ml）
   C. 培养24～48h后观察结果，以能抑制试验菌生长的最低浓度为该药的MIC
   D. MIC数值越大药物的抑菌作用越强
2. 关于联合抗菌试验结果下列错误的是（ ）
   A. FIC＜0.5为联合作用
   B. FIC 0.5～1.0为相加作用
   C. FIC 1～2为无关作用

D. FIC＞2 为拮抗作用

3. 下列不属于灭菌制剂的是（　　）

A. 注射剂、眼用及外伤用制剂

B. 植入剂、可吸收的止血剂

C. 口服药物

D. 手术用敷料、医疗器具等

4. 下述大肠埃希菌的特征错误的是（　　）

A. 革兰氏阴性无芽孢杆菌

B. 在曙红亚甲蓝琼脂或麦康凯琼脂平板呈无色菌落

C. 乳糖发酵产酸产气

D. IMViC 试验反应为++--

5. 下述铜绿假单胞菌的特征错误的是（　　）

A. 革兰氏阴性无芽孢杆菌

B. 氧化酶试验阳性

C. 绿脓菌素试验阳性

D. 42℃生长试验和明胶液化试验均为阳性

三、多项选择题

1. 有关两种药物的联合作用，下列描述正确的是（　　）

A. 无关作用是指两种药物联合作用的活性等于其单独活性

B. 拮抗作用是指两种药物联合作用显著低于其单独抗菌活性

C. 相加作用是指两种药物联合应用时的活性等于两药单独抗菌活性之和

D. 协同作用是指两种药物联合作用显著大于其单独作用的总和

E. 两种药物单独使用均无效，联合用药后有效，属于相加作用

2. 影响抗菌试验的因素包括（　　）

A. 供试菌

B. 培养基

C. 抗菌药物的浓度、稀释方法

D. 阳性对照

E. 阴性对照

3. 灭菌制剂药物无菌检验方法中供试菌种包括（　　）

A. 金黄色葡萄球菌　　B. 生孢梭菌

C. 大肠埃希菌　　D. 白念珠菌

E. 藤黄八叠球菌

4. 供试品中检出金黄色葡萄球菌的依据是（　　）

A. 革兰氏阳性球菌

B. 亚碲酸钠肉汤增菌培养，培养基浑浊

C. 营养肉汤增菌培养，培养基浑浊

D. 分离接种于甘露醇氯化钠琼脂平板，有菌落形成

E. 血浆凝固酶试验阳性

5. 灭菌制剂的无菌检验，提示试验无效的结果有（　　）

A. 阳性对照管细菌生长良好，阴性对照管无细菌生长

B. 供试品管均澄清，或虽浑浊但经确证无菌生长

C. 无菌检查试验所用的设备及环境的微生物监控结果不符合无菌检查法的要求

D. 回顾无菌试验过程，发现有可能引起微生物污染的因素

E. 供试品管中生长的微生物经鉴定后，确认是因无菌试验中所使用的物品和（或）无菌操作技术不当引起的

四、简答题

1. 灭菌制剂无菌检验的一般原则有哪些？

2. 欲测试一新合成药物（水溶性）对金黄色葡萄球菌是否有抑菌作用，试验该如何进行？并且如何测得该药的MBC？

3. 抗菌药物的联合作用有哪些结果？

4. 如何进行药物的无菌检验？

5. 简述药物大肠埃希菌检验的流程及判定要点。

（刘娟娟）

第8章 微生物在制药工业中的应用

学习目标

1. 知识目标： 掌握抗生素的概念、特点、分类、单位表示和效价测定方法；熟悉抗生素产生菌的筛选方法及生产过程；了解微生物在医药工业其他方面的应用。

2. 能力目标： 对微生物制药具有初步的认识，掌握抗生素效价的微生物学测定法。

3. 素质目标： 求真务实的学习精神。

微生物在制药工业中应用广泛，医药工业生产的药物很多是利用微生物生产的，如抗生素、维生素、氨基酸、甾体激素、酶及酶抑制剂以及微生物菌体制剂等都是利用微生物发酵制成。微生物药物（microbial medicine）是指微生物在其生命活动过程中产生、在低微浓度下能选择性地影响（抑制、杀灭、协调、激活）他种生物功能的一类天然有机化合物及衍生物，包括初级代谢产物、次级代谢产物和代谢转化产物。具体地说，包括抗生素、维生素、核苷酸、酶、甾体激素等微生物初级或次级代谢所产生的药物；谷氨酸等需氧发酵的初级代谢产物以及必须利用微生物转化反应共同来完成的各类新青霉素、新头孢菌素等半合成药物。目前基因工程技术迅速发展，利用工程菌作为制药工业的发酵产生菌可生产出更多低成本、高质量的基因工程药物，使得微生物在制药工业中的应用前景更加广阔。

第1节 抗 生 素

一、抗生素的概念

抗生素（antibiotic）是指包括青霉素、链霉素等在内的，能干扰其他细胞发育的一类化学物质的总称。自1929年弗莱明首先发现由青霉菌产生的青霉素以来，人们又从微生物次级代谢产物中发现了一大批已应用于临床的抗生素。抗生素的起初含义是指那些由微生物（包括细菌、真菌、放线菌属等）产生的、能抑制其他微生物生长的化学物质。最初发现的一些抗生素主要是对细菌有杀灭作用，所以一度称为抗生素。随着抗生素研究工作的深入开展，抗生素的应用范围已远远超出了抗菌范围。目前人们已发现不少抗生素除具有抗微生物作用外，还有其他多种生理活性，如抗肿瘤、免疫调节、降低胆固醇的作用，所以，不能把抗生素仅仅看作抗菌药物。因此现代抗生素的定义为：抗生素是生物（包括微生物、植物和动物）在其生命活动过程中所产生的（或由其他方法获得的），能在低微浓度下有选择地抑制或影响他种生物功能的有机物质。完全来源于微生物次级代谢产物的抗生素称天然抗生素，经化学修饰后的产物称为半合成抗生素，以天然抗生素的结构为模型而完全采用化学合成方法制造的产物则称为全合成抗生素。

二、抗生素的分类

抗生素种类繁多，性质复杂，用途又是多方面的，目前尚无较完善的系统分类方法。习惯常用以下一些分类方法。

（一）根据抗生素的生物来源分类

1. 细菌产生的抗生素　如多黏菌素（polymyxin）和短杆菌肽（gramicidin）等。

2. 放线菌产生的抗生素　如链霉素（streptomycin）、卡那霉素（kanamycin）、四环素（tetracycline）等。

3. 真菌产生的抗生素　如青霉素（penicillin）和头孢菌素（cephalosporin）等。

4. 植物和动物产生的抗生素　如地衣和藻类植物产生的地衣酸（vulpinicacid）、从被子植物蒜中制得的蒜素等。

此外，某些结构简单的抗生素可完全人工合成，如氯霉素、环丝氨酸等。

（二）根据抗生素的化学结构分类

1. β- 内酰胺类抗生素　如青霉素、头孢菌素等。

2. 氨基糖苷类抗生素　如链霉素、庆大霉素、卡那霉素等。

3. 大环内酯类抗生素　如红霉素（erythromycin）、麦迪霉素（midecaycin）等。

4. 四环素类抗生素　如金霉素（aureomycin）、土霉素（terramycin）等。

5. 多肽类抗生素　如多黏菌素、杆菌肽（bacitracin）等。

（三）根据抗生素的作用机制分类

1. 抑制细胞壁合成的抗生素　如青霉素、环丝氨酸等。

2. 影响细胞膜功能的抗生素　如多黏菌素、多烯类抗生素等。

3. 抑制核酸合成的抗生素　如博来霉素、丝裂霉素C及柔红霉素等。

4. 抑制蛋白质合成的抗生素　如红霉素、链霉素、四环素、氯霉素等。

5. 抑制生物能作用的抗生素　如抑制电子转移的抗霉素、抑制氧化磷酸化作用的短杆菌肽等。

（四）根据抗生素的作用分类

1. 广谱抗生素　如氨苄西林，它既能抑制革兰氏阳性菌，又能抑制革兰氏阴性菌。

2. 抗革兰氏阳性菌的抗生素　如青霉素等。

3. 抗革兰氏阴性菌的抗生素　如链霉素等。

4. 抗真菌抗生素　如制霉菌素等。

5. 抗病毒抗生素　如四环类抗生素对较大病毒有一定作用。

6. 抗肿瘤抗生素　如阿霉素和丝裂霉素等。

考点：抗生素的分类

三、医用抗生素的特点

1. 差异毒力较大　差异毒力也称选择性毒力，即对微生物或癌细胞有强大的抑制或杀灭作用，而对人体和动物体只有轻微损害或完全没有损害。差异毒力由抗生素的作用机制决定，如青霉素类抗生素能抑制革兰氏阳性菌细胞壁的合成，而人与哺乳动物的细胞无细胞壁，故不会受青霉素作用的影响，因此，青霉素可用于临床。抗生素的差异毒力越强，越有利于临床应用。

2. 抗菌活性强　抗菌活性是指药物抑制或杀灭微生物的能力。极微量的抗生素就会有显著的抗菌活性，这是抗生素与其他化学杀菌剂的重要区别。抗菌活性的强弱常以最低抑菌浓度（MIC）来衡量。MIC指抗生素能抑制微生物生长的最低浓度，以μg/ml表示。MIC值越小，表示抗生素的作用越强。

3. 有不同的抗菌谱　各种抗生素对微生物的作用方式不同，因而每种抗生素都具有特有的抗菌谱。所谓抗菌谱即指某种抗生素所能抑制或杀灭微生物的范围和所需剂量。抗菌范围广者称广谱抗生素，即对多种病原菌（细菌、霉菌）有抑制和杀灭作用；抗菌范围狭窄的称窄谱抗生素，如青霉素主要抑制革兰氏阳性菌，多黏菌素只能抑制革兰氏阴性菌。而抗肿瘤抗生素的抗瘤范围则称为抗瘤谱。这也是根据其抗菌活性筛选的，然后再检验它们杀灭肿瘤细胞的能力。

4. 不良反应少和副作用小。

此外，合理使用抗生素不易使病菌产生耐药性。

四、抗生素产生菌的分离和筛选

绝大多数抗生素是由微生物产生的。因而，在生产一种新抗生素以前必须要有产生菌。产生菌的分离和筛选过程大致如下。

1. 土壤微生物的分离 采土时，去除表土，取离地表5～10cm深的土壤30～50g，装入无菌容器，之后取土壤样品5～10g，用无菌水稀释至10^{-4}～10^{-3}涂布于琼脂平板上，待长出放线菌落之后，挑取单个菌落移种于斜面培养基上，培养后即获得纯种菌株。

2. 筛选 从已分离的菌株中选取抗生素产生菌的过程称为筛选。筛选分初筛与复筛。筛选时选择合适的筛选方法。筛选过程中尽量选用没有毒性而对某些致病菌具有代表性的微生物作为试验菌，如用金黄色葡萄球菌代表革兰氏阳性菌，用大肠埃希菌代表革兰氏阴性菌，用白念珠菌代表酵母状真菌，等等。初筛可在摇瓶中完成，也可采用琼脂块法，一般采用后者，即用无菌滤纸片蘸取各放线菌的摇瓶发酵液（细菌悬浮液）置于有试验菌的平板上，观察有无抑菌圈的产生，初筛得到的高产菌株，再进行摇瓶复筛。

3. 早期鉴别 经过筛选得到的阳性菌株需经过早期鉴别才能排除已发现的抗生素，找出新抗生素的产生菌。鉴别方法从抗生素产生菌方面进行形态、培养、生化功能等试验。从抗生素方面进行纸层析、纸电泳、薄层层析及各种光谱分析法等试验，与已知菌、已知抗生素进行比较鉴别。

4. 分离精制 经过分离、筛选及早期鉴别认为可能是抗生素的产生菌酵液中提取抗生素，加以精制、纯化。

5. 药理试验和临床试用 分离精制所得抗生素必须依照《药物非临床研究质量管理规范》先进行一系列的非临床安全性评价研究，如安全药理学试验、单次给药毒性试验、重复给药毒性试验、生殖毒性试验、遗传毒性试验、致癌性试验、毒代动力学试验等，经系列试验认为确有前途的新抗生素经有关部门审查合格后方可进行临床试验。在各期临床试验、人体生物利用度或生物等效性研究中，均须严格依照《药品临床试验管理规范》（Good Clinical Practice，GCP）进行方案设计、组织实施、监视、审核、记录、分析、总结和报告。

五、抗生素的生产

抗生素的生产分为发酵和提取制备两个阶段。发酵是指抗生素产生菌在一定培养条件下生长繁殖，合成抗生素的过程。制备是用理化方法，对发酵液中的抗生素进行提取和精制的过程。以青霉素为例，抗生素生产的一般流程如下：菌种制备→孢子制备→种子制备→发酵→发酵液预处理→提取与精制→成品检验→成品分装。

1. 菌种制备 发酵的菌种都是从自然界分离、纯化及选育后获得的，这些菌种通常保存在砂土管或冷冻干燥管中。由于菌种在整个发酵过程中起着十分重要的作用，为了提高菌种的生产能力和产品质量，必须经常进行菌种选育工作，用人工方法加以纯化和育种，才能保持菌种的优良性状不变。菌种制备的整个过程要保持严格的无菌状态。

2. 孢子制备 是将保藏在砂土管或冷冻干燥管中处于休眠状态的菌种进行培养，制备大量孢子供下一步制备种子使用。需氧发酵制备孢子一般是在摇瓶内进行，通过振荡，外界空气与培养液进行自然交换获得微生物所需的氧气。所用的培养基因发酵产生菌的菌种不同而异，但要含有生长因素和微量元素，且碳源或氮源不宜过多，从而保证生产大量的孢子。

3. 种子制备 是使有限数量的孢子发芽繁殖，获得足够的菌丝体以供发酵之用。种子制备于种子罐内进行。种子制备可以缩短发酵罐内菌丝繁殖生长的时间，增加抗生素合成的时间。一般通过种子罐1～3次，待获得质量合格的种子再移种到发酵罐中，分别称为二级发酵、三级发酵和四级发酵。

4. 发酵　是微生物合成大量产物的过程，是抗生素合成的关键阶段，目的是在人工培养条件下使菌丝体产生大量的抗生素。发酵于发酵罐内进行（图8-1）。

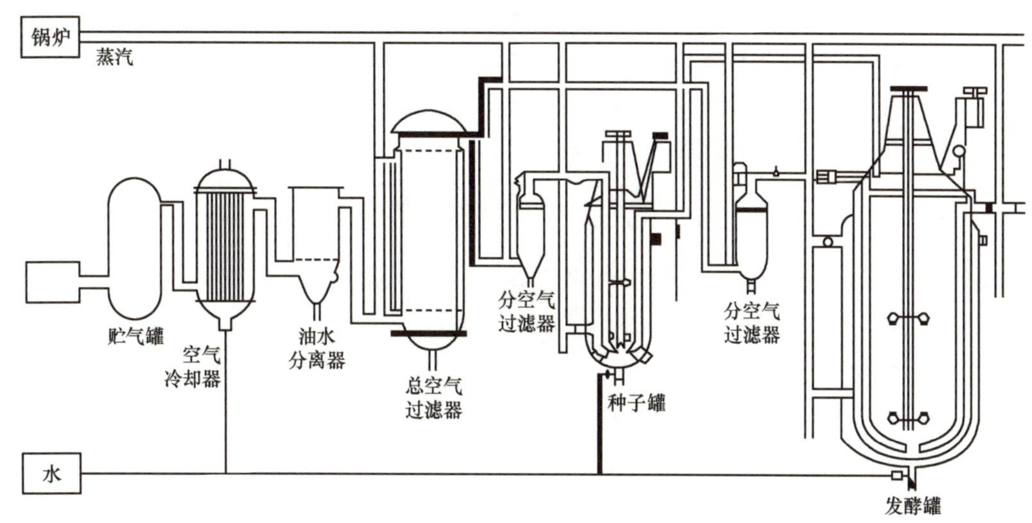

图8-1　抗生素二级发酵设备管路图

在整个发酵过程中应注意以下因素。

（1）无菌操作　在抗生素发酵中污染杂菌和噬菌体的主要原因是种子和空气过滤系统污染，各部件渗漏及操作不慎等，因而在移种、取样等过程中应进行严格的无菌操作，并且在发酵的不同阶段应取样进行杂菌检查。

（2）营养需要　发酵培养基应供给微生物生长繁殖以及生物合成所需的营养，其原材料应尽可能价廉且来源广泛。发酵过程中有时还需根据实际情况添加一些营养物质，称为中间补料。

（3）pH　在培养基内加入可供微生物利用，而又能使培养基的pH保持恒定的化合物，如硫酸铵、硝酸钠等。此外，在发酵过程中还可以适当加入酸或碱以保持pH的恒定。

（4）温度　抗生素产生菌的生长和抗生素合成需在各种酶的催化下进行，酶的催化需要合适的温度，因此在发酵中应维持合适的温度。可通过罐的夹套或蛇管导入冷水（或热水）以控制罐温。

（5）前体（precursor）　是抗生素分子的前身或其组成的一部分，直接参与抗生素的生物合成而自身无显著变化。在一定条件下，加入前体可调节微生物代谢途径，诱导抗生素的合成并增加产量。如在青霉素的生产中常加入苯乙酸或苯乙酰胺作为前体；红霉素生产中添加丙酸、丙醇或丙酸盐作为前体。但前体一般对产生菌有一定的毒性，故应分次少量加入。

（6）通气、搅拌及消沫　微生物在发酵过程中利用溶解氧，因此必须不断经空气过滤系统输入无菌空气，同时在发酵罐内设置搅拌和挡板可以增加通气效果。但是，通气和搅拌往往会造成大量泡沫，泡沫使液面升高，造成逃液和渗漏，并且易产生染菌。因此，发酵中必须消沫。可以应用安装消沫桨消沫，也可应用消沫剂（天然油脂类、聚醚类等）来消沫。

（7）发酵终点判断　发酵过程中通过定期取样分析，测定抗生素含量、发酵液的pH、含糖量和含氮量、菌丝含量及形态观察等，据此判断合适的发酵终点。近年来，国外也有把排气中的CO_2含量和发酵液黏度作为常规分析项目。放罐应在抗生素产量的高峰期，过早或过迟都会影响抗生素的产量。

5. 发酵液预处理　多数发酵产品如抗生素存在于发酵液内，有的存在于菌丝内。发酵液预处理包括除去发酵液内的杂质离子（Ca^{2+}、Mg^{2+}、Fe^{3+} 等）以及蛋白质，并利用板框压滤机，使菌丝与滤液分开，便于进一步提取。

6. 提取与精制 提取的方法是根据产品的理化性质决定的。目前常用的提取方法有吸附法、溶媒萃取法、离子交换法和沉淀法。精制的方法与一般有机化合物的精制相似，上述提取方法均可应用于精制。也可用多级吸附洗脱法、薄层层析法等方法精制。抗生素的稳定性一般较差，故在提取、精制过程中应避免用常压蒸馏、升华、过酸、过碱等手段，而是利用减压蒸馏等比较温和的方法。

7. 成品检验 经过发酵与提取得到的成品，应根据《中国药典》进行检测，检测的项目根据产品的性质而定。如抗生素一般要进行效价测定、毒性试验、无菌试验、致热原试验、水分测定等。

8. 成品分装 生产的成品一般是大包装的原料药，以供制剂厂进行小包装或制剂加工，也有一些工厂在无菌条件下用自动分装机械进行小瓶分装。

六、抗生素的微生物学检测

在《中国药典》(2025版)中，收载了许多有关抗生素产品质量的检测项目。与微生物检测有关的有无菌检查法(见第7章)和效价测定法。

(一)抗生素的效价和单位

效价(potency)是指抗生素有效成分的含量，即在同一条件下比较抗生素的检品和标准品的抗菌活性，从而得出检品的效价，常用百分数表示：

$$效价=\frac{检品的抗菌活性}{标准品的抗菌活性}\times 100\%$$

单位是衡量抗生素有效成分的具体尺度，是效价的表示方法。各种抗生素单位的表示可以各不相同。

1. 重量单位 以抗生素的生物活性部分的重量作为单位。1μg=1U，1mg=1000U。这种表示方法，对同一种抗生素的不同盐类而言，只要它们的单位相同，即使盐类重量不同，它们的抗生素有效含量也是相同的，如链霉素硫酸盐、土霉素盐酸盐、卡那霉素和红霉素的游离碱以及新生霉素的游离酸均以重量单位表示。

2. 类似重量单位 是以特定的抗生素类纯晶的重量1μg作为1U。如纯金霉素盐酸盐及四环素盐酸盐(包括无活性的盐酸根在内)1μg为1U。

3. 重量折算单位 以原始的活性单位相当的实际重量为1单位加以折算。如青霉素的单位，最初是以在50ml肉汤培养基内能完全抑制金黄色葡萄球菌生长的最小青霉素量为1U青霉素纯化后，这个量相当于青霉素钠盐纯晶0.5988μg，因而定0.5988μg为1U，则1mg=1670U。

4. 特定单位 以特定的抗生素样品的某一重量作为1U，如特定的一批杆菌肽1mg=55U，制霉菌素1mg=3000U等。标准品是指与商品同质的、纯度较高的抗生素，每毫克含有一定量的单位，可用作效价测定的标准。每种抗生素都有它自己的标准品。国际单位(international unit，IU)是指经国际协议，每毫克含一定单位的标准品称为国际标准品，其单位即为国际单位(IU)。抗生素的国际标准品是在联合国世界卫生组织(WHO)的生物检定专家委员会的主持下，委托指定的机构[主要是英国国家生物制品标准检定所(National Institute for Biological Standards and Control)]组织标定、保管和分发。由于国际标准品供应有限，各国通常由国家监制一批同样的标准品，与国际标准品比较，标定其效价单位后，分发各地使用，作为国家标准品。我国的国家标准品由中国食品药品检定研究院。

5. 标示量 指抗生素制剂标签上所标示的抗生素含量。标示量原则上以重量表示(指重量单位)，但少数成分不清的抗生素(如制霉菌素)，或照顾用药习惯(如青霉素)，仍沿用单位表示。

(二)抗生素效价的微生物学测定

抗生素效价的测定方法有物理方法、化学方法和微生物学方法。由于微生物学方法可以反映该抗生素的抗菌活性，与临床使用有着平行关系，且样品用量少、灵敏度高，现大多采用此法测定。

微生物学测定方法有稀释法、比浊法和琼脂扩散法。其中扩散法中的管碟法最为常用。管碟法

（cylinder plate method）的原理是利用抗生素在培养基内扩散渗透作用，比较标准品和待检品两者对试验菌产生的抑菌圈大小，以决定待检抗生素溶液的效价。常用二剂量法计算效价。

二剂量法是利用抗生素浓度的对数值与抑菌圈直径成直线关系的原理，将抗生素的标准品和待检品各稀释为一定比例的两种剂量，即高剂量和低剂量（2∶1或4∶1）在同一平板中进行比较，根据它们所产生的抑菌圈直径大小，按照公式可计算出待检品的效价。

第2节　维　生　素

维生素是一类重要的药物，与抗生素、激素一起合称三素。在医疗方面有着众多的用途。维生素类药物可经化学合成、动植物提取或微生物发酵等方法制成。目前工业上应用发酵法生产的有维生素C、维生素B_2和维生素B_{12}等。

一、维生素C

维生素C（vitamin C）又名抗坏血酸，广泛存在于植物和动物体内。

经典的生产方式由Reichsteint和Grussner提出，称为莱氏法。该工艺采用化学合成与生物转化并用的半合成法，以葡萄糖为原料催化加氢得*D*-山梨醇，经弱氧化醋酸杆菌发酵生成*L*-山梨醇，再经酮化、化学氧化及水解后得到2-酮基-*L*-古龙酸，最后内酯化和烯醇化得到维生素C。该法生产的维生素C质量好，原料葡萄糖便宜易得，缺点是生产工序繁多，所用溶剂（丙酮、苯等）易对人体造成伤害，且污染环境。

20世纪70年代，我国中科院尹光琳教授等发明了二步发酵法新工艺。采用微生物法使*L*-山梨醇转化生成2-酮基-*L*-古龙酸（2-KLG），然后再酸化生成维生素C（图8-2）。该方法与莱氏法相比具有工艺简单、设备投资小、成本低、节约大量有毒化工原料和减少“三废”等优点。

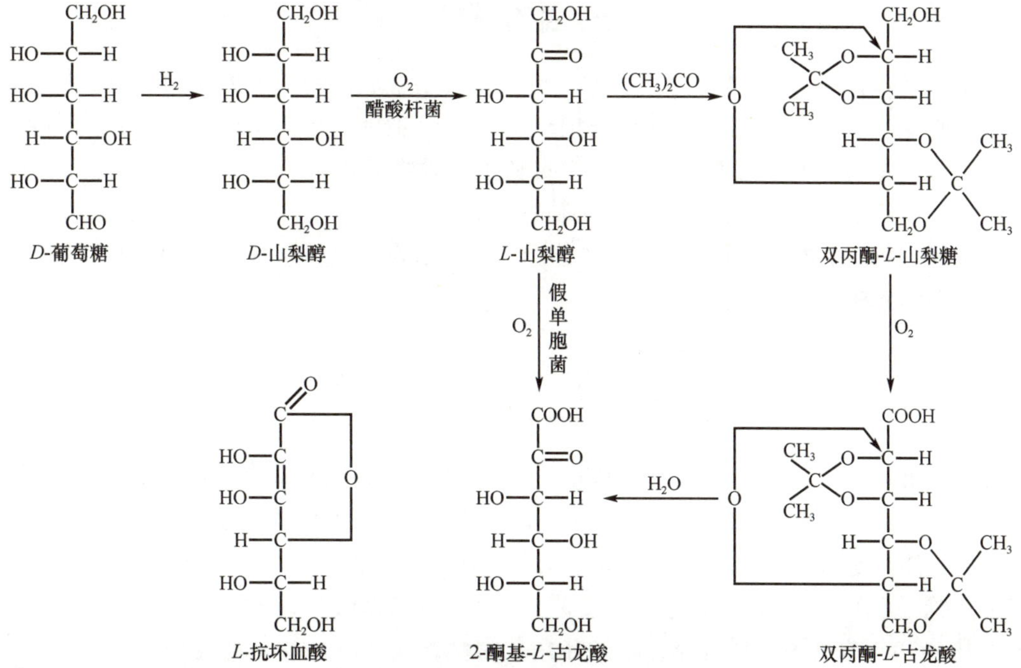

D-葡萄糖 →(H_2) *D*-山梨醇 →(O_2，醋酸杆菌) *L*-山梨醇 →($(CH_3)_2CO$) 双丙酮-*L*-山梨糖
L-山梨醇 →(O_2，假单胞菌) 2-酮基-*L*-古龙酸
双丙酮-*L*-山梨糖 →(O_2) 双丙酮-*L*-古龙酸 →(H_2O) 2-酮基-*L*-古龙酸
L-抗坏血酸

图8-2　维生素C生物合成过程

近年来，由于基因工程的迅速发展，科学家们已成功地运用基因工程的手段构建了一种重组菌株，这一菌株可直接将葡萄糖发酵生成2-酮基-*L*-古龙酸，使维生素C的生产工艺路线大大改进和简化（图8-3）。

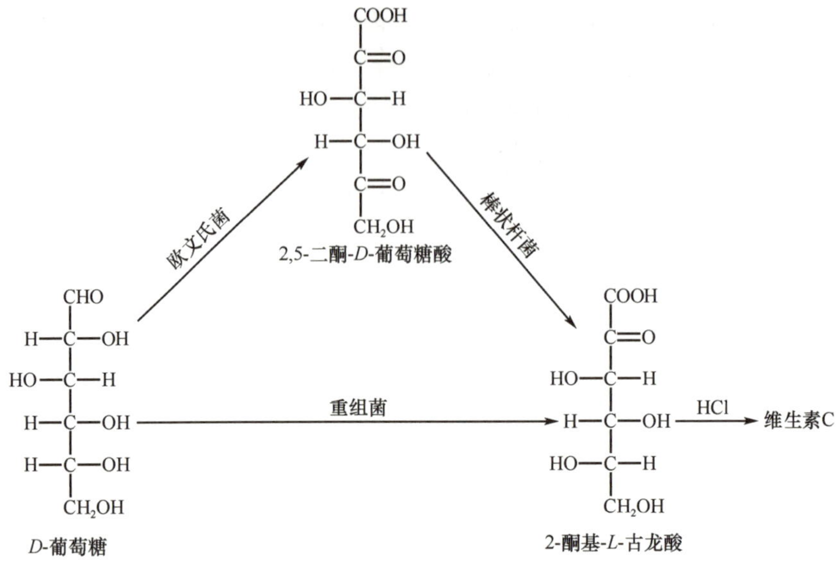

图8-3 2-酮基-*L*-古龙酸生物合成途径

二、维生素 B_2

维生素B_2（vitamin B_2）又称核黄素（riboflavin），能生物合成维生素B_2的微生物有细菌、酵母菌和真菌。工业生产中目前最常用的为真菌子囊菌亚门中的棉病囊霉和阿舒假囊酵母，采用二级发酵，发酵周期为150～160h，维生素产量可达4000～8000μg/ml。值得注意的是维生素B_2主要存在于菌丝中，少部分存在于发酵液中，因此在提取时需将菌丝中的维生素B_2用121℃蒸气抽提1h，然后将提取液和发酵液合并在一起浓缩，再离心分离即可。

三、维生素 B_{12}

维生素B_{12}又称钴胺酸，可从肝脏中提取，也可用化学合成法合成，但这两种方法的生产成本太高，不适于工业生产，因而目前主要用微生物来生产。能产生维生素B_{12}的微生物有细菌和放线菌，霉菌和酵母菌不具备生物合成维生素B_{12}的能力。最初生产维生素B_{12}主要是从链霉素、庆大霉素的发酵液中进行回收，但产量很低，现在已用短棒菌苗等来直接进行发酵生产。现在发现诺卡菌属和分枝杆菌属的某些菌种，在以烷烃作碳源的培养基中能合成较多数量的维生素B_{12}，还发现以甲烷或甲醇作碳源的细菌合成维生素B_{12}的能力也很强。

第3节　氨　基　酸

氨基酸（amino acid）是含有氨基和羧基的一类有机化合物的通称，是生物功能大分子蛋白质的基本单位，是人体合成蛋白质、酶和免疫物质等的基础原料，参与人体的代谢和各种生理活动，故氨基酸对调节机体机能具有重要的作用，在食品、医药、饲料、化妆品等工业中用途广泛。天然氨基酸现已发现300多种，其中人体所需的氨基酸有22种，分非必需氨基酸和必需氨基酸（人体无法合成）。氨基酸的制造从1820年水解蛋白质开始，1850年用化学法合成了氨基酸，直至1957年日本用发酵法生产谷氨酸获得成功，推动了其他氨基酸的研究开发。至今氨基酸生产方法虽有抽提法、化学合成法以及生物法（包括直接发酵和酶转化），但绝大多数氨基酸是以发酵法或酶法生产的（表8-1）。

表8-1 主要氨基酸的生产方法

名称	生产方法	名称	生产方法
L-缬氨酸	发酵法、合成法	甘氨酸	合成法
L-亮氨酸	抽提法、发酵法	*D*, *L*-丙氨酸	合成法
L-异亮氨酸	发酵法	*L*-丙氨酸	发酵法、酶法
L-苏氨酸	发酵法	*L*-丝氨酸	发酵法
D, *L*-甲硫氨酸	合成法	*L*-谷氨酸	发酵法
L-甲硫氨酸	合成法、酶法	*L*-谷氨酰胺	发酵法
L-苯丙氨酸	合成法、酶法	*L*-脯氨酸	发酵法
L-赖氨酸	发酵法、酶法	*L*-羟脯氨酸	抽提法
L-精氨酸	发酵法、酶法	*L*-鸟氨酸	发酵法
L-天门冬氨酸	发酵法	*L*-瓜氨酸	发酵法
L-半胱氨酸	抽提法	*L*-酪氨酸	抽提法

以产量最大的谷氨酸为例，产生菌主要是棒状杆菌属、短杆菌属和黄杆菌属，谷氨酸的生物合成途径大致为葡萄糖经糖酵解（EMP）和戊糖磷酸途径（HMP）两种途径生成丙酮酸，再氧化成乙酰辅酶A，然后进入三羧酸循环，生成*α*-酮戊二酸，再经谷氨酸脱氢酶的作用，在NH_4^+的存在下生成*L*-谷氨酸（图8-4）。

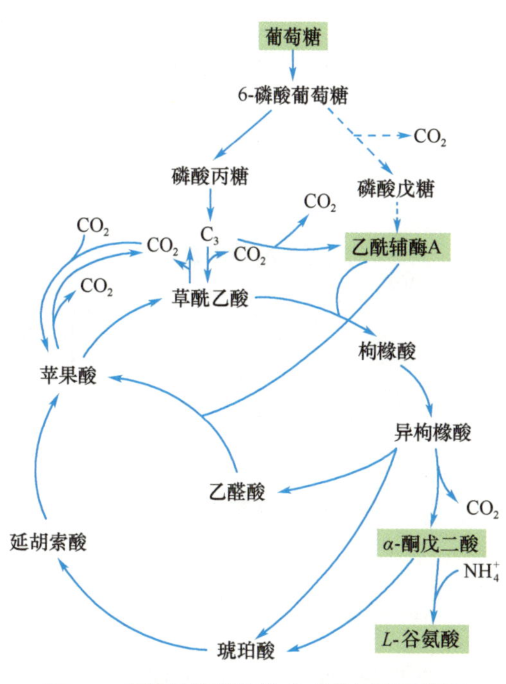

图8-4 谷氨酸棒状杆菌合成谷氨酸示意图

谷氨酸的发酵过程中，生物素是唯一重要的生长因子，一般需控制在亚适量条件下才能得到高产量的谷氨酸。生物素过量有利于菌体生长，转入乳酸发酵，而不利于谷氨酸的积累，此为完全氧化型。当生物素在亚适量时（3～5μg/L），则异枸橼酸、琥珀酸的氧化以及草酰乙酸和苹果酸变为丙酮酸的脱羧作用均呈停滞状态，同时由于过剩NH_4^+的存在，使枸橼酸变为谷氨酸的反应大量进行而积累大量谷氨酸，此为谷氨酸的生成型。生物素过少，细菌不生长，谷氨酸的产量降低。生物素的用量因菌株、碳氮源浓度的不同而有所变化。另外，细胞膜组成中饱和脂肪酸和不饱和脂肪酸的比例与细胞膜的渗透性有关，生物素的量减少可影响细胞脂肪酸的正常合成与分布，而使膜中脂肪酸的比例改变，从而增加谷氨酸的透过，减少了细胞内谷氨酸的积累，从而消除反馈抑制使谷氨酸的生物合成继续进行。除生物素外，在谷氨酸发酵时尚需注意供氧、NH_4^+、磷酸盐浓度及pH等因素，前三个因素主要是对代谢途径的控制作用。供氧充足时生成谷氨酸，供氧不足时则转入乳酸发酵。NH_4^+适量时生成谷氨酸，过量时生成谷氨酰胺，缺乏时则生成α-酮戊二酸。pH中性或微碱性时生成谷氨酸，酸性时生成乙酰谷氨酰胺。当磷酸盐浓度高时进入缬氨酸发酵。在谷氨酸发酵的后期，当营养物质耗尽而酸度不再增加时即可放罐，发酵终止后可采用等电点法或离子交换树脂法进行提取。

第4节 核酸类物质

核酸类物质发酵是1956年继谷氨酸发酵研究成功后又一新兴的微生物工业。核酸类物质包括嘌呤核苷酸及其衍生物、嘧啶核苷酸及其衍生物。现已用发酵法或酶解法进行研究和生产的有肌苷和肌苷酸、鸟苷和鸟苷酸、腺苷和腺苷酸、三磷酸腺苷和辅酶A等，这些核酸类物质应用于食品工业领域中作为风味强化剂，有些又是重要的药物，如肌苷和辅酶A可治疗心脏病、白血病和血小板下降及肝病；ATP可治疗代谢紊乱、辅助治疗心脏病和肝病，制成能量合剂等，此外，许多碱基、核苷和核苷酸都是昂贵的生化试剂，在核酸和蛋白质的研究中起着重要作用。核酸类物质的一般生产方法有酶解法、合成法和直接发酵法。

一、酶 解 法

酶解法是利用糖质原料、亚硫酸纸浆废液或其他原料发酵生产酵母，再从酵母中提取核糖核酸（RNA），以青霉菌属或链霉菌属产生的核酸酶酶解，制成各种核苷酸。

二、合 成 法

合成法即微生物发酵和化学合成法并用的方法，例如，由发酵法先制成5-氨基-4-甲酰胺咪唑核苷（AICAR），再用化学合成的方法制成鸟苷酸。

三、直接发酵法

直接发酵法是根据产生菌的特点，采用营养缺陷型突变株或营养缺陷型突变株兼结构类似物抗性菌株，通过控制适当的发酵条件，打破菌体对核酸类物质的代谢调控，使之发酵生产大量的某一种核苷或核苷酸。如用产氨短杆菌直接发酵生产肌苷一磷酸（IMP）。在IMP合成途径中，关键酶有磷酸核糖焦磷酸（PRPP）转酰胺酶（E_1）、次黄嘌呤核苷酸（IMP）脱氢酶（E_2）和腺苷酸琥珀酸（SAMP）合成酶（E_3），PRPP转酰胺酶的活性可被终产物腺苷酸和鸟苷酸的过量积累所抑制。因此，无论是腺苷酸或鸟苷酸的过量积累均会导致由PRPP开始的合成途径的第一步反应的抑制。鸟苷酸的积累抑制次黄嘌呤核苷酸脱氢酶，而不影响腺苷酸的生物合成；反之，腺苷酸的积累抑制SAMP合成酶，而不影响鸟苷酸的生物合成，因肌苷一磷酸代谢缺陷型变种丧失合成黄嘌呤核苷酸（XMP）、腺苷酸和鸟苷酸的能力，从而解除腺苷酸和鸟苷酸的协同反馈抑制作用，造成大量肌苷一磷酸的积累（图8-5）。

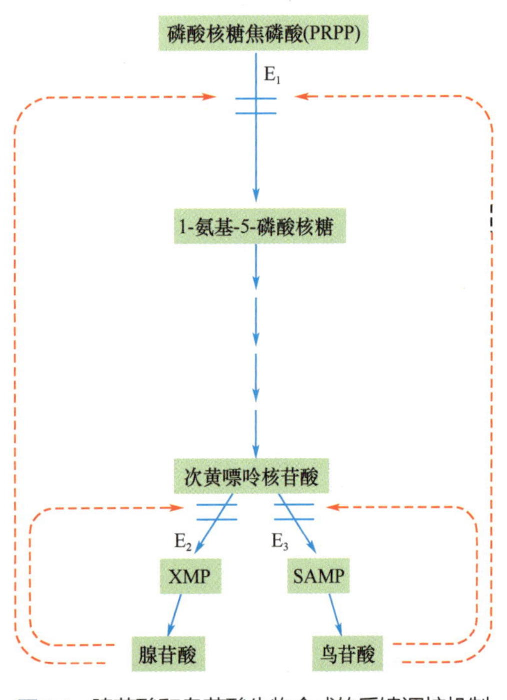

图8-5 腺苷酸和鸟苷酸生物合成的反馈调控机制

链接 核酸类药物

核酸类药物，一般是以核酸类分子为基础，加以人工合成制备的具有核酸结构，包括核苷酸和脱氧核苷酸结构，同时又具有一定药理作用的药物。广义的核酸药物可包括核苷酸药物、核酸药物及含有不同碱基化合物的药物。核酸药物具有多种药理作用，按其作用特点可分为：①抗病毒：代表药物有利巴韦林、阿昔洛韦和阿糖腺苷等，临床上用于抗肝炎病毒、疱疹病毒及其他病毒；②抗肿瘤：代表药物有用于治疗消化道恶性肿瘤的氟尿嘧啶以及用于治疗各类急性白血病的阿糖胞苷等；③干扰素诱导剂：代表药物为聚肌胞，临床上用于抗肝炎病毒等；④免疫增强剂，主要用于抗病毒及抗肿瘤的辅助治疗；⑤功能剂，用于肝炎、心脏病等多种疾病的辅助治疗。药用腺苷三磷酸（ATP）以酵母为原料提取，也可通过人工合成及发酵生产。

第5节 酶制剂和酶抑制剂

酶是一种具有生物催化作用的活性蛋白质，对整个生命体系来说是一种极为重要的物质，一切生物的代谢活动都是在酶的作用下进行的。从1878年“酶”名称最初提起，到现在已鉴定出3000种以上的酶，工业制品就有上百种。酶的制品称为酶制剂，工业酶制剂最初是从动物和植物中提取的，如胰酶、木瓜蛋白酶等。19世纪末日本开始采用固态发酵技术生产微生物酶制剂——真菌α-淀粉酶；20世纪40年代，微生物α-淀粉酶的液体深层发酵技术实现了工业化生产，标志着以发酵技术大规模生产微生物酶制剂的现代化酶制剂的起源。目前已经能够大规模工业化生产的商品酶制剂，大部分是通过微生物发酵生产的。医药上常用的酶制剂见表8-2。

表8-2 酶在医疗上的应用

酶制剂	来源	酶反应	临床价值
链激酶	乙型溶血性链球菌	纤溶酶原→纤溶酶	治疗血栓病
透明质酸酶	化脓性链球菌、产气荚膜杆菌	水解透明质酸	治疗心肌梗死及一些辅助治疗
天冬酰胺酶	大肠埃希菌	L-天冬酰胺+H_2O→L-天冬氨酸+NH_3	抗白血病
青霉素酶	枯草杆菌、蜡状芽孢杆菌、大肠埃希菌等	水解青霉素的β-内酰胺环的酰胺键，使青霉素失活	清除青霉素过敏
α-淀粉酶	黑曲霉	淀粉液化	助消化
蛋白酶	枯草杆菌、灰色链霉菌	蛋白质水解	助消化
脂肪酶	黑曲霉、根酶	脂肪水解	助消化
尿酸氧化酶	产朊假丝酵母、短杆菌	尿酸+O_2+$2H_2O$→尿囊素+CO_2+H_2O	治疗痛风、尿道结石
溶菌酶	蛋清	溶菌作用	眼药用灭菌剂

生命现象最突出的表现是机体内各种代谢反应的高度有序性，这种有序性受机体内多种因素的调节和控制。而作为分子水平的酶调控则依靠酶抑制剂。凡是能使酶活性降低甚至丧失但又不使酶蛋白变性的物质称为酶抑制剂。近代药物作用机制研究证明，许多已知药物是来源于微生物的酶抑制剂。如蛋白酶抑制剂可用于肿瘤、艾滋病及骨质疏松症的预防和治疗；糖代谢酶抑制剂有望治疗肥胖症、动脉粥样硬化；脂质代谢相关的酶则可降低血液中胆固醇的水平。

第6节 甾体化合物

甾体化合物是一类含有环戊烷多氢菲核的化合物。它广泛存在于动、植物和微生物中，比较重要的甾体化合物有胆甾醇、胆酸、肾上腺皮质激素、孕激素、性激素、植物皂素等，甾体化合物尤其是甾体激素对机体起着非常重要的调节作用，因此在医疗上应用非常广泛。如可应用于治疗过敏性皮炎、类风湿关节炎和作为计划生育药等。以前的甾体化合物都是从天然物质中提取得到原料，然后再经过化学方法改造而得到。由于原料来源局限、提取和合成过程复杂、收率较低等缺点，甾体化合物药物远远不能满足医疗的需要。后来人们采用微生物（酶）反应，某些微生物的转化，就可使甾体化合物的结构发生改变，从而得到不同类型的甾体化合物。所谓甾体化合物的微生物转化是用微生物的方法对底物分子的某一部位进行改造，如羟基化、脱氢等，从而能获得其他新的甾体化合物，该方法具有专一性强、产量高和反应条件温和等优点，所以在甾体激素的工业生产中被广泛应用。微生物转化甾体化合物的反应类型很多，在生产中最常用的有羟化反应、脱氢反应、环氧化反应与侧链降解反应。

一、羟化反应

微生物对甾体母核不同位置的羟基化以C-9α、C-11β、C-16、C-17等最为重要，如生产可的松需要利用黑根霉进行C-11α羟基化反应（图8-6），而生产氢化可的松则可利用新月弯孢霉、蓝色犁头霉进行C-11β羟基化反应（图8-7）。

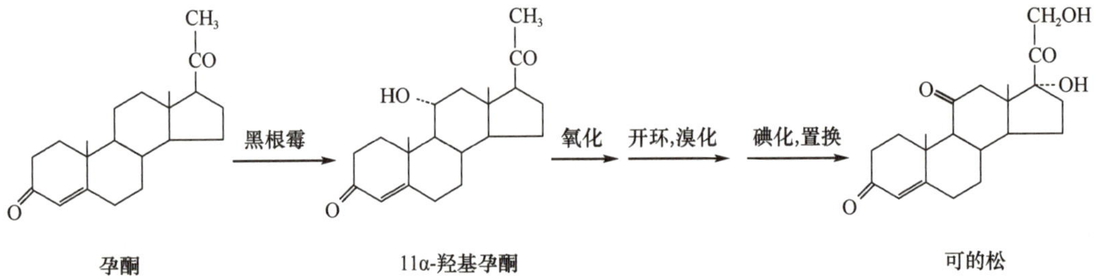

图8-6　11α羟基化反应

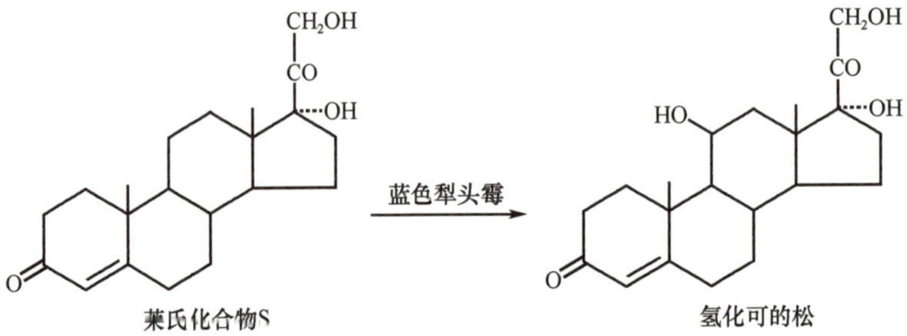

图8-7　11β羟基化反应

二、脱氢反应

微生物对甾核母核的脱氢反应主要在A环上的C-1和C-2位生成双键。这是生产泼尼松和去氢氢化可的松同系物最有价值的反应（图8-8），引起这一反应的微生物主要是棒状杆菌和分枝杆菌。形成双键后化合物的活性可提高数倍。

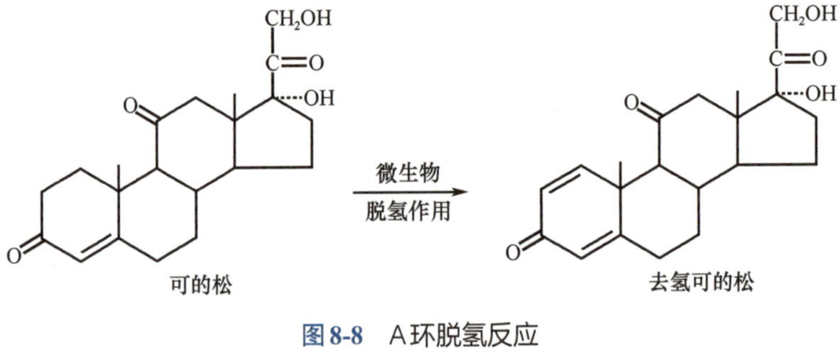

图8-8　A环脱氢反应

三、侧链切断和A环芳香化反应

利用诺卡氏菌，将与胆甾醇结构相似的19-羟-5-烯胆甾-3β-醋酸酯转化成雌酮（图8-9）。雌酮除作为雌性激素外，还是许多避孕药的中间体。某些假单胞杆菌、分枝杆菌、棒状杆菌等也能利用胆甾醇合成雌酮。

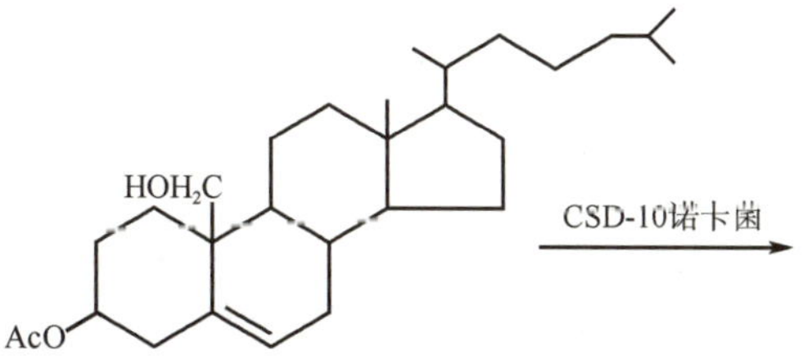

19-羟-5-烯胆甾-3β-醋酸酯　CSD-10诺卡菌　雌酮

图 8-9　侧链切断和 A 环芳香化反应

第 7 节　微生态制剂

微生态制剂也称为活菌制剂，是根据现代微生态学的基本原理，利用对人体无害甚至有益的正常微生物菌群中的活菌，经过人工培养等方法制成的微生物制剂。目前用于微生态制剂的细菌主要有乳杆菌、双歧杆菌、肠球菌、大肠埃希菌、蜡样芽孢杆菌等。其中双歧杆菌类活菌制剂是目前国内外应用最广的活菌制剂，在临床上主要用于婴幼儿保健、调整肠道菌群失调、治疗肠功能紊乱、慢性腹泻，以及抗癌防衰老等。三株口服液即是双歧杆菌、乳酸菌和粪链球菌经一系列发酵而成的活菌制剂。国内外对活菌制剂的应用范围逐渐扩大，已从原来的治病过渡到防病健身上来，许多活菌已成为食品添加剂，应用于食品保健方面。

此外，还有其他一些微生物产物作为药物的，其中主要有生物碱、微生物多糖等。如主要用于作为子宫收缩剂的麦角碱是由紫麦角菌所产生，目前除采用将紫麦角菌人工接种于黑麦上以制备大量的麦角碱外，还可利用深层培养的方法进行生产。微生物多糖——螺旋藻是一种分布在世界各海区及陆地淡、盐水湖中的藻类，呈蓝绿色，含有大量的蛋白质。螺旋藻属于浮游自养型原核生物，藻体由于含有藻蓝素，而使螺旋藻呈蓝绿色。螺旋藻中含有极为丰富的营养成分和多种生物活性物质以及17种氨基酸，其中8种为人体必需的氨基酸。因此，把螺旋藻添加到食品、饲料或饵料中，可以起到蛋白质的互补作用，大大改善谷物蛋白质的营养质量。另外，某些真菌多糖具有显著的免疫促进作用以及抗肿瘤和抗病毒的能力，因而在医药行业备受重视。

总之，来源于微生物的产物种类繁多，以上仅是常用于医药领域的部分微生物产物，它们对人类的医疗卫生和保健事业起着极为重要的作用。微生物资源极为丰富，有待进一步去认识和研究。随着现代分子生物学的发展和基因工程技术的推广，应用微生物来生产药物的领域将更加扩大，其前景诱人。

自测题

一、判断题

1. 青霉素的抗菌原理是破坏细菌的细胞壁结构。(　　)
2. 抗生素的种子制备经过两次种子罐再移种到发酵罐是二级发酵。(　　)
3. 效价（potency）是指抗生素有效成分的含量，常用百分数表示。(　　)
4. 人体所需氨基酸有22种，分必需氨基酸（人体可以合成）和非必需氨基酸。(　　)
5. 三株口服液即是双歧杆菌、乳酸菌和粪链球菌经一系列发酵而成的活菌制剂。(　　)

二、单项选择题

1. 有关谷氨酸发酵过程的叙述正确的是（　　）
   A. 溶解氧充足时，发酵液中有乳酸的积累
   B. 发酵液中碳源和氮源比例的变化不影响谷氨酸的产量
   C. 菌体中谷氨酸的排出，有利于谷氨酸的合成和产量的提高
   D. 发酵液 pH 呈碱性时，有利于谷氨酸棒状杆菌生成乙酰谷氨酰胺
2. 关于菌种的选育不正确的是（　　）
   A. 自然选育的菌种不经过人工处理

B. 诱变育种原理的基础是基因突变
C. 通过有性杂交可形成工程细胞
D. 可构建基因工程菌

3. 营养缺陷型菌株是指（　　）
A. 有营养不良症的菌株
B. 在完全培养基上也不能生长良好的菌株
C. 培养基中营养成分缺少时获得的菌株
D. 丧失了合成某种营养成分能力的菌株

4. 酵母菌培养液中常含有一定浓度的葡萄糖，但当葡萄糖浓度过高时，反而会抑制微生物的生长，原因是（　　）
A. 碳源供应太充足
B. 细胞会发生质壁分离
C. 改变了酵母菌的pH
D. 葡萄糖不是酵母菌的原料

5. 常作为生产菌种和科研材料的细菌群体，应该是代谢旺盛、个体形态和生理特性比较稳定的。所以应选择在它的（　　）
A. 迟滞期　　B. 对数期
C. 稳定期　　D. 衰亡期

三、多项选择题

1. 下列分类上属氨基糖苷类抗生素的是（　　）
A. 链霉素　　B. 青霉素
C. 庆大霉素　　D. 金霉素
E. 卡那霉素

2. 抑制核酸合成的抗生素有（　　）
A. 多黏菌素　　B. 博来霉素
C. 链霉素　　D. 丝裂霉素
E. 柔红霉素

3. 医用抗生素具备以下哪些特点（　　）
A. 副作用大　　B. 抗菌活性强
C. 有不同的抗菌谱　　D. 不良反应多
E. 差异毒力较大

4. 关于前体说法正确的是（　　）
A. 可调节微生物代谢途径
B. 是抗生素分子的前身或其组成的一部分
C. 直接参与抗生素的生物合成
D. 诱导抗生素的合成
E. 应分次少量加入

5. 可依据以下分析判断抗生素发酵终点的是（　　）
A. 定期取样分析　　B. 发酵液的pH
C. 含糖量和含氮量　　D. 菌丝含量及形态
E. 抗生素含量

四、简答题

1. 微生物发酵生产抗生素的一般流程是什么？
2. 举例说明可用微生物生产的药物类型。
3. 发酵过程中为什么会产生泡沫？对发酵有什么危害？发酵过程中怎样防止和消除泡沫？

（李　光）

第9章 制药工业中微生物的控制

学习目标

1. 知识目标： 掌握制药工业中常用消毒、灭菌法；熟悉制药工业微生物污染的来源、监测方法以及变质药物对人体的危害；了解制药工业中灭菌法的验证。

2. 能力目标： 根据不同药品在生产工艺、终产品微生物控制等标准，选择合适的消毒与灭菌方法以保证药品的质量。

3. 素质目标： 培养学生严谨的科学态度，解决问题、团队协作能力以及社会责任感。

药品作为一种特殊商品，其医学用途涉及预防、诊断和治疗，药品质量的好坏与人的健康密切相关。《药品生产质量管理规范》（GMP）是药品生产和质量管理的基本准则，其中很多内容与微生物的控制有关。在制药工业中，微生物控制的意义是不言而喻的，要实现终产品合格，不仅要控制终产品的质量，还要控制生产过程中的每一个环节。微生物控制是药品质量保证的一项重要内容，贯穿于整个生产过程。

第1节 制药工业中的微生物污染

药物的微生物学质量受到外界环境和原料的影响，许多药物本身就是微生物生长繁殖所需的营养物质，可支持微生物生长。因此，药物极易受到污染。药物被微生物污染后，可能会导致药物变质，降低疗效，甚至引起使用者感染。药品的质量保证是一个系统工程，任何一个环节的疏忽都有可能影响产品的质量。因此，对原料、辅料、包装材料、生产场所、生产过程的微生物控制是药品质量保证的基础。微生物监控对控制药品微生物污染，提高药品质量有着重要的作用，是药品生产的重要环节。图9-1说明了药品生产中微生物污染的各种可能因素和环节。

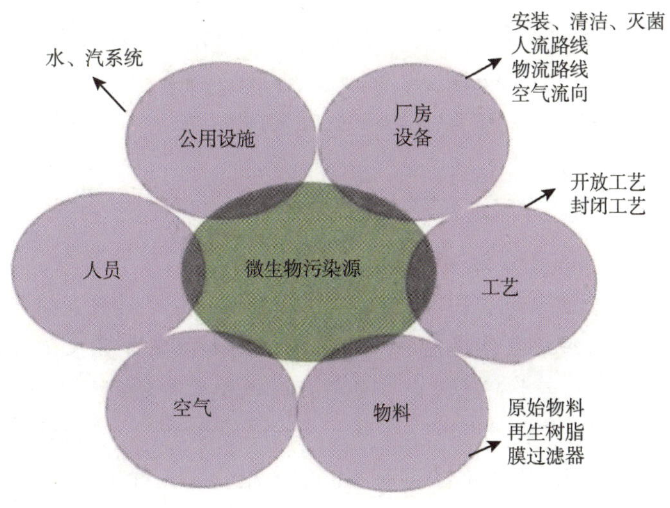

图9-1 药物生产过程中微生物污染的主要环节

一、制药工业中微生物来源

（一）空气

虽然空气不具备微生物生长的基本条件，但由于各种原因，大气中漂浮着许多尘埃和微生物等悬浮物质，在很多情况下空气是微生物生存和传播的媒介。因此在药物制剂生产过程中，如果不采取适当的措施，微生物就有可能进入药品，使产品发生污染。我国GMP针对药品生产工艺环境的要求，对药品生产洁净室（区）的空气洁净度划分为四个级别，各级别具体要求见表9-1、表9-2。

表9-1 GMP洁净区空气悬浮粒子的标准

洁净度级别	空气中悬浮粒子最大允许数（个/m^3）				近似对应传统规格
	静态		动态③		
	粒径≥0.5μm	粒径≥5μm②	粒径≥0.5μm	粒径≥5μm	
A级①	3520	20	3520	20	100级
B级	3520	29	352 000	2900	100级
C级	352 000	2900	3 520 000	29 000	10 000级
D级	3 520 000	29 000	不做规定	不做规定	100 000级

注：洁净级别指每立方米空气中含粒径≥0.5μm粒子数最多不超过的个数。

①为确认A级洁净区的级别，每个采样点的采样量不得少于$1m^3$。A级洁净区空气悬浮粒子的级别为ISO4.8，以≥5.0μm的悬浮粒子为限度标准。B级洁净区（静态）的空气悬浮粒子的级别为ISO5，同时包括表中两种粒径的悬浮粒子。对于C级洁净区（静态和动态）而言，空气悬浮粒子的级别分别为ISO7和ISO8。对于D级洁净区（静态）空气悬浮粒子的级别为ISO8。测试方法可参照ISO14644-1。

②在确认级别时，应当使用采样管较短的便携式尘埃粒子计数器，避免≥5.0μm悬浮粒子在远程采样系统的长采样管中沉降。在单向流系统中，应当采用等动力学的取样头。

③动态测试可在常规操作、培养基模拟灌装过程中进行，证明达到动态的洁净度级别，但培养基模拟灌装试验要求在“最差状况”下进行动态测试。

表9-2 GMP洁净区微生物监测的动态等级标准

洁净度级别	浮游菌（cfu/m^3）	沉降菌（Φ90mm）（cfu/4h）	表面微生物	
			接触（Φ55mm）（cfu/碟）	5指手套（cfu/手套）
A级	<1	<1	<1	<1
B级	10	5	5	5
C级	100	50	25	–
D级	200	100	50	–

注：此表摘自《药品生产质量管理规范（2010年修订）》，表中各数值均为平均值；静态测试时，培养皿暴露时间为30min以上；动态测试时，培养皿暴露时间为不大于4h，同一位置可使用多个沉降碟连续进行监测并累积计数。

链接 无菌药品生产所需洁净区划分及适用背景

无菌药品生产所需的洁净区可分为4个级别，A级、B级、C级和D级，适用于不同的背景环境。①洁净度A级用于高风险作业区，如灌装区、放置胶塞桶和与无菌制剂直接接触的敞口包装容器的区域及无菌装配或连接操作的区域。②洁净度B级指无菌配制和灌装等高风险操作A级洁净区所处的背景区域。③C级和D级指无菌药品生产过程中重要程度较低操作步骤的洁净区。

药品生产过程中的不同区域对空气洁净度有不同的要求：①一般生产区：无洁净度要求的工作区，如成品检漏、灯检等。②控制区：通常为洁净度要求C级至D级的工作区，如原料的称量、精制、压片、包装等。③洁净区：要求为洁净度B级的工作区，如灭菌、安瓿的存放、封口等。④无菌区：要求为洁净度A级的工作区，如水针、粉针、输液、冻干制剂的灌封岗位等。

考点： 空气洁净度的级别，不同区域的要求

（二）水

水是制药过程中不可缺少的成分，不仅用于洗涤、冷却，还直接用于配制药品。水也是药物中微生物污染的重要来源，其数量和种类主要取决于水的来源、处理方法以及供水系统（如储存罐、供水管、水龙头等）的状况等因素。

（三）厂房和设备

1. 厂房与环境　对制药企业来说，选择厂址或改造厂房设施时，要考虑周围环境的卫生状况，即没有污染源以及虫兽集中区。在设计和建设厂房时，生产、生活和辅助区的总体布局要合理，不得互相妨碍。厂房应尽可能做好绿化工作，因为绿化不仅滞尘，还能减少空气中微生物的数量。

厂房不论是外表面还是内表面，均应设计成易于清洁的，避免积尘而造成微生物污染；尽量减少出口，减少内外空气的自由交换；车间内布局也应使人员、原料及废物走向分开，避免交叉污染。洁净室（区）的内表面应平整光滑、无裂缝、接口严密、无颗粒物脱落，并能耐受清洗和消毒，墙壁和地面的交界处宜制成弧形或采取其他措施，以减少灰尘聚积。

GMP还要求生产厂家在厂房设计时，生产区和储存区应有与生产规模相适应的面积和空间，以安置设备、物料、存放物料、中间产品、待检品和成品，最大限度地减少交叉污染。

2. 设备　制药工业中许多设备与药品直接接触，可能成为微生物传播的媒介，微生物控制的失败，往往是由于设计人员对设备、仪器装置中微生物的分布及残存的可能性没有给予足够的重视。用作加工制造或包装药品设备的每一个部件都可能成为细菌驻留繁殖的场所，可能通过接触或经空气污染药品。

设备的设计、选型、安装等应符合生产要求，易于清洗、消毒或灭菌；与药品直接接触的设备应光滑、平整、耐腐蚀及易清洗消毒。

（四）原料和包装材料

1. 原料　有些制剂如片剂、胶囊剂等一般不进行成品消毒灭菌，如果原料受到污染，其产品质量一定会受到影响。

（1）天然来源的原料　最易受微生物的污染。

动物来源的原料如明胶、胰脏；植物来源的原料如淀粉、中药材等。因此《中国药典》等法规文件均规定，这些原料在制药以前必须除去大肠埃希菌和沙门菌等一些致病菌。

（2）化学合成原料　如碳酸镁、碳酸钙、滑石等在生产和储存时也易受到微生物污染，所以保存过程中保持低温、干燥可以抑制微生物的生长。

2. 包装材料　尤其是直接接触药品的容器是药品微生物污染的又一重要因素。包装材料包括容器、包装纸、运输纸箱等，其中检出的菌群类型取决于它的组成和生产贮存，如玻璃容器特别是那些在纸箱内运输的，常常检出青霉菌、曲霉等微生物；硬纸板常发现有青霉菌、曲霉以及微球菌等。

（五）人员与生产工艺

药品的整个生产过程由人设计、控制、参与，人是药品生产中最大的污染源。包括两个方面。

1. 人体带有多种微生物　在生产的各个阶段都有可能直接或间接地污染药品。

2. 人为因素　厂房设计不周、生产工艺的设计疏忽、生产人员的操作不当等均可引起药品的微生物污染。

二、微生物污染的监测

针对微生物的来源可能，对药品原料、包装材料、生产场所、生产操作等过程中微生物的监控，是保证药品质量的重要手段。《中国药典》对药品出厂时的微生物限度作了详细的规定，但药品的生产

是一个连续的过程，任何环节的污染都有可能影响下一个环节，进而影响终产品的质量。因此，需要对生产过程中各个环节进行监测以保证微生物的数量在可控范围来保证终产品的质量。《药品生产质量管理规范》的深入实施，使微生物污染的检测成为质量控制和工艺验证的基础，其已成为质量控制部门工作内容的一部分。

（一）常用监测方法

药品生产中，微生物污染监测的主要内容是对药品的原料、添加辅料、包装材料、生产设备、生产环境等中的细菌进行定性和定量检测，通常采用动态检测的方法，即在实际生产中进行检测，可以真实地反映情况。空气及表面菌落数的测定操作方法与无菌检查和微生物限度检查相似，空气中微生物限度检查常用平皿菌落计数法；对于设备和建筑物表面的微生物检验，可用琼脂接触器在表面消毒后检测；药品中的微生物控制可按《中国药典》中的规定进行检测。

（二）监测应遵循的原则

1. 随机抽样 抽样方法、抽样量和检验量应符合规定。

2. 注意无菌操作 动态监测取样时应严格无菌操作，不能影响室内空气流动状态，避免产品受到污染。样品不宜储存过久，注意储存条件，否则污染状况会发生变化。样品检测时应在无菌条件下进行，避免检测结果有误。

3. 阳性对照、阴性对照 以确定操作和检测方法的可靠性。

4. 结果判断 《中国药典》和行业标准中都有规定。这个结果是相对的，反映当时取样时间和条件下的情况。

应该强调的是，微生物监测不是检测药品合格与否的定量标准，只是评价一定时间内环境的微生物状况，反映生产质量保证的可靠程度。

（三）关于药品生产和药品生产环境的有关标准

药品根据染菌程度的要求分为两大类：无菌制剂和非无菌制剂。部分药物制剂的微生物限度标准规定见表7-6。

对于药品生产中涉及微生物控制的有关标准，GMP中已有规定，核心内容是在整个生产过程中严格管理人员、工艺、物料和设备，以确保药品质量。

GMP是一个指导性文件，仅规定了目标，而没有给出实现这些目标的具体途径，这就允许不同生产厂家用自身的方法达到规定的标准，可见微生物控制是其中的一项重要内容。

链接 规定无菌制剂与非规定无菌制剂

《中国药典》对不同给药途径的药物制剂大体分为：规定无菌制剂和非规定无菌制剂（即限菌制剂）。根据药物制剂除去活微生物的制备工艺，将无菌制剂分为灭菌制剂与无菌制剂。灭菌制剂：指采用某一物理、化学方法杀灭所有活的微生物繁殖体和芽孢的一类药物制剂。无菌制剂：指采用某一无菌操作方法或无菌技术制备的不含任何活的微生物繁殖体和芽孢的一类药物制剂。非规定灭菌药物即限菌制剂，指允许含有不同种类和数量的活的微生物，但其种类和数量必须限制在一定范围，同时不得有规定控制菌存在的药物制剂。

三、微生物引起的药物变质与防护

非无菌药品中污染的某些微生物可能导致药物活性降低，甚至使药品丧失疗效，从而对患者健康造成潜在的危害。因此，在药品生产、贮藏和流通各个环节中，药品生产企业应严格遵循GMP的指导原则，以降低产品受微生物污染的程度。非无菌产品微生物计数法、控制菌检查法及药品微生物限度标准可用于判断非无菌制剂及原料、辅料、中药饮片等是否符合《中国药典》的规定，也可用于指导制剂、原料、辅料、中药饮片等微生物质量标准的制定，以及指导生产过程中间产品微生物质量的监控。

（一）药物变质的认定和外观表现

1. 药物变质的认定　不同的药物制剂，如出现以下情况之一，即可认定该药已经被微生物污染。

（1）规定灭菌药物　如注射剂、输液剂、眼科手术制剂及其他灭菌制剂中发现有活的微生物存在。

（2）非规定灭菌药物　微生物总数超出一定限度。

（3）病原微生物和控制菌出现　药物中发现有病原微生物或某些不得检出的特定菌种存在。

（4）存在微生物毒性代谢产物　如致热原等。

（5）理化性质改变　产品发生可被觉察的物理或化学变化。

2. 药物变质的表现　主要表现在物理性质和化学性质的改变上。

（1）物理性质的改变　药物的物理性状包括外观、颜色、气味、硬度、黏度和澄清度。如药物被微生物污染后液体制剂如果很快产生泥土味，是微生物生长的早期指标，然后是产生使人讨厌的味道和气味，再就是变色，具体颜色视微生物所产色素而定；增稠剂和悬浮剂解聚使黏稠度下降；糖浆剂可形成聚合性的黏丝；变质的乳剂有团块或砂粒感；微生物代谢的结果使药物pH改变，药物变酸或产生的气体引起塑料包装鼓胀。

（2）化学性质的改变　微生物污染药物后，通过微生物对药物化学成分的降解作用引起药物化学性质的改变。微生物的降解能力具有多样性，药物的有效成分常常由于微生物的降解作用而遭到破坏。

考点：药物变质的认定依据

（二）药物变质的结果

微生物对药物制剂的污染，除了药物有效成分被微生物降解、药物理化性质的改变而引起药物失效外，药物中的微生物及其代谢产物对人体亦可造成更大的危害（引起药源性疾病）。

1. 引起感染　无菌制剂（如注射剂）不合格或使用时被污染，可引起局部感染或败血症，如铜绿假单胞菌污染的滴眼剂可引起严重的眼部感染或使病情加重甚至失明；大输液中存在致热原可能引起急性发热休克。一些非规定无菌制剂若被相关的致病菌污染，也会对使用者造成危害，如被污染的软膏和乳剂能引起皮肤病患者和烧伤患者的感染；消毒不彻底的冲洗液能引起尿路感染等。

2. 产生毒性　药物中含有易受微生物侵染的组分，如许多表面活性剂、湿润剂、混悬剂、甜味剂、香味剂、有效的化疗药物等，它们均是微生物容易作用的底物，因此易被降解利用而产生一些有毒的代谢产物，而且微生物在生长繁殖过程中本身也可产生毒性。如输液中由于存在致热原可引起发热反应和休克，有些药品原来只残存少量微生物，但在储存和运输过程中微生物大量繁殖并形成有毒代谢产物。

3. 降低疗效或增加不良反应　药物理化性质改变，可导致药效降低或毒副作用增加。如青霉素被产酶细菌降解后，在失去药理作用的同时大大增加过敏性反应。

案例 9-1

2008年10月6日，国家食品药品监督管理局接到云南省食品药品监督管理局报告，云南省红河州6名患者使用了标示为黑龙江省某制药厂生产的两批刺五加注射液（批号：2007122722007121511，规格：100ml/瓶）出现严重不良反应，其中有3例死亡。11月6日，国家食品药品监督管理局通报了刺五加不良事件调查处理的结果，认定该制药厂生产的刺五加注射液部分药品在流通环节被雨水浸泡，受到细菌污染，后又被更换包装标签并销售。

问题：1. 根据上述描述简述造成该批次产品污染的主要原因。

2. 你对将雨水浸泡导致细菌污染后的产品更换包装标签再销售的行为有何看法？这种行为体现了哪些职业素养的缺失？

（三）防止药物微生物污染的措施

1. 加强药品生产的技术管理 为了在药品生产的全过程中把各种污染的可能性降至最低程度，目前我国已开始实施药品生产质量管理规范制度（对药物生产的环境、原材料质量、生产过程、包装设计和贮存等做出了相应的要求），这是药品全面质量管理的重要组成部分。

2. 加强卫生管理措施 提高对药品卫生质量的认识、建立健全各项卫生制度、加强卫生监督和产品检验。在生产过程中，应按规定不断进行各项微生物学指标检验。如对灭菌制剂进行无菌检查，对非无菌制剂进行细菌和真菌的活菌数测定和病原菌的限制性检查。对注射剂做致热原测定等。通过各项测定来评价药物被微生物污染与损害的程度，控制药品的卫生质量。

3. 合理使用防腐剂 添加合适的防腐剂以抑制药品中微生物的生长繁殖，同时可减少微生物对药物的损坏作用。一种理想的防腐剂应有良好的抗菌活性，对人没有毒性或刺激性，具有良好的稳定性，不受处方其他成分的影响。实际上现有的防腐剂均不是很理想，常用于口服或外用药物的防腐剂种类有苯甲酸、苯甲酸钠、对羟基苯甲酸酯类（尼泊金类）、乙醇、山梨酸、季铵盐等；常用于无菌制剂中的防腐剂种类有苯酚、甲酚、三氯叔丁醇、硫柳汞、苯甲醇等。

此外，还应有合格的包装材料和合理的储存方法。若因储存不当，也可被微生物污染导致药物变质失效。因此，应根据不同的药物和剂型，采取合理的储存方法，如干燥、冷藏、防潮、避光，减少污染的机会。

考点：防止药物微生物污染的主要措施

第 2 节 制药工业中消毒与灭菌

针对生产过程中可能导致微生物污染的各种途径，根据不同药品在生产工艺上、终产品微生物控制上的标准，选择合适的消毒与灭菌方法以保证药品的质量。

一、空气中微生物的控制

药物制剂生产环境的空气应要求洁净，特别是生产注射剂、眼科用药等无菌制剂时，空气中微生物的含量，必须非常低，要求每立方米空气中不得超过10个细菌，即所谓的无菌操作区。减少空气中微生物的数量，可采用保持室内清洁、控制人员的流动、操作动作轻微等措施。除此之外，对要求较高的场所，还可采用过滤、化学消毒剂消毒灭菌和紫外线照射3种措施。

（一）过滤

过滤是常用的除菌方法，可通过空气净化系统达到GMP中对不同生产岗位空气洁净度的要求。在洁净技术中通常使用三级组合过滤，即粗效滤过、中效滤过和高效滤过。粗效滤过器是空调净化系统中的第一级空气滤过器，可滤去10μm以上的大尘粒和各种异物，而且滤器可以定期清洗、再生使用；中效滤过器可滤去1μm以上的尘粒，也可以清洗更换；高效滤过器可除去0.3～1.0μm的尘粒，但价格昂贵，不能再生。通过粗、中效滤过器的组合，可以保护末端滤过器，减轻高效滤过器的负担，一般可用于D级的洁净室；以粗、中、高效滤过器相组合，一般用于A级到C级洁净室。过滤器材一般为玻璃纤维或合成纤维，具有强度大、不易脱落粒子等优点，但在使用过程中应注意控制湿度，否则微生物易沿潮湿膜蔓延而导致过滤失效。空气过滤装置应定期检查，确保气流是从清洁区向不洁区方向移动。

（二）化学消毒剂消毒灭菌

空气消毒常用臭氧发生器产生臭氧、甲醛熏蒸（1～2mg/L，即每升空气含甲醛1～2mg）；用0.075%季铵化合物喷雾也是常用方法，但无人在场时才可使用。化学消毒剂有刺激性，故使用受到限制。

（三）紫外线照射

采用波长为240～280nm的紫外线，通过照射来减少空气中微生物的数量，房间静态空气消毒时剂量一般为0.1～0.4W/m^2；无菌车间工作时可用低臭氧紫外线灯灯管反向上层照射；通风管内可采用大于100W/m^{2}的大剂量紫外线通过式照射除菌。

二、水中微生物的控制

水是药品生产中的重要原辅材料，水的质量直接影响药品的质量。因此，制药用水根据工艺需要进行合理的选择。《中国药典》（2025年版）中根据制药用水的使用范围不同，将水分为饮用水、纯化水、注射用水和灭菌注射用水，一般应根据各生产工序或使用目的与要求选用适宜的制药用水。

（一）制药用水的类型

1. 饮用水　为天然水经净化处理所得的水，其质量必须符合现行中华人民共和国国家标准《生活饮用水卫生标准》（GB 5749—2022）。饮用水可作为药材净制时的漂洗、制药用具的粗洗用水。除另有规定外，也可作为饮片的提取溶剂。

2. 纯化水　原水经蒸馏法、离子交换法、反渗透法或其他适宜的方法制得供药用的水，不含任何辅剂，可作为配制普通药物制剂用的溶剂或试验用水，不得用于注射剂的配制。

3. 注射用水　为纯化水经蒸馏所得，应符合细菌内毒素试验要求，必须在防止内毒素产生的设计条件下生产、储藏及分装，可作为配制注射剂用的溶剂。

4. 灭菌注射用水　为注射用水按注射剂生产工艺制备所得，主要作为注射用灭菌粉末的溶剂或注射液的稀释剂。

（二）制药用水的消毒灭菌方法

制药用水的消毒灭菌方法常用的有热力消毒灭菌法、过滤法和化学消毒法。

1. 热力消毒灭菌法　是最常用的方法。对制药用水系统而言，热力消毒灭菌法常用的有巴氏消毒法（低温消毒）和蒸汽灭菌法两种。前者主要适用于纯化水系统中的活性炭过滤器和使用回路的消毒，即用80℃以上（80～85℃）的热水循环1～2h，可有效减少内源性微生物污染。

蒸汽灭菌法主要用于注射用水系统，即用纯蒸汽对注射用水系统（包括贮罐、泵、过滤器、使用回路等）进行灭菌。饱和蒸汽压力达0.1MPa、温度120℃可杀死芽孢，该方法效果可靠、设施配套，可以实现连续操作。

2. 过滤法　包括超滤和反渗透等方法，可以除去细菌和芽孢。

3. 化学消毒法　用氯气、次氯酸钠等消毒剂，可杀死或抑制细菌繁殖，一般仅用于原水和粗洗用水的消毒。

链接　超滤与反渗透的区别

超滤是一种加压膜分离技术，即在一定的压力下，使小分子溶质和溶剂穿过一定孔径的特制的薄膜，而使大分子溶质不能透过，留在膜的一边，从而使大分子物质得到了部分的纯化。超滤技术的优点是操作简便，成本低廉，不需增加任何化学试剂，尤其是超滤技术的实验条件温和，与蒸发、冷冻干燥相比没有相的变化，而且不引起温度、pH的变化，因而可以防止生物大分子的变性、失活和自溶。

反渗透是利用压力差为动力的膜分离过滤技术，目前已广泛运用于科研、医药、食品、海水淡化等领域，如用作太空水、纯净水、蒸馏水等制备；医药、电子等行业用水的前期制备；化工工艺的浓缩、分离、提纯及配水制备；海水、苦咸水造纸、电镀、印染等行业用水及废水处理。

三、设备的消毒灭菌

对于制药设备的设计、安装，在GMP中有相应的原则规定，应便于拆卸、清洗和消毒，设备每次用完应尽快清洗，去除上面驻留的细菌以及残留的药物，杜绝形成细菌赖以生存繁殖的基础，并且每次用前还需再消毒清洗。

生产所使用的设备和容器的制造材料有不锈钢、塑料、橡胶或硅胶等，因而消毒方法应有所区别。

（一）根据容器类型选择

1. 大型容器类 如配料罐，一般可用高压水冲洗后，再用热水、蒸汽、含氯消毒剂处理。

2. 密闭型设备 如发酵釜、传输管道、过滤除菌的过滤器、供水系统等密闭型设备可用压力蒸汽灭菌。

3. 配制或储存干粉的设备 高温干热灭菌是较常用的方法。

4. 小配件 一些设备的小配件如连接器、搅拌器及勺子、小桶等可用压力蒸汽灭菌法或干热灭菌法进行灭菌。

（二）根据容器质材选择

根据质材不同采用压力蒸汽灭菌法或甲醛、戊二醛化学消毒剂。

1. 普通塑料制品 耐酸碱而不耐热，用过氧乙酸、过氧化氢、戊二醛等化学消毒剂擦拭或浸泡。

2. 聚乙烯、聚氟乙烯等塑料制品 如输液软包装可以用100℃压力蒸汽灭菌。

3. 硅胶或橡胶制品 如密封管、硅胶管等物品，耐热耐酸碱，可用压力蒸汽灭菌法或化学消毒剂灭菌。

4. 工作台表面 一般可用消毒剂擦拭或紫外线照射消毒。

四、原料药的消毒灭菌

原材料可能将大量微生物带入药物制剂中，在加工过程也可能造成原有的微生物增殖或污染新的微生物，因而需对原材料进行消毒、灭菌。原料药的来源复杂多样，在进行消毒灭菌时所采用的方法既可消除微生物污染，同时又不影响药物的稳定性和纯度。如植物药材可用晾晒、烘烤的方法充分干燥以减少微生物的繁殖；化学合成药物一般性质稳定，耐热性好，对于熔点高的晶体药物，干热灭菌法较为常用。对于熔点较低的可采用湿热灭菌法。原料药是植物提取物的，如流浸膏，可视提取条件而定，若是常规或高温提取的，可用压力蒸汽、流通蒸汽灭菌；若是低温提取的，可优先考虑使用过滤除菌法。疫苗、菌苗等生化药品的特点是均为蛋白质，对热、辐射敏感，常用低温间歇灭菌法、过滤除菌等方法。

五、药品制剂的消毒灭菌

药品制剂主要包括片剂、胶囊剂和颗粒剂等固体制剂，输液剂和针剂等液体制剂以及软膏等半固体制剂。药品制剂的消毒灭菌极少采用化学消毒剂法，否则残留的消毒剂对药物而言是一种污染，因此热力灭菌是常用的方法。紫外线灭菌法虽然没有残留物，但因紫外线穿透力弱也较少用。近年来，辐射灭菌法效果可靠，应用越来越广泛。

（一）片剂、胶囊等固体口服制剂

只要符合《中国药典》中微生物限度检查的规定即可，原则上不进行灭菌，主要是加强生产过程中的验证和控制。如果超过或接近规定的上限，可选用无残留的消毒灭菌法；颗粒剂等含水量少的固体口服制剂，可采用干热灭菌的方法，但温度不宜太高，以免药物变质或辅料炭化。

（二）输液剂和针剂等液体制剂

多数对热稳定，湿热灭菌中的压力蒸汽灭菌法是常用也是最可靠的方法。隧道干热灭菌（包括火焰灭菌器法、高速热风法等）常用于针剂（安瓿制剂）的灭菌，可以连续操作。对热不稳定的药物如磷酸果糖等药品可采用过滤除菌的方法，通常采用孔径0.45μm的滤膜。此外，因多数药物对辐射稳定，如全营养输液，可使用γ射线辐射灭菌。

（三）软膏等半固体制剂

如凡士林等单一成分的软膏基质对热稳定，如果其中的药物对热也稳定，可使用辐射灭菌法或干热灭菌法，如眼用软膏基质的灭菌多采用干热灭菌法。

考点：不同药物制剂常用的消毒灭菌方法

第3节　制药工业中常用灭菌法的检验

验证是对一个项目和工艺的预期评估，以保证设计的项目和工艺在规定的操作和控制条件下得到质量稳定、一致的产品，消毒灭菌的验证是药品生产验证的重要内容。以下主要介绍干热灭菌和湿热灭菌的验证。

湿热灭菌是制药工业上广泛应用的一种灭菌手段，可用于药品及溶液、培养基、敷料等的灭菌，在此以高压蒸汽灭菌为例介绍其验证；干热灭菌一般用于耐高热的安瓿、纤维制品、金属制容器等无菌容器和生产用器械的灭菌，通常使用的灭菌器有对流灭菌柜、连续火焰灭菌器、隧道灭菌器等，通常在如下条件下灭菌：160～170℃ 2h以上；170～180℃ 1h以上；去除致热原要求250℃以上不少于30min。隧道灭菌器的无菌区向灭菌区和非无菌区须保持一定的正压。

所有灭菌工艺的验证都要经过以下四个步骤：①选择能抵抗灭菌工艺的生物指示剂；②考察各种变量对生物指示剂耐受性的影响（例如，生物指示剂的繁殖，生物指示剂与被灭菌物质之间的相互影响）；③建立生物指示剂在灭菌过程中破坏的定量指标；④测定被灭菌物质在特定工艺条件下实现无菌的可能性。

一、仪器和材料

生物指示剂是一种对特定灭菌程序有确定及稳定耐受性的特殊活微生物制品，可用于灭菌设备的性能确认，特定物品的灭菌工艺研发、建立、验证，生产过程灭菌效果的监控，也可用于隔离系统和无菌洁净室除菌效果的验证评估等。生物指示剂含有对灭菌模式有明确耐受性的微生物。除了电离辐射外，微生物芽孢较菌体有更强的耐受性。一般认为含芽孢的细菌更适合用于制备生物指示剂。不同灭菌工艺使用不同的生物指示剂，制备生物指示剂所选用的微生物应具备以下特性：①菌种的耐受性应大于需灭菌物品中所有可能污染菌的耐受性；②菌种应无致病性；③菌株应稳定，存活期长，易于保存；④易于培养；⑤生物指示剂的芽孢含量应在90%以上。

（一）生物指示剂类型

每一种灭菌工艺都经过具有上述特征的细菌的验证，除过滤法外，常规使用的生物指示剂是孢子，因为在不利的环境中，孢子比一般细菌的生存能力强。湿热、干热、环氧乙烷和辐射灭菌都用革兰氏阳性菌的孢子作生物指示剂，过滤灭菌用革兰氏阴性小棒状杆菌做生物指示剂。根据《医疗保健产品灭菌　生物指示物》（GB/T 18281—2024）的规定，生物指示剂主要有以下3种类型。

1. 载体型生物指示剂　是由微生物芽孢和载体经包装而成，载体可以是碟形或条状的滤纸、玻璃、塑料或其他材料。

2. 芽孢悬液生物指示剂　是将芽孢混悬于液体中，若用于液体物品灭菌，必须测定生物指示剂在灭菌液体物品中的芽孢数和D值。

3. 自含式生物指示剂 是由芽孢和能够恢复微生物生长的培养基组成的系统，其耐受性是针对整个系统而言。系统中的培养基用于培养灭菌后的生物指示剂，应制定程序确认该培养基能保证残存微生物的生长。

（二）不同灭菌工艺如何选择生物指示剂

生物指示剂应选择对该灭菌工艺具有抵抗力的细菌芽孢，因而不同的灭菌方法须使用不同的生物指示剂，一般选择在被灭菌产品中有代表性、非致病的、对灭菌方法有稳定的耐受性并且回收方便、处于休眠状态的芽孢较合适。具体生物指示剂的选用参照《中国药典》（2025年版）四部通则。

1. 湿热灭菌工艺 常用的生物指示剂为嗜热脂肪芽孢杆菌。其他耐热芽孢菌，如生孢梭菌、枯草芽孢杆菌和凝结芽孢杆菌的生物指示剂也被用于湿热灭菌工艺的建立和验证。

2. 干热灭菌工艺 一般使用萎缩芽孢杆菌生物指示剂进行验证。但更多则采用去热原方法加以验证，因为去热原所需的温度远高于灭菌温度。

3. 辐射灭菌工艺 曾采用短小芽孢杆菌生物指示剂，目前一般不采用生物指示剂进行微生物挑战试验。

4. 环氧乙烷气体灭菌工艺 最常使用萎缩芽孢杆菌生物指示剂进行验证。

5. 过氧化氢汽相灭菌工艺 一般选用嗜热脂肪芽孢杆菌，也可用萎缩芽孢杆菌、生孢梭菌或其他微生物。

除生物指示剂外，灭菌法验证过程中还会使用高灵敏度热电偶（在验证前、后均要用法定方法校准，以保证验证过程中测试的准确性）、数据记录仪等仪器。

二、灭菌周期

对于热不稳定的产品需要严格控制灭菌时间，同时又要保证生物负荷存活率少于10^{-6}；对于热稳定的产品，可以采用过度杀灭的灭菌时间，可以省略产品耐受性和生物负荷的验证。

三、验证要点

湿热灭菌工艺的验证一般分为物理确认和生物学确认两部分，物理确认包括热分布试验、热穿透试验等；生物学确认主要是微生物挑战试验。物理确认和生物学确认结果应一致，两者不能相互替代。

（一）无负荷热分布试验

无负荷热分布试验（空载热分布试验）即空腔体测试，在灭菌器内具有代表性的空间各点放置15支左右的热电偶，热电偶探头不能接触灭菌器（柜）内壁。灭菌周期中定时记录温度，如果空负荷腔体内温度差大于2.5℃，说明热分布不合格，设备可能有故障，须予以调整直至合格，即温度差小于1℃，重复3次均合格后才能进行满负荷研究。

（二）满负荷热分布试验

满负荷热分布试验（装载热分布试验）是在拟采用的装载方式下，考查产品装载区内实际获得的灭菌条件与设计的灭菌周期工艺参数的符合性。了解装载区内的温度分布状况，包括高温点（热点）、低温点（冷点）的位置，为后续的评估和验证提供科学依据。装载热分布一般在空载热分布的基础上进行。温度探头的个数和安装位置应综合灭菌器的几何形状、空腔尺寸、产品排列方式以及空载热分布确认的结果等要素确定，且至少应涵盖空载热分布试验获得的高温点、低温点，灭菌器自身温度测试探头部位等特殊位置。温度探头在该阶段测试中应固定，且安放在待灭菌容器的周围，注意不能接触待灭菌容器或非常接近灭菌器内壁。

装载热分布试验需要考虑最大、最小和生产过程中典型装载量情况，试验时应尽可能使用待灭菌产品。如果采用类似物，应结合产品的热力学性质等进行适当的风险评估。待灭菌产品的装载方式和灭菌工艺等各项参数的设定应与正常生产时一致，应采用适宜的方式（图表或照片）描述产品的装载方式，并评估探头放置是否合理。每一装载方式的热分布试验需要至少连续进行3次。

（三）热穿透试验

热穿透试验用于考察灭菌器和灭菌程序对待灭菌产品的适用性，目的是确认产品内部也能达到预定的灭菌温度、灭菌时间或F_0值。一个好的灭菌器和灭菌程序，既要使所有待灭菌产品达到一定的F_0值，以保障产品的SAL$\leqslant 10^{-6}$，同时又不能使部分产品受热过度而造成产品中活性成分的降解，导致同一灭菌批次的产品出现质量不均一。

热穿透试验的温度探头的个数和安装位置可参考装载热分布设置，安装位置的确定应基于风险评估的原则，包括热分布试验确定的和其他可能的高温点和低温点、灭菌器温度探头附近、产品温度记录探头处等。除要求采用足够数量的温度探头外，还应将热穿透温度探头置于药液中最难或最迟达到灭菌温度的点或F_0值最低的点，即整个包装中最难灭菌的位置。对于小容量注射液，如果有数据支持或有证据表明将探头放在产品包装之外也能够反映出产品的灭菌程度，风险能够充分得到控制，也可以考虑将探头放在容器之外。

热穿透试验的步骤及要求与装载热分布试验基本相同，每一装载方式的热穿透试验也需要至少进行3次。通过热穿透试验可以确定在设定的灭菌程序下，灭菌器内各个位置的待灭菌产品是否能够到达设定的灭菌温度、灭菌时间或F_0值。再结合灭菌前微生物污染水平的检测，可以确定灭菌器内各个位置的待灭菌产品是否能够达到预期的无菌保证水平。

（四）生物能力认定

生物能力认定通常与满负荷热分布试验同时进行，接种生物指示剂的物品应放在每个空间点的最冷区，旁置热电偶。细菌芽孢的浓度一般为10^6cfu/ml，并设阴性对照。

此外，消毒灭菌法的验证还包括环氧乙烷灭菌的验证、辐射灭菌的验证以及过滤除菌的验证等。验证是证明某个工艺是否始终如一地按规定要求在做，因此要充分收集证据，对所研究的工艺提供合理的保证。一般来说，定性地确定某产品是否存在微生物方法的灵敏度和可靠性是有限的，如以《美国药典》（2000年版）灭菌检验为例，10次中只有9次能检测到10%的污染水平。因此就验证目的而言，成品检验报告的意义不大，其重要意义是水和空气系统、灭菌设备和材料方面的数据，管理人员和操作人员对生产控制的实施。

验证已经成为生产质量保证的一个不可分割的部分，是企业运作的一部分，需要所有人员的参与，包括生产、质量控制人员。所有的工艺验证必须有书面的验证大纲，说明验证的目的、概况、验证要素、操作规则、测试方法及合格条件、分析方法和结论并明确进行验证的人员和职责。验证大纲要得到质量控制部门的批准，每个验证步骤须重复3次，以保证验证结果的准确性和可重现性。验证工作完成后应写出验证报告，由验证工作人员审核、批准。

可以预见，质量控制部门的工作中心将转向质量保证，从成品检验转到生产验证上来。

自测题

一、判断题

1. 灌装区、放置胶塞桶和与无菌制剂直接接触的敞口包装容器的区域及无菌装配或连接操作的区域需要在B级洁净室操作。（　　）
2. 洁净室（区）的内表面应平整光滑、无裂缝、接口严密、无颗粒物脱落，并能耐受清洗和消毒。（　　）
3. 饮用水和纯化水均可用于注射剂的配制。（　　）
4. 厂房设计时，生产区和储存区越大越好，便于设备、原料的放置，不需要考虑生产规模。（　　）
5. 防腐剂的浓度越高，抑菌效果越好，因此药品中应添加

尽可能高浓度的防腐剂。(　　)

6. 原料的称量、精制、压片、包装等操作需在A级洁净区内完成。(　　)
7. 成品检漏、灯检等一般生产区，无洁净度要求。(　　)
8. 水针、粉针、输液剂等的灌封岗位需要在洁净度A级的工作区内完成。(　　)
9. 微生物监测是鉴定药品合格与否的定量标准，监测合格就说明药物是安全的。(　　)
10. 片剂、胶囊剂等口服制剂，只要符合《中国药典》中微生物限度检查的规定就不需要进行灭菌。(　　)

二、单项选择题

1. A级洁净区空气中的浮游菌平均浓度应小于(　　)个/m^3。
   A. 1　　B. 5
   C. 50　　D. 100
2. A级洁净室粒径≥0.5μm尘粒的最大允许数为(　　)
   A. 0　　B. 20
   C. 3520　　D. 352 000
3. 沉降菌测试时(静态)，培养皿暴露时间为(　　)
   A. 15min以上　　B. 不少于4h
   C. 30min以上　　D. 30min以内
4. 高风险作业区，如灌装区、放置胶塞桶和与无菌制剂直接接触的敞口包装容器的区域应选择(　　)
   A. B级洁净区　　B. A级洁净区
   C. D级洁净区　　D. C级洁净区
5. 不适用于空气消毒灭菌的方法是(　　)
   A. 辐射法　　B. 过滤法
   C. 干热法　　D. 甲醛熏蒸法

三、多项选择题

1. 一种理想的防腐剂应满足哪些条件(　　)
   A. 良好的抗菌活性
   B. 对人没有毒性或刺激性
   C. 良好的稳定性
   D. 不受处方其他成分的影响
   E. 抑菌谱广
2. 药品生产中，微生物污染监测的主要内容包括(　　)
   A. 药品的原料　　B. 添加辅料
   C. 包装材料　　D. 生产设备
   E. 生产环境
3. 以下哪些属于药物生产过程中微生物污染的环节(　　)
   A. 厂房和设备　　B. 工艺流程
   C. 原料　　D. 包装
   E. 空气
4. 无菌药品生产所需的洁净区可划分为哪几个级别(　　)
   A. A级　　B. B级
   C. C级　　D. D级
   E. E级
5. 不同的药物制剂，出现以下哪些情况，即可认定该药已经被微生物污染(　　)
   A. 规定灭菌药物发现活的微生物存在
   B. 非规定灭菌药物微生物总数超出限度
   C. 病原微生物和控制菌出现在药物中
   D. 存在微生物毒性代谢产物
   E. 理化性质改变
6. 药物被微生物污染后的表现主要有(　　)
   A. 外观改变　　B. 气味改变
   C. 颜色　　D. 硬度
   E. 黏度
7. 以下哪些方法可用于空气中微生物的消毒灭菌(　　)
   A. 过滤法　　B. 辐射法
   C. 干热法　　D. 湿热法
   E. 甲醛熏蒸
8. 选择生物指示剂应遵循的原则为(　　)
   A. 细菌的营养体
   B. 非致病
   C. 对灭菌方法有稳定的耐受性
   D. 回收方便
   E. 休眠状态的芽孢
9. 对变质药物的描述正确的有(　　)
   A. 可能产生有益于健康的物质如维生素
   B. 引起感染
   C. 产生致热原等毒性物质
   D. 药效降低
   E. 性状不改变的仍可正常使用
10. 防止药物微生物污染的措施有(　　)
    A. 加强生产管理
    B. 进行微生物学检验
    C. 合理使用防腐剂
    D. 采用合格的包装材料
    E. 采用合理的储存方法

四、简答题

1. 制药工业中有哪些环节可能造成药物的微生物污染?
2. 药物被微生物及其产品污染后会产生哪些危害?如何控制微生物的污染?
3. 制药工业中如何控制空气和水中的微生物?
4. 简要介绍干热灭菌法和湿热灭菌法的验证。
5. 何谓注射用水、灭菌注射用水和制药用水?

(于　婷)

第 3 篇　免疫学基础

现代免疫学认为，免疫（immunity）是指机体识别和排除抗原性异物，以维持自身内环境稳定与平衡的一种生理功能。免疫是一把双刃剑，在正常情况下对机体有利，在异常情况下会对机体造成损害。

免疫学（immunology）是研究机体免疫系统组织结构、生理功能的一门学科，它与微生物学、遗传学、生物化学和分子生物学等学科相互渗透。现代免疫学主要由基础免疫学、临床免疫学和免疫技术三个内容构成，现已发展成为生命科学的前沿学科之一。

免疫的功能主要体现在三个方面。

1. 免疫防御（immune defence） 指机体在正常情况下能对病原微生物、毒素等抗原性异物实施有效抵御和清除，即为抗感染免疫。若该功能过于强烈或持续时间过长，机体可发生超敏反应导致组织损伤和功能异常；若该功能过低或缺失，则可引起持续性感染或免疫缺陷病的发生。

2. 免疫自稳（immune homeostasis） 指免疫系统内存在着极为复杂而有效的调节网络，可通过免疫机制不断清除机体内损伤、衰老、死亡的细胞或免疫复合物（抗原抗体复合物），以实现自身内环境的相对稳定性和平衡性。若机体免疫自稳功能失调，可导致自身免疫病的发生。

3. 免疫监视（immune surveillance） 指免疫系统能识别和清除体内异常突变的细胞及被病毒感染的细胞。若机体免疫监视功能失调，可导致肿瘤发生或持久的病毒性感染。

免疫的三大功能表现见表Ⅲ-1。

表Ⅲ-1　免疫功能的生理和病理表现

免疫功能	功能正常（对机体有利）	功能异常（对机体有害）
免疫防御	清除病原微生物，抗感染	超敏反应或免疫缺陷病
免疫自稳	清除损伤、衰老、死亡的细胞	自身免疫病
免疫监视	清除突变的细胞或被病毒感染的细胞	肿瘤或持续病毒性感染

考点：免疫的概念及功能

第10章 非特异性免疫

学习目标

1. 知识目标：掌握非特异性免疫的概念、特点及组成；熟悉补体系统的概念、理化性质、激活途径和生物学作用；了解非特异性免疫的生物学意义。

2. 能力目标：具备分析非特异性免疫对机体稳态维持重要性的能力。

3. 素质目标：培养学生科学思维和健康生活的意识。

健康的机体可通过非特异性免疫和特异性免疫两种方式来保护自己防御病原微生物和有害物质的侵袭。两种机制在机体的抗感染过程中相辅相成，互为补充，协同执行机体的免疫功能。

非特异性免疫（nonspecific immunity）又称先天性免疫或固有性免疫，是生物在长期的种系进化过程中形成的，个体出生时就具备，对机体的保护反应迅速但不持久，无特异性，无记忆性，作用对象广泛，作为机体抵御病原体入侵的第一道防线发挥免疫作用。

特异性免疫（specific immunity）又称获得性免疫或适应性免疫，是机体接受抗原刺激后T细胞、B细胞活化、增殖、分化为效应细胞，产生特异性免疫效应的过程。对机体的保护反应较慢但持续时间长，存在明显的个体差异性，有高度特异性，有记忆性，作为机体抵御病原体入侵的有效手段，在彻底清除病原体上起到关键作用。

考点：非特异性免疫的概念、特点和组成

非特异性免疫主要由机体的屏障结构、非特异性免疫细胞和非特异性免疫分子构成。

第1节　机体的屏障结构

一、皮肤黏膜屏障

覆盖在人体体表的皮肤以及与外界相通腔道内的黏膜，构成的皮肤黏膜屏障将全身组织和器官封闭在内，主要在三个方面发挥作用。

1. 机械阻挡和清除作用　健康完整的皮肤和黏膜能机械地阻挡病原微生物的入侵。黏膜细胞分泌液的冲洗、呼吸道黏膜表面纤毛的定向摆动、肠蠕动等，均有助于阻挡和排除入侵黏膜表面的病原体。一旦皮肤破损或黏膜功能障碍，则易造成感染。

2. 分泌抑菌或杀菌化学物质的屏障作用　皮肤和黏膜的腺体能够分泌多种杀菌物质，如汗腺分泌的乳酸、皮脂腺分泌的不饱和脂肪酸，存在于唾液、泪液和其他黏膜分泌液中的溶菌酶、抗菌肽等均具有不同程度的抑菌或杀菌作用。胃液中的胃酸可杀死大多数细菌，是消化道抗感染的重要天然屏障。

3. 正常菌群的拮抗作用　在皮肤和黏膜表面寄居的正常菌群通过占位、竞争营养和分泌代谢产物等方式对病原菌起到拮抗作用。如大肠埃希菌分泌的细菌素能抑制金黄色葡萄球菌、志贺菌、白假丝酵母菌等在肠道中的定居和繁殖；口腔中的某些细菌产生过氧化氢能杀死白喉棒状杆菌、脑膜炎奈瑟菌等。

二、血脑屏障

血脑屏障指血液-脑组织和血液-脑脊液之间的屏障，主要由软脑膜、脉络丛、脑血管和星状胶质细胞等组成。这些组织结构紧密，能阻挡血液中的病原微生物和大分子物质进入脑组织或脑脊髓，以保护中枢神经系统。婴幼儿因血脑屏障尚未发育完善，因而易发生脑膜炎、流行性乙型脑炎等传染病。

三、胎盘屏障

胎盘屏障由母体子宫内膜、基蜕膜、胎儿绒毛膜和部分羊膜组成。当母体受到病原体的感染后，胎盘屏障可阻挡病原体进入胎儿体内，保护胎儿免受感染。但在妊娠的前3个月，胎盘屏障尚未发育完善，当母体感染风疹病毒等某些病原体时，病原体可通过胎盘侵犯胎儿，引起胎儿畸形、流产或死胎等。

第2节　非特异性免疫细胞

一、吞噬细胞

当病原体突破机体屏障结构进入体内，全身各处的吞噬细胞（phagocyte）迅速做出反应，发挥其强大的抗感染功能。

（一）吞噬细胞的种类

吞噬细胞是一种具有吞噬杀伤功能的细胞，有大吞噬细胞和小吞噬细胞两种。大吞噬细胞主要是指血中的单核细胞和多种器官、组织中的巨噬细胞，两者共同构成单核巨噬细胞系统（mononuclear phagocyte system，MPS）。小吞噬细胞主要是指外周血中的中性粒细胞（neutrophil）。

1. 单核巨噬细胞　指外周血液中的单核细胞和组织中的巨噬细胞。单核细胞占外周血液中白细胞总数的1%～3%，单核细胞在血液中停留数小时后便穿过毛细血管移行至全身各组织器官中发育为巨噬细胞，根据其存在的组织器官赋予不同的名称，如骨组织中的破骨细胞、中枢神经系统的小胶质细胞等。单核巨噬细胞总是位于可接触抗原的位置，具有极强的吞噬和杀伤能力。巨噬细胞不仅参与非特异性免疫，还参与特异性免疫。

2. 中性粒细胞　属于小吞噬细胞，数量占到外周血液中白细胞总数的70%，寿命短，但更新迅速。它们巡游于血液中，对许多趋化性介质十分敏感，一旦有病原体入侵便迅速反应最先到达炎症部位，被称为炎症反应的“急先锋”。但中性粒细胞如果在2～3d内未被招募到炎症组织，即发生凋亡，被肝或脾巨噬细胞清除。

因此，无论病原体从何处而入，都会遭遇“边防哨兵”单核巨噬细胞或“巡逻兵”中性粒细胞的捕捉和攻击。

考点：吞噬细胞的种类

（二）吞噬细胞的吞噬过程

1. 募集与迁移　病原体入侵后，吞噬细胞与病原体的接触可以是偶然相遇，也可以是在趋化因子的作用下吞噬细胞迅速穿越毛细血管抵达炎症发生部位的定向移动。趋化因子主要是一些细菌成分及其代谢产物、炎症组织的分解产物、补体活化片段等。

2. 识别与吞入　吞噬细胞通过多种表面受体，识别并结合相应病原体。识别后吞噬细胞发生变形，伸出伪足将病原体包绕内化，在细胞内形成吞噬体。若病原体同时与抗体或补体结合，则更易于吞噬细胞的吞噬，称为调理作用。

3. 杀菌与消化　吞噬体与吞噬细胞内的溶酶体融合形成吞噬溶酶体。溶酶体中的多种杀菌物质通过氧依赖系统和非氧依赖系统将病原体杀灭、降解和清除（图10-1）。

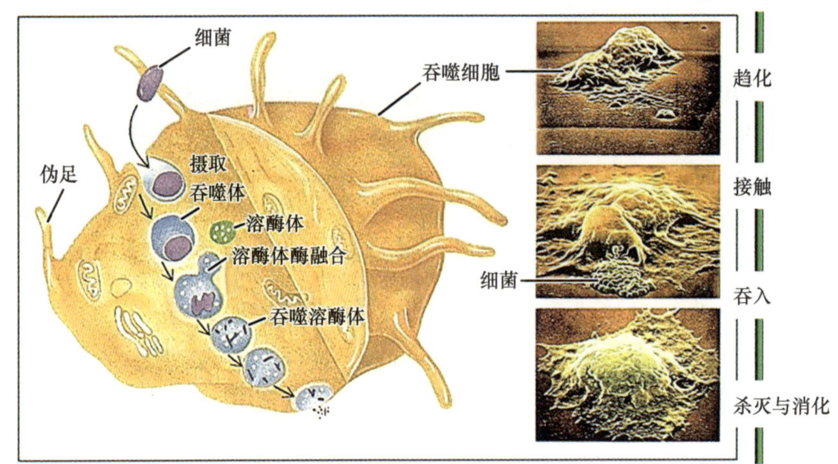

图 10-1 吞噬细胞的吞噬和杀菌过程示意图

（三）吞噬结果

吞噬结果因吞入的病原体类型、毒力和机体免疫状态等的不同而不同。对于胞外菌引起的感染，如化脓性球菌等，吞噬细胞强大的吞噬杀伤作用可将其完全降解、消化、排出体外，此称为完全吞噬；而有些胞内寄生菌如结核杆菌、麻风杆菌、布鲁氏菌等，则是已经适应在宿主细胞内寄居的胞内菌。在无特异性免疫力的人体中，虽被吞噬细胞吞噬，但常常不能被杀死，反而在吞噬细胞内得到保护，免受机体体液中特异性抗体、非特异性抗菌物质或抗菌药物的有害作用，最终在吞噬细胞内存活、增殖，甚至随吞噬细胞的游走而到达机体的其他部位造成感染，此称为不完全吞噬。对于不完全吞噬需要特异性免疫的作用才能最终清除病原体。在吞噬的过程中，由于吞噬细胞内的溶酶体释放出多种水解酶，可以作用于邻近的正常组织细胞，造成对人体不利的免疫病理性损伤。

考点：吞噬细胞吞噬的过程及结果

二、自然杀伤细胞

自然杀伤（natural killer，NK）细胞是机体重要的免疫细胞，其杀伤活性无主要组织相容性复合体（major histocompatibility complex，MHC）的限制，不依赖抗体，因此称为自然杀伤活性。NK细胞胞质丰富，含有较大的嗜天青颗粒，颗粒的含量与NK细胞的杀伤活性呈正相关。同时，该细胞的活化无须抗原致敏，可直接杀伤某些肿瘤细胞和病毒感染细胞，是执行免疫监视功能的重要效应细胞。自然杀伤细胞表面能表达多种膜受体、CD分子和黏附分子，如杀伤细胞活化受体、杀伤细胞抑制受体、$CD16^+$、$CD56^+$、$CD94^+$等。活化的自然杀伤细胞主要通过释放穿孔素、颗粒酶、NK细胞毒因子、TNF等选择性地杀伤感染细胞，还可通过抗体依赖性细胞介导的细胞毒作用（antibody dependent cell-mediated cytotoxicity，ADCC）杀伤溶解靶细胞、释放细胞因子参与免疫应答的调节等。

三、γδT 细胞

γδT细胞是一类执行非特异性免疫作用的T细胞，其表面表达TCRγδ，数量较少，占外周血T细胞的1%～5%，主要分布于皮肤、呼吸道、消化道和泌尿生殖道等黏膜和皮下组织，是构成表皮内淋巴细胞和黏膜组织上皮内淋巴细胞（IEL）的主要成分之一。γδT细胞对抗原的识别无MHC限制性，激活后可释放大量的细胞因子如干扰素γ（IFN-γ）、肿瘤坏死因子α（TNF-α）和白细胞介素-2（IL-2）等以及细胞毒性分子如穿孔素和颗粒酶B等，可杀伤胞内寄生菌、病毒感染的靶细胞和肿瘤细胞，发挥免疫调节作用和介导炎症反应。

四、B1　细　胞

B1细胞为固有免疫细胞，是指膜表面表达CD5和单体IgM分子的B细胞，占B细胞总数的5%～10%，主要分布于胸腔、腹腔和肠壁固有层。该细胞的抗原识别谱较窄，主要识别细菌内的碳水化合物，如荚膜多糖和脂多糖。在抗原刺激下无须辅助性T细胞（Th细胞）辅助，迅速产生低亲和力IgM，不发生类别转换，无记忆性，在早期抗感染免疫和维持自身稳定中发挥积极作用。

五、树突状细胞

树突状细胞（DC）因其表面具有星状多形性或树枝状突起而得名，可以将固有免疫和适应性免疫有机联系起来。虽然数量少，但分布十分广泛，几乎分布于机体所有组织和器官中。无吞噬功能，但其通过摄取抗原异物，或捕获和滞留抗原异物，发挥递呈抗原的作用，是目前所知的机体内功能最强的抗原递呈细胞。

其他非特异性免疫细胞如肥大细胞、NK T细胞、嗜酸性粒细胞等，也可以通过释放细胞因子或活性介质参与到非特异性免疫应答的调节中。

第3节　非特异性免疫分子

一、补　　体

补体（complement，C）是存在于人和脊椎动物血清、组织液和细胞膜表面的一组与免疫相关的，经活化后具有酶活性的蛋白质，能辅助抗体介导溶菌溶细胞作用。补体不是单一成分，目前已知是由30多种血清蛋白、膜结合蛋白和补体受体组成的多分子系统，故又称补体系统。活化的补体系统具有多种生物学效应，如溶解细菌和细胞作用、调理吞噬作用、介导炎症反应、清除免疫复合物和引导免疫病理损伤反应等。

考点：补体的概念

（一）补体系统的组成与理化性质

补体系统的组成依据其生物学功能的不同，可分为补体固有成分、补体调节蛋白和补体受体三大类。补体固有成分指存在于体液参与补体激活过程的补体成分，按其发现的先后顺序分别命名为C1（C1q、C1r、C1s）、C2、C3……C9，D因子、P因子和B因子等。补体调节蛋白能调节补体激活过程的反应强度，如C1抑制物、促衰变因子等。补体受体分布在细胞膜上，能与相应补体活化片段结合，介导补体生物学效应，如CR1、CR5等。

补体活化后的裂解片段以该成分符号后加小写英文字母来表示，如C3a、C3b等，a代表小片段，b代表大片段。

补体主要由肝细胞、巨噬细胞、小肠上皮细胞和脾细胞等产生，化学成分均为糖蛋白，多数为β球蛋白，少数为α或γ球蛋白。补体在正常机体血清中的含量相对稳定，约占血浆球蛋白总量的10%，但其各组分的含量差异较大，其中C3含量最高，D因子含量最低。分子量最大的是C1q，D因子分子量最小。

补体成分的性质极不稳定，通常56℃ 30min可使补体中的大部分组分丧失活性。在0～10℃ 的温度下放置，其活性只能保持3～4d，故补体应保存在-20℃以下。此外，其他理化因素如紫外线照射、强酸强碱、机械振荡和乙醇等均可使之失活。

考点：补体系统的理化性质

链接 人体血清中C3和C4含量的临床意义

编码人补体成分C3和C4的基因分别位于第19号染色体和第6号染色体上，C3在正常人体血清中含量一般为0.9～1.8g/L，C4含量为0.1～0.4g/L。若检测到C3或C4在血清中的含量值出现异常变动，则提示某种疾病发生的可能性。在临床上，C3异常增高可见于急性炎症、急性肾炎和肝癌等；C4异常增高常见于急性肾炎、多发性骨髓瘤等。而在急性链球菌感染的肾小球肾炎、反复性感染和肝硬化等中可检测到C3的异常降低；在免疫复合物引起的肾炎、系统性红斑狼疮等中则可监测到异常降低的C4。

（二）补体系统的激活

在生理情况下，补体固有成分以无活性的前体酶原形式存在于体液中，只有在激活物质的作用下才能依次被活化而发挥生物学效应。补体激活主要有三条途径：经典激活途径、旁路激活途径和甘露聚糖结合凝集素（mannose-binding lectin，MBL）激活途径。

1. 经典激活途径 激活物质通常是免疫复合物，参与的补体成分为C1～C9，激活过程可人为地分为三个阶段。

（1）识别阶段 由C1识别免疫复合物，活化形成C1酯酶的阶段。C1是由一个C1q分子、两个C1r和两个C1s分子借Ca^{2+}连接形成的大分子复合物，如图10-2所示。C1q识别免疫复合物上的补体结合位点并与之结合，发生构象改变，进而活化C1r和C1s，形成具有酶活性的C$\overline{1}$（即C1酯酶），其作用底物为C4和C2，如图10-3所示。

考点：经典激活途径

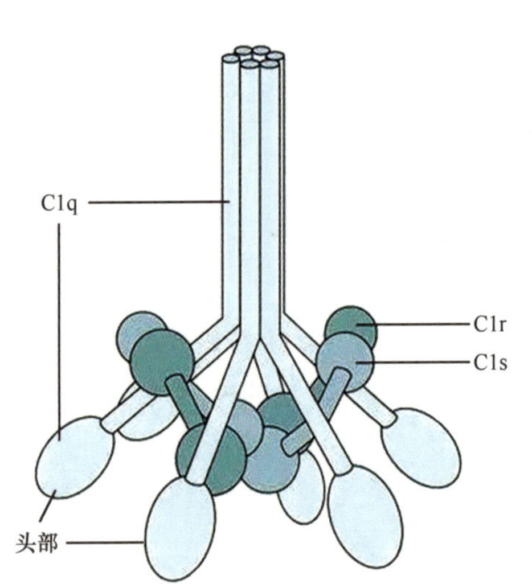

图10-2 C1（C1q、C1r、C1s）分子结构示意图

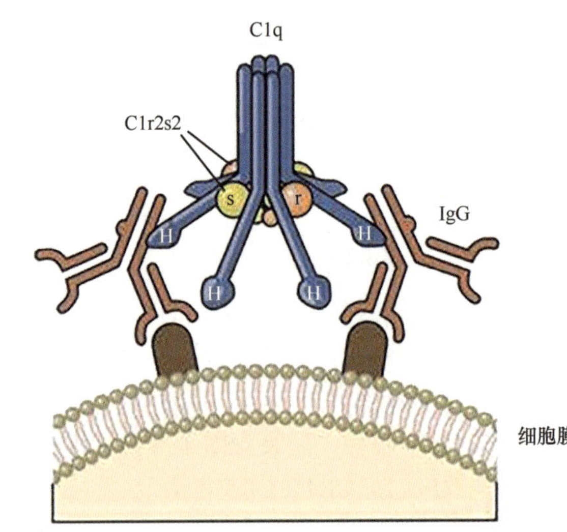

图10-3 C1分子与免疫复合物结合示意图

（2）活化阶段 C3转化酶和C5转化酶形成阶段。在Mg^{2+}存在情况下，C$\overline{1}$首先裂解C4为C4a和C4b两个片段，C4a游离于液相，C4b迅速与邻近的细胞或免疫复合物结合形成固相C4b。C2也是C$\overline{1}$作用底物，但在液相中不能被酶解，只有C2与固相C4b结合后才可被C$\overline{1}$裂解为C2a和C2b两个片段。小分子的C2b释放于液相，C2a与C4b形成$\overline{\text{C4b2a}}$复合物，即C3转化酶，该酶可裂解C3为C3a和C3b两个片段。C3a进入液相，C3b与细胞膜上的$\overline{\text{C4b2a}}$结合形成$\overline{\text{C4b2a3b}}$复合物，即C5转化酶。

（3）攻膜阶段 此阶段表现为形成攻膜复合物（membrane attack complex，MAC），导致靶细胞溶解。C5在C5转化酶即$\overline{\text{C4b2a3b}}$作用下裂解成C5a和C5b两个片段。C5a游离于液相，C5b与C6、C7形成$\overline{\text{C5b67}}$三分子复合物并结合到邻近的细胞膜表面。C8分子对$\overline{\text{C5b67}}$复合物中的C7有高度亲和性，遂形成$\overline{C5b678}$复合物并牢固地结合在细胞膜上，此时细胞膜开始出现轻微损伤。$\overline{C5b678}$能催化C9分子聚合（12～15个C9分子），共同组成大分子攻膜复合物$\overline{C5b6789_n}$。MAC可导致电解质从细胞内逸出，大量水分进入，细胞膨胀裂解，如图10-4所示。

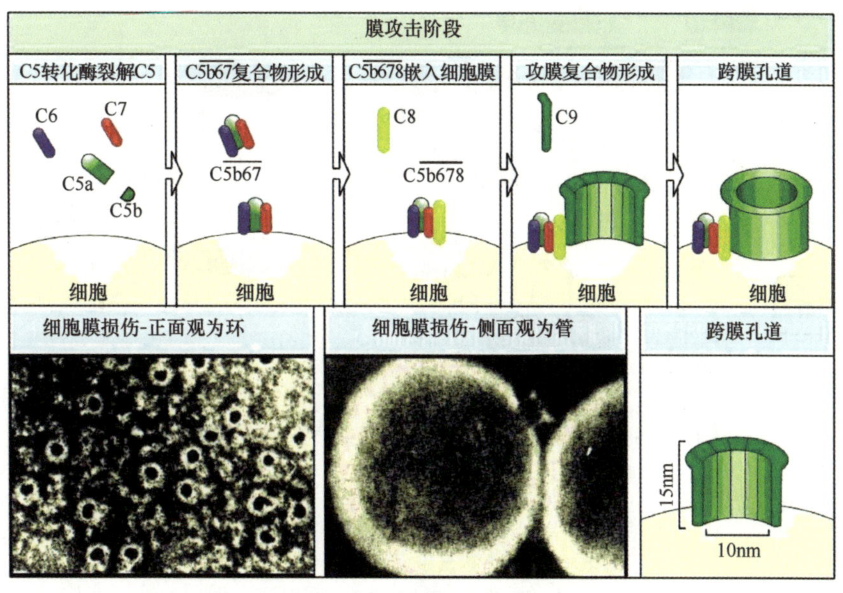

图 10-4　攻膜复合物的形成

2. 旁路激活途径　激活物是某些细菌或真菌的表面结构如脂多糖、肽聚糖、酵母多糖等，这些激活物为补体成分提供了接触的表面，参与旁路激活途径的补体成分有B因子、D因子、P因子（备解素），直接激活C3分子，进而级联激活C5～C9完成活化过程。

在正常生理情况下，血清中的C3可受如丝氨酸、组氨酸等蛋白水解酶的作用，缓慢而持续地产生少量的C3b和C3a片段。通常这些C3b会被I因子（C3b灭活因子）迅速灭活，当有激活物质如细菌或真菌表面结构存在时，C3b可免受破坏并在Mg^{2+}存在情况下，B因子与C3b结合成C3bB复合体。该复合体在活化的D因子作用下，结合状态的B因子裂解成Ba和Bb两个片段，形成$\overline{C3bBb}$，即C3转化酶。由于$\overline{C3bBb}$复合物的半衰期短、不稳定、易被灭活。血清中的P因子与其结合后可形成稳定的C3转化酶$\overline{C3bBbP}$，该酶能裂解C3产生大量的C3b，C3b与$\overline{C3bBbP}$进一步形成多分子复合物$\overline{C3b_nBbP}$，即C5转化酶，C5转化酶裂解C5为C5b和C5a两个片段。随后以与经典激活途径同样的作用方式形成膜攻击复合物，最终使细胞溶解。

3. MBL激活途径　MBL是一种糖蛋白，在正常血清中含量极低，但在病原微生物感染早期，体内巨噬细胞和中性粒细胞可产生TNF、IL-1和IL-6，从而导致机体发生急性期反应（acute phase response），诱导肝细胞合成并分泌急性期蛋白（如MBL和C反应蛋白），其含量会显著升高。MBL可与丝氨酸蛋白酶原结合形成复合体，此复合体与细菌或其他病原体表面的甘露糖残基结合后发生结构改变，具有与活化的C1q同样的生物学活性，可水解C4和C2分子，继而形成与经典激活途径相同的C3转化酶，进一步激活后续成分发生相同的末端效应。

由此可见，补体激活的三条途径分别在细菌或其他病原体侵入机体的不同时期发挥作用。旁路激活途径和MBL激活途径均不依赖于特异性抗体的形成，微生物细胞壁脂多糖或炎症早期急性期蛋白可直接激活补体，当微生物初次感染或处于感染早期，此时特异性抗体未产生，机体可通过旁路激活途径和MBL激活途径而发挥免疫防御作用。待抗体产生之后经典激活途径才被激活，但最终均形成能够发挥效应的共同末端结构——攻膜复合物（图10-5）。

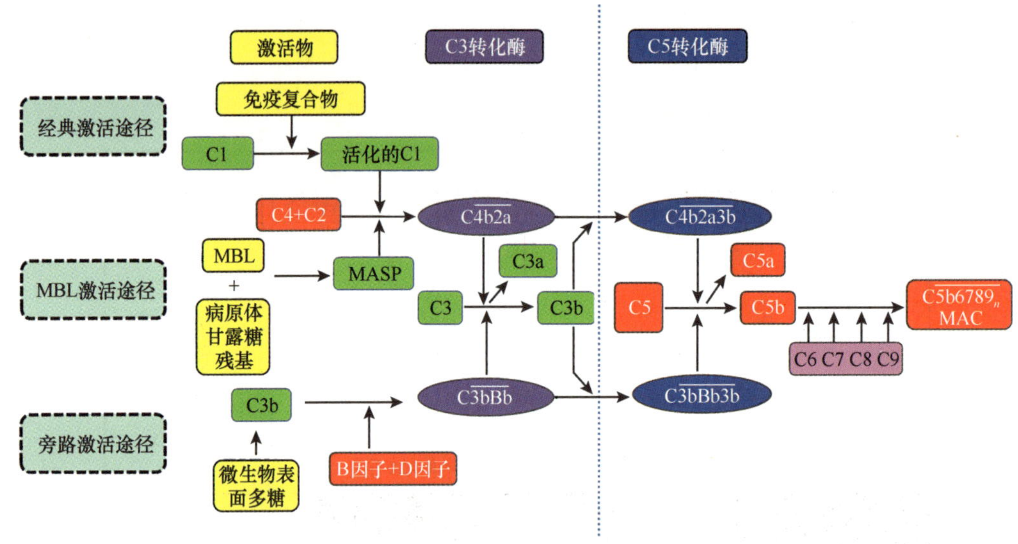

图10-5 补体激活途径激活过程及共同末端效应示意图

4. 补体三条激活途径的比较 异同点见表10-1。

表10-1 补体三条激活途径的比较

比较点	经典激活途径	旁路激活途径	MBL 激活途径
激活物质	免疫复合物（IgG、IgM）	细菌或真菌表面结构（细菌肽聚糖和脂多糖、酵母多糖等）	病原体表面特殊糖结构（甘露糖，岩藻糖等）
参与成分	C1、C4、C2、C3、C5～C9	C3，C5～C9，P因子、B因子、D因子	C4、C2、C3、C5～C9
所需离子	Ca^{2+}、Mg^{2+}	Mg^{2+}	Ca^{2+}、Mg^{2+}
C3转化酶	$C\overline{4b2a}$	$C\overline{3bBb}$	$C\overline{4b2a}$
C5转化酶	$C\overline{4b2a3b}$	$C\overline{3b_nBbP}$	$C\overline{4b2a3b}$
意义	参与特异性免疫，感染后期发挥作用	参与非特异性免疫，感染早期发挥作用	参与非特异性免疫，感染早期发挥作用

考点：补体三条激活途径的异同

（三）补体的生物学功能

补体具有多种生物学效应，可参与到机体的非特异性免疫和特异性免疫中。

1. 溶解细菌和细胞作用 补体被激活后，在靶细胞表面形成攻膜复合物而产生溶解靶细胞作用，这是机体抵抗病原体感染的重要防御机制，若缺乏补体机体易受病原体的感染。补体对G^-菌的溶解作用较强，但对G^+菌的溶解作用则较弱。其原因可能与G^+菌细胞壁结构复杂或细胞壁缺乏LPS有关。在某些病理情况下，补体系统可引起机体自身细胞的溶解，导致组织损伤。如针对细胞表面自身抗原的抗体可以固定补体形成MAC，引起自身细胞的溶解。

2. 调理和免疫黏附作用 补体裂解的片段如C3b、C4b等可与免疫复合物或细菌等结合，促进吞噬细胞的吞噬作用，称为补体的调理作用。细菌或免疫复合物激活补体之后，可通过补体裂解片段C3b、C4b等的介导黏附于红细胞、血小板或某些淋巴细胞上形成较大的聚合物，该聚合物容易被体内游走的或固定的吞噬细胞吞噬清除，是为补体的免疫黏附作用。

3. 中和与溶解病毒作用 在病毒与相应抗体结合形成的复合物中加入补体，可显著增强机体对病毒的中和作用。其原因可能与补体能直接溶解有包膜的病毒，阻止病毒对易感细胞的吸附和穿入，或干扰病毒在细胞中增殖等有关。

4. 炎症介质作用

（1）激肽样作用 C2a具有激肽样作用，故称其为补体激肽。在遗传性血管神经性水肿的形成过程中，C2a能使患者小血管扩张、通透性增强，引起炎症性充血，且其作用不能被抗组胺类药物抑制。

（2）过敏毒素作用　补体裂解释放的C3a、C4a、C5a片段具有过敏毒素作用，可使表面具有相应受体的肥大细胞、嗜碱性粒细胞等脱颗粒，释放组胺等生物活性介质，引起毛细血管扩张、通透性增加、平滑肌痉挛等，其过敏毒素作用可被抗组胺药物阻断。

（3）趋化作用　C3a、C5a有趋化作用，能吸引中性粒细胞和单核巨噬细胞向炎症部位聚集，发挥吞噬作用，增强炎症反应。

补体成分或裂解片段的生物学作用如表10-2所示。

表10-2　补体系统的生物学作用

补体成分或裂解片段	生物活性	作用机制
C5～C9（MAC）	溶菌溶细胞作用	MAC嵌入细胞膜的磷脂双层结构中，使细胞膜穿孔、细胞内容物渗漏
C3b、C4b	调理作用	与细菌或细胞结合促使吞噬细胞的吞噬
C3b、C4b	免疫黏附作用	与免疫复合物结合后，黏附于红细胞或血小板，使复合物易于吞噬
C1、C4	中和病毒作用	增强抗体的中和作用，或直接中和某些RNA肿瘤病毒
C2a	激肽样作用	增强血管通透性
C3a、C4a、C5a	过敏毒素作用	与肥大细胞或嗜碱性粒细胞结合后释放组胺等生物活性介质，使毛细血管扩张
C3a、C5a	趋化作用	引导中性粒细胞和单核巨噬细胞向炎症部位聚集

链接　补体系统的遗传缺陷

在补体系统的组成中，几乎每种成分都会发生遗传缺陷。大多数补体遗传缺陷属常染色体隐性遗传，少数为常染色体显性遗传，P因子缺陷则属X连锁隐性遗传。补体缺陷者常伴发免疫性疾病和反复的细菌感染，如C1、C2、C4缺陷者易发生系统性红斑狼疮；C3、H因子和I因子的缺陷增加了患者对化脓性细菌的易感性；C5、C6、C7、C8和P因子缺陷者则易发生严重的奈瑟菌感染；C1抑制物缺陷可引起遗传性血管神经性水肿的发生。

遗传性补体缺陷的群体发病率为1/10 000，其中C2缺陷为最常见的补体缺陷。

二、溶菌酶

溶菌酶广泛分布于血液、唾液、泪液和其他分泌液中，是一种不耐热的碱性蛋白质，具有裂解革兰氏阳性菌细胞壁肽聚糖的作用。革兰氏阴性菌由于其肽聚糖外有外膜包绕，故对溶菌酶不敏感，但在补体与抗体存在的条件下可溶解某些革兰氏阴性菌。

三、防御素

防御素是一组富含精氨酸耐受蛋白酶的小分子多肽，对细菌、真菌、原虫和有包膜病毒具有广谱的直接杀伤活性。人体内有α-防御素和β-防御素两种。

四、细胞因子

病原体感染机体后，可刺激机体的免疫细胞和非免疫细胞产生多种细胞因子，如肿瘤坏死因子（TNF）、白细胞介素（IL）、干扰素（IFN）等。这些细胞因子发挥各种非特异性免疫效应，包括致炎、致热、引发急性期反应、趋化炎症细胞、激活免疫细胞、抑制病毒复制和细胞毒作用等。

第4节　非特异性免疫的生物学意义

近年来对非特异性免疫和特异性免疫的发生机制研究有了更深入的了解，非特异性免疫的抗感染作用通常发生于感染早期（0～96h内）。借助我们的正常生理屏障、吞噬细胞的吞噬作用和正常体液因子发挥早期的抗感染作用。感染96h之后，机体才会启动特异性免疫，此时活化的巨噬细胞和树突状细胞将摄入的病原体加工处理为具有免疫原性的小分子多肽，并携带这些小分子多肽经淋巴、血液循环进入外周免疫器官，与分布于此的T淋巴细胞或B淋巴细胞之间进行相互作用，进而启动特异性免疫。

非特异性免疫和特异性免疫并不是孤立的，两种免疫相互促进，相互调节，形成机体免疫的统一体。参与非特异性免疫的细胞和分子在特异性免疫过程中同样能产生积极效应，对整个免疫应答的发生、发展和结局都有一定的影响力。

1. 参与特异性免疫应答的启动　巨噬细胞在吞噬和杀伤病原体的同时，可降解抗原为抗原肽，且以抗原肽-MHC分子复合物的形式表达在细胞表面，启动特异性免疫应答。

2. 指导特异性免疫应答的类型　非特异性免疫细胞通过识别不同的抗原性异物表面结构，产生不同种类的细胞因子。这些细胞因子可指导特异性免疫细胞的分化方向，从而启动不同类型的特异性免疫应答。

3. 影响特异性免疫应答的强度　补体的裂解片段可增强B细胞的免疫应答强度，巨噬细胞表面分子的表达可降低T细胞活化的阈值等。

4. 维持B细胞的免疫记忆性　树突状细胞、补体或补体受体能够长时间保留抗原信息，持续刺激B细胞，诱导和维持B细胞的免疫记忆性。

5. 非特异性免疫应答协助特异性免疫应答发挥免疫效应　非特异性免疫细胞和免疫分子通过调理作用、ADCC效应等机制参与抗体的产生和清除抗原的过程。

自测题

一、判断题

1. 补体成分的性质极不稳定，通常56℃ 30min即被灭活。（　　）
2. 健康的机体是通过非特异性免疫和特异性免疫两种方式来保护自己，执行免疫功能。（　　）
3. 免疫自稳功能异常会导致超敏反应的发生。（　　）
4. 补体旁路激活途径的激活物为免疫复合物。（　　）
5. 妊娠初期母体被病毒感染后易发生胎儿畸形的原因是外周免疫器官发育未完善。（　　）

二、单项选择题

1. 免疫的概念是（　　）
   A. 机体抗感染的防御功能
   B. 机体清除损伤和衰老细胞的功能
   C. 机体排除抗原性异物的功能
   D. 机体识别和排除抗原性物质的功能
2. 免疫对机体来说（　　）
   A. 总是有害
   B. 总是有利
   C. 总是有害无利
   D. 正常条件下有利，异常条件下有害
3. 免疫监视功能低下的机体易发生（　　）
   A. 超敏反应　　B. 肿瘤
   C. 移植物排斥反应　　D. 自身免疫病
4. 机体免疫系统识别和清除突变细胞的作用称为（　　）
   A. 免疫调节　　B. 免疫防御
   C. 免疫监视　　D. 免疫自稳
5. 下列哪项不属于机体非特异免疫范畴（　　）
   A. 皮肤与黏膜　　B. 正常菌群拮抗作用
   C. 补体　　D. 抗体
6. 三条补体激活途径的共同点是（　　）
   A. 参与的补体成分相同
   B. 攻膜复合物的形成及其溶解细胞效应相同
   C. C3转化酶的组成相同
   D. 激活物质相同
7. 既参与补体经典激活途径又参与补体旁路激活途径的补体成分为（　　）

A. C3　B. C2
C. C4　D. C1q

8. 补体经典激活途径的活化顺序是（　　）
A. C123456789　B. C142356789
C. C124356789　D. C132456789

9. 补体主要存在于（　　）
A. 血清　B. 细胞表面
C. 组织液　D. 淋巴液

10. 能激活补体经典激活途径的物质为（　　）
A. IgG　B. IgM
C. Ag　D. IC（免疫复合物）

三、多项选择题

1. 免疫主要包括哪些功能（　　）
A. 免疫防御　B. 免疫监视
C. 免疫耐受　D. 免疫自稳
E. 免疫缺陷

2. 非特异性免疫有哪些特点（　　）
A. 无特异性　B. 无记忆性
C. 无个体差异性　D. 后天形成
E. 受抗原刺激产生的

3. 参与机体非特异性免疫的屏障结构有哪些（　　）
A. 皮肤黏膜屏障　B. 血脑屏障
C. 胎盘屏障　D. 血气屏障
E. 血尿屏障

4. 补体有哪些生物学作用（　　）
A. 溶细胞作用　B. 调理作用
C. 炎症介质作用　D. 过敏毒素样作用
E. 结合抗原

5. 吞噬细胞吞噬细菌的结果有（　　）
A. 细菌被杀死，消化
B. 细菌未被杀死，仍存活于吞噬细胞内
C. 引起邻近组织损伤
D. 细菌随吞噬细胞在体内扩散
E. 细菌在吞噬细胞内繁殖造成宿主细胞裂解

四、简答题

1. 简述非特异性免疫的组成因素和特点。
2. 比较补体经典激活途径和旁路激活途径的异同。

（张连英）

第11章
特异性免疫

学习目标

1. 知识目标：掌握抗原的概念、基本特性、分类及医学上重要的抗原；掌握抗体、免疫球蛋白的定义，免疫球蛋白的结构及生物学功能；掌握免疫应答的基本过程。熟悉细胞因子的种类及生物学作用；免疫器官及免疫细胞的种类和作用。了解T、B细胞主要表面标志及功能；人工制备抗体的类型。

2. 能力目标：能利用所学知识解释临床常见的免疫现象和某些免疫性疾病的发生机制。

3. 素质目标：培养精益求精的职业素养。

特异性免疫（specific immunity）又称获得性免疫或适应性免疫，是个体在后天生活过程中，受到某种病原微生物等抗原的刺激产生的免疫力，或者直接输入某种特异性的抗体而得到的免疫力。特点：①后天获得，个体出生后受抗原刺激产生；②不能遗传；③有明显的个体差异；④作用具有特异性，如机体受病原体刺激后产生的免疫力只对该病原体有作用，对其他病原体无作用。

本章内容将介绍引起特异性免疫应答的启动因素——抗原；免疫应答的物质基础——免疫系统，包括免疫器官、免疫细胞和免疫分子等；免疫应答过程及免疫应答类型，包括体液免疫和细胞免疫。

第1节 抗　　原

一、抗原的概念

抗原（antigen，Ag）是一类能刺激机体的免疫系统启动特异性免疫应答，并能与相应的免疫应答产物（抗体或效应淋巴细胞）在体内或体外发生特异性结合，进而发挥免疫效应的物质。

抗原具有两种性能：①免疫原性，即能刺激机体的免疫系统产生抗体和效应淋巴细胞的性能；②免疫反应性，即能与相应的抗体和效应淋巴细胞特异性结合的性能。

具有这两种性能的物质称为完全抗原，大多数蛋白质、微生物、细菌产生的外毒素属完全抗原。只有免疫反应性而没有免疫原性的物质称为半抗原或不完全抗原，一般是简单的有机小分子化合物，如多糖、类脂、某些药物等。但当半抗原与蛋白质载体结合后可获得免疫原性成为完全抗原。

考点：抗原的定义及性能

二、抗原的基本特性

（一）异物性

异物即非己物质，免疫系统具有识别自己与非己的能力。在正常情况下，自身的物质或细胞通常不能刺激自身的免疫系统发生免疫应答。异物性是抗原物质的本质和首要条件。具有异物性的物质主要有：①异种物质：生物之间亲缘关系越远，分子结构差异越大，免疫原性越强。例如，马血清对驴是弱抗原，对羊则是强抗原；灵长类（猴或猩猩）组织成分对人是弱抗原，而病原微生物对人则为强抗原。②同种异体物质：由于基因不同，同种生物不同个体间的组织细胞结构存在差异，当一个个体的物质进入另一个体，即可引起免疫反应，如同种异体进行器官移植引起的排斥反应。③自身物质：

自身成分结构发生改变或胚胎期处于隐蔽位置的自身物质释放，可以成为自身抗原。如精子、脑组织、眼晶状体蛋白等。这些自身隐蔽组织在正常情况下与血流和免疫系统在解剖位置上处于相对隔绝状态，如因外伤逸出，与免疫细胞接触后，也被视为异物，引起自身免疫病。

（二）一定的理化性状

1. 大分子物质　抗原的分子量一般在10kDa以上，且分子量越大，免疫原性越强。分子量大的物质，含的化学基团（抗原决定簇）越多，化学结构相对稳定，降解及排出较慢，可持续刺激机体免疫系统。

2. 化学组成与结构　抗原物质须有较复杂的分子结构。例如，明胶分子量高达100kDa，因其仅由直链氨基酸组成，缺乏苯环氨基酸，稳定性差，故免疫原性很弱，若在明胶分子中连接2%的酪氨酸后，免疫原性明显增强。此外，大分子上活性基团的位置和间距不同与免疫原性有关。如图11-1所示，氨基酸残基在侧链的位置若易被相应的淋巴细胞识别，则免疫原性增强（A与B相比）；氨基酸残基侧链间距不同（B与C相比），使与淋巴细胞表面相应的抗原受体接近性不同，故免疫原性也不同。

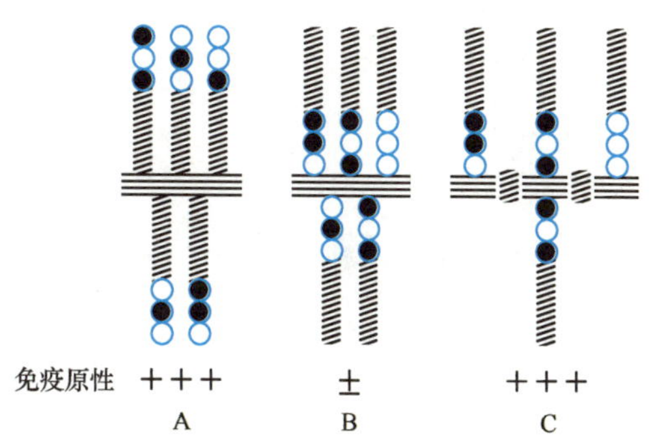

图11-1　抗原氨基酸残基的位置与免疫原性的关系

多数蛋白质为良好的抗原，复杂的多肽、多糖也具一定的免疫原性，核酸分子一般无免疫原性，若与蛋白质结合成为核蛋白则具有免疫原性。

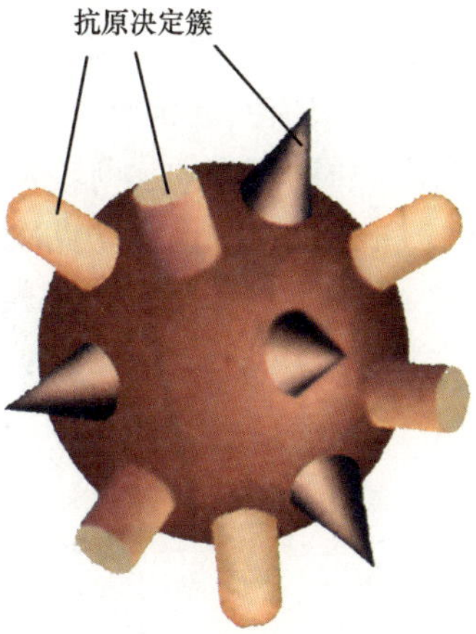

（三）特异性

抗原特异性即专一性，是免疫应答中最重要的特点，也是免疫学诊断和免疫学防治的理论依据。抗原的特异性既表现在免疫原性上，也表现在免疫反应性上。例如，伤寒沙门菌刺激机体仅能诱导产生抗伤寒沙门菌的抗体，且这种抗体仅与伤寒沙门菌结合出现凝集反应，而不与痢疾志贺菌结合；接种麻疹疫苗仅能预防麻疹，而不能预防腮腺炎。抗原特异性的物质基础是抗原分子的抗原决定簇。

1. 抗原决定簇的概念　是指抗原分子中决定抗原特异性的特殊化学基团，又称表位，通常由5～15个氨基酸残基或5～7个多糖残基或核苷酸组成（图11-2）。它是与免疫活性细胞的抗原受体（TCR/BCR）及抗体特异性结合的部位。

抗原决定簇

图11-2　抗原决定簇示意图

2. 抗原决定簇的影响因素　抗原决定簇的性质、数目、位置、空间构型等因素均可影响抗原特异性。例如，用人工结合的半抗原加载体（完全抗原）免疫动物，半抗原分别为对氨基苯甲酸、对氨基苯磺酸和对氨基苯胂酸，三种分子间仅存在一个有机酸基团的差异，但可诱导机体产生不同的抗体（表11-1）。

3. 共同抗原与交叉反应　天然抗原通常带有多种抗原表位，不同抗原物质可具有相同或相似的抗原表位，称为共同抗原表位，又称共同抗原。一种抗原诱导机体产生的抗体或致敏淋巴细胞，能与具有共同抗原表位的其他抗原发生结合反应，称为交叉反应。亲缘关系很近的生物之间的共同抗原称为类属抗原，如伤寒沙门菌与甲型、乙型副伤寒沙门菌之间存在相同的菌体（O）抗原，抗伤寒沙门菌的抗体能与甲型、乙型副伤寒沙门菌发生交叉凝集反应（图11-3）。

表 11-1 化学基团的性质决定抗原的特异性

相应抗体	半抗原		
	对氨基苯甲酸	对氨基苯磺酸	对氨基苯胂酸
	NH_2 / $COOH$	NH_2 / SO_3H	NH_2 / AsO_3H
抗对氨基苯甲酸抗体	+	−	−
抗对氨基苯磺酸抗体	−	+	−
抗对氨基苯胂酸抗体	−	−	+

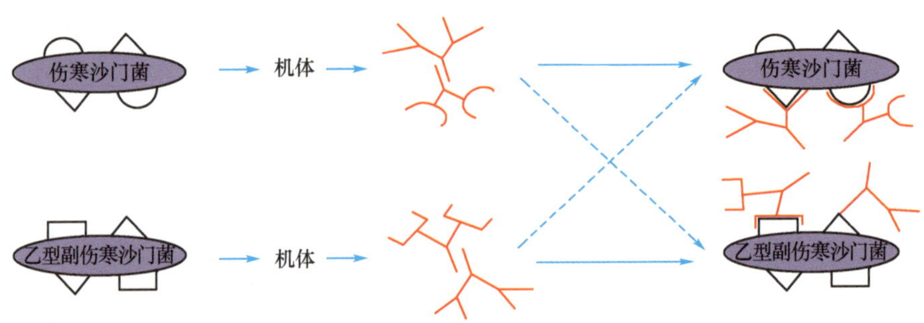

图 11-3 共同抗原与交叉反应示意图

不同种属生物之间的共同抗原称为异嗜性抗原。例如，溶血性链球菌的表面成分与人肾小球基底膜及心肌组织具有共同抗原存在，故在链球菌感染后，其刺激机体产生的抗体可与具有共同抗原的心、肾组织发生交叉反应，临床表现为风湿热或肾小球肾炎。有些异嗜性抗原可用于协助疾病的诊断。例如，某些立克次体与变形杆菌之间有异嗜性抗原，临床上可用变形杆菌OX19和OX2菌株代替立克次体作为抗原，进行斑疹伤寒的辅助诊断（外斐反应）。

考点：抗原决定簇与交叉反应的概念

三、抗原的分类

1. 根据抗原的性能 分为完全抗原和半抗原。

2. 根据抗原与机体的亲缘关系 分为异种抗原、同种异型抗原和自身抗原。

3. 根据抗原的来源 分为天然抗原、人工抗原（经化学或其他方法变性的天然抗原）和合成抗原（化学合成的多肽分子）。

4. 根据抗原激活B细胞产生抗体是否需要T细胞辅助 分为：①胸腺依赖性抗原（thymus dependent antigen，TD-Ag）：这类抗原需要T细胞的辅助，才能刺激B细胞产生抗体，天然抗原大多为TD-Ag，如病原微生物、血细胞、血清蛋白等。TD-Ag刺激机体产生的抗体以IgG为主，也有IgM和其他类型抗体，同时还可引起细胞免疫应答，并有免疫记忆。②非胸腺依赖性抗原（thymus independent antigen，TI-Ag）：此类抗原不需要T细胞的辅助，能直接刺激B细胞产生抗体。如细菌脂多糖、荚膜多糖、聚合鞭毛素等少数抗原。TI-Ag刺激产生的抗体主要为IgM，不引起细胞免疫应答，也无免疫记忆。

四、医学上的重要抗原

（一）病原微生物及其代谢产物

病原微生物对机体均有较强的免疫原性，并且病原微生物是一个含有多种抗原决定簇的复合体。以细菌为例，就可有表面（K）抗原、鞭毛（H）抗原、菌体（O）抗原等，这些抗原可作为微生物鉴定、分型的依据；也可以制备相应的疫苗来预防感染。

病原微生物的一些代谢产物也是典型的抗原，如细菌外毒素化学成分是蛋白质，具有很强的免疫原性。但外毒素有很强的毒性，需经0.3%～0.4%甲醛处理后，失去毒性但仍保持免疫原性，称为类毒素。注射类毒素可使机体产生相应的抗体（即抗毒素），能有效中和外毒素的毒性，预防相应的疾病。

（二）动物免疫血清

临床治疗疾病用到的抗毒素，一般是将类毒素免疫动物（如马）后，再从马血清中提取的。将这种动物来源的抗毒素（即动物免疫血清）注入人体，可以中和人体内相应的外毒素，可以预防和治疗疾病。但这种抗毒素是异种动物蛋白质，对人体来说具有两重性，既是特异性抗体，有中和毒素的作用；又是异种抗原，可刺激机体产生抗马血清抗体，反复使用可导致超敏反应的发生（图11-4）。因此，临床注射这类制品前须做过敏试验。

外毒素
甲醛
脱毒
类毒素
免疫
动物
抗毒素（血清中）
人体
双重作用
中和毒素（Ab）
超敏反应（Ag）

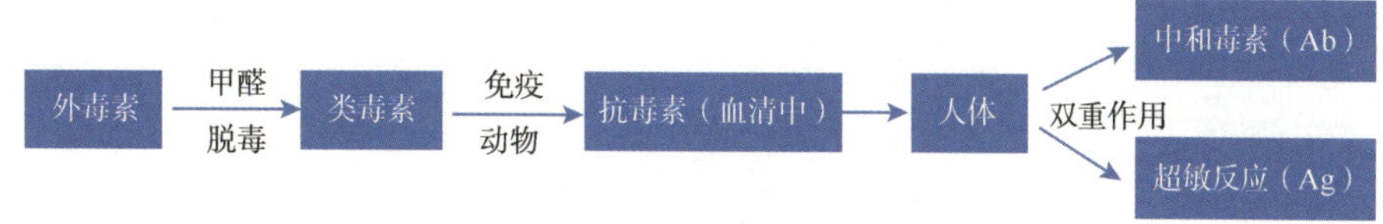

图11-4 动物免疫血清作用示意图

（三）同种异型抗原

常见的有红细胞血型抗原和主要组织相容性抗原（人类为HLA）。

1. 红细胞血型抗原 人类血型抗原有40余种抗原系统，主要有ABO系统和Rh系统。

（1）ABO血型系统 根据人类红细胞表面A、B抗原的不同，可将血型分为A型、B型、AB型和O型。ABO血型不符的血液在体外混合可出现凝集现象，输入体内可引起溶血反应。临床输血前均要进行交叉配血，以防止错误输血引起严重的输血反应。

（2）Rh血型系统 兰德斯坦纳（Landsteiner）和威纳（Wiener）发现用恒河猴红细胞免疫家兔后获得的免疫血清，可与多数人的红细胞发生凝集，表明在人的红细胞上具有与恒河猴红细胞表面相同的抗原，称为Rh抗原。有Rh抗原的为Rh阳性（Rh^+），缺乏的为Rh阴性（Rh^-）。中国人中约99%为Rh^+，所以一旦Rh^-的患者需要用血时，血源较紧张。Rh^-的母亲妊娠而胎儿为Rh^+，导致体内产生抗Rh抗体，如果再次妊娠Rh^+胎儿时，母亲抗Rh抗体（IgG）可进入胎儿体内，引起新生儿溶血症（图11-5）。

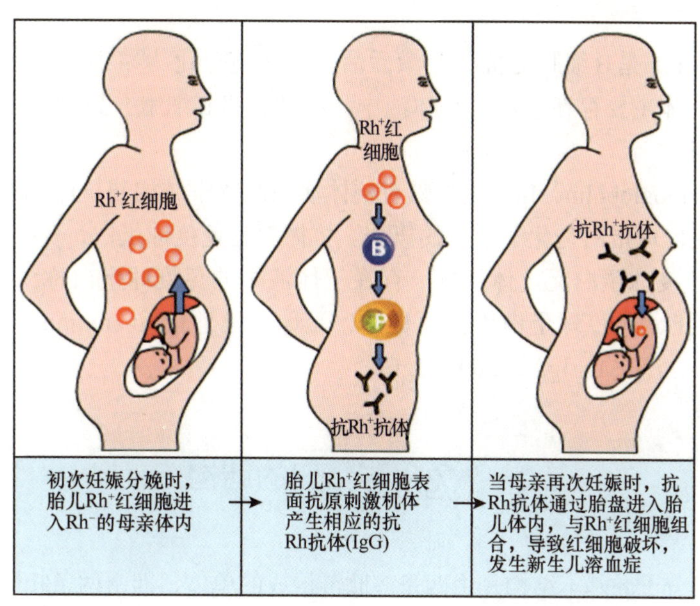

图11-5 母胎Rh血型不符致新生儿溶血症过程

B是B细胞的简写，P是浆细胞的简写。B细胞活化增殖分化成浆细胞P

2. 人类主要组织相容性抗原（人类白细胞抗原HLA） 由主要组织相容性复合体（major histocompatibility complex，MHC）所编码，位于有核细胞膜表面，在启动免疫应答和免疫调节中发挥重要作用。进行器官移植时，由于同种异体之间基因的不同，组织和细胞表面的抗原不完全相同，会出现移植排斥反应。

链接 HLA配型与器官移植

HLA抗原是由位于第6号染色体上的一组基因所编码，主要表达于有核细胞膜表面，尤其在人类白细胞膜上含有丰富的HLA分子，因此被称为人类白细胞抗原，由于HLA能够反映器官移植的受者和供者之间的组织相容性程度，与器官移植术后排斥反应相关。与器官移植排斥反应最为密切的主要是HLA-Ⅰ类抗原的A、B位点和HLA-Ⅱ类抗原的DR位点，每个位点均有两个抗原表达，一个来自父亲的基因，一个来自母亲的基因。因此，在进行移植手术前，必须对移植受者和供者外周血中淋巴细胞膜上的HLA-A、HLA-B、HLA-DR三个位点六个抗原进行检测，根据检测结果选择HLA最相配的受者和供者进行移植手术。

（四）肿瘤抗原

肿瘤抗原是指细胞在癌变过程中出现的新抗原及过度表达的抗原物质的总称，可分为几类。

1. 肿瘤特异性抗原 指仅存在于肿瘤细胞表面，为某一肿瘤细胞所特有的抗原。近年来应用单克隆抗体已在人类黑色素瘤、结肠癌、乳腺癌等肿瘤细胞表面检测出此类抗原。

2. 肿瘤相关抗原 非肿瘤细胞特有，正常细胞上也可微量表达，但在细胞癌变时其含量明显增加，故称肿瘤相关抗原。检测此抗原对某些肿瘤的诊断、预后判断及治疗有一定的价值。例如，甲胎蛋白（alpha fetoprotein，AFP）原为胎儿血清中的正常成分，出生后直至成年在血清中含量极少，但患原发性肝癌时，血清中AFP含量显著增高。

3. 病毒诱发的肿瘤抗原 人类某些肿瘤与病毒感染密切相关。例如，B细胞淋巴瘤和鼻咽癌与EB病毒感染有关；宫颈癌与人类乳头瘤病毒有关；原发性肝癌与乙型肝炎病毒有关。在这些肿瘤细胞中可检出相应的病毒基因和抗原，在患者血清中能检测到相关病毒的抗体。

考点：医学上重要的抗原

第2节　免疫球蛋白

抗体（antibody，Ab）是B细胞受抗原刺激后活化、增殖分化为浆细胞产生的，能与相应抗原特异性结合的球蛋白。抗体主要存在于血清等体液中。因此，将B细胞介导的以抗体为主要效应分子的免疫应答称为体液免疫。

免疫球蛋白（immunoglobulin，Ig）是指具有抗体活性或化学结构与抗体相似的球蛋白。抗体是生物学功能的概念，而免疫球蛋白是化学结构的概念。抗体都是免疫球蛋白，免疫球蛋白并不都是抗体，如骨髓瘤细胞产生的免疫球蛋白无抗体活性。存在于体液中的免疫球蛋白称为分泌型Ig（secreted Ig，sIg），存在于B细胞膜上的免疫球蛋白为抗原受体，又称为膜型Ig（membrane，mIg）。人类的免疫球蛋白有五类，分别为IgG、IgM、IgA、IgD和IgE。

考点：抗体、免疫球蛋白的概念

一、免疫球蛋白的结构

（一）基本结构

1. 重链与轻链 Ig分子的基本结构是由四条多肽链构成的单体，即由两条相同的重链（heavy chain，H链）和两条相同的轻链（light chain，L链）组成，链间经二硫键连接，呈Y形（图11-6）。

2. 可变区与恒定区　重链由450～550个氨基酸残基组成，轻链由214个氨基酸残基组成。肽链的氨基端称N端，羧基端称C端。每条肽链分为：①可变区（variable region，V区），即N端重链的1/4或1/5和轻链的1/2，重链和轻链的可变区用V_H和V_L表示。V区氨基酸序列的变化很大，V_H和V_L中，各有三个区域的氨基酸组成和排列顺序高度变化，称为高变区或互补决定区（complementarity determining region），共同组成Ig的抗原结合部位，决定着抗体的特异性并识别及结合抗原（图11-7）；②恒定区（constant region，C区），指C端重链的3/4或4/5和轻链1/2，C区氨基酸的组成和排列比较恒定。重链和轻链的恒定区用C_H和C_L表示。

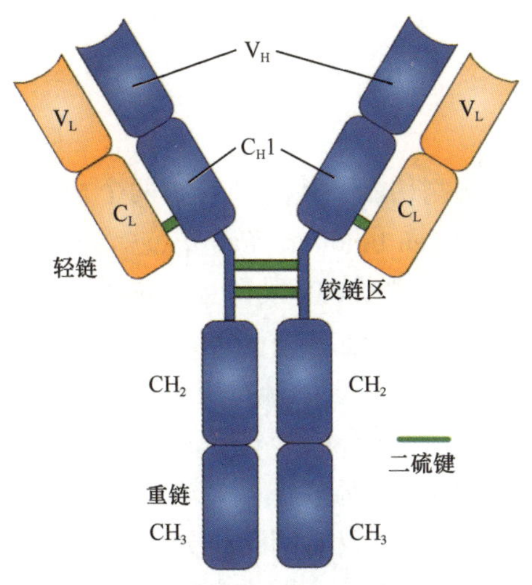

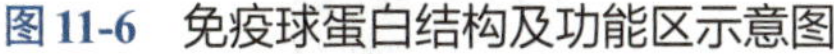

图11-6　免疫球蛋白结构及功能区示意图

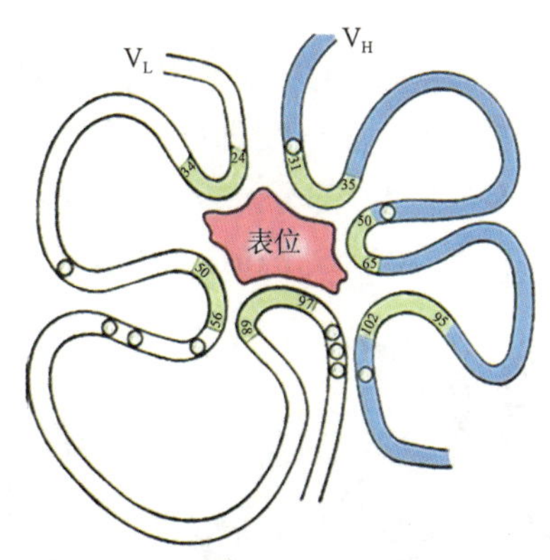

图11-7　抗体的互补决定区与抗原表位结合示意图

（二）其他结构

1. 连接链（joining chain，J链）　是由浆细胞合成的多肽链，主要功能是将单体IgA和IgM连接为二聚体IgA和五聚体IgM。IgG、IgD和IgE为单体，不含J链。

2. 分泌片（secretory piece，SP）　是由黏膜上皮细胞合成和分泌的多肽，结合于IgA二聚体上（图11-8），使其成为分泌型IgA（sIgA），并一起分泌到黏膜表面。分泌片的作用是介导sIgA从黏膜下到黏膜表面的转运，同时保护其免受蛋白水解酶的降解。

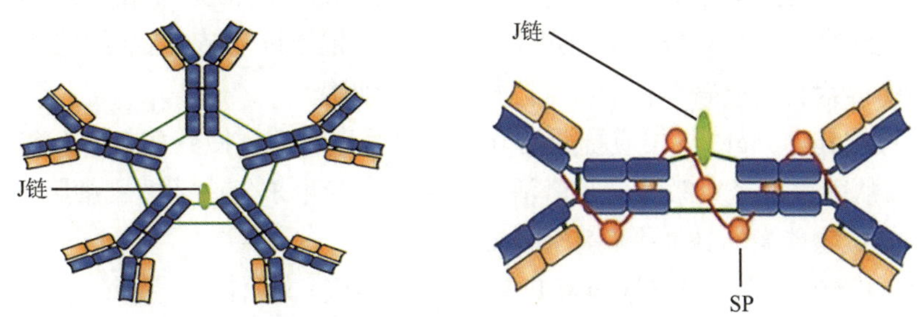

图11-8　IgM和分泌型IgA结构示意图

二、免疫球蛋白的功能区及水解片段

（一）功能区

每条肽链被链内二硫键连接折叠形成几个球形结构，每个结构代表一个功能区。IgA、IgG、IgD的重链有四个功能区，即V_H、C_H1、C_H2、C_H3；IgM和IgE的重链有五个功能区，即多一个C_H4；轻链有V_L和C_L两个功能区。各功能区的功能：①V_H和V_L是抗原抗体特异性结合部位。②C_H1和C_L具有部分同种异型的遗传标志。③IgG的C_H2和IgM的C_H3是补体（C1q）的结合部位，参与补体激活。母体的IgG借助C_H2，可主动通过胎盘。④IgG的C_H3可与吞噬细胞、B细胞、NK细胞表面的IgG的Fc受体结合；IgE的C_H3和C_H4可与肥大细胞和嗜碱性粒细胞表面的IgE的Fc受体结合，与Ⅰ型超敏反应的发生有关。

（二）铰链区

介于C_H1和C_H2之间的区域称为铰链区，含有较多的脯氨酸，富有弹性及伸展性，能改变Ig的Y形两臂之间的距离，有利于抗体同时结合两个不同部位的抗原表位，也利于暴露Ig分子上的补体结合点而激活补体。铰链区对木瓜蛋白酶和胃蛋白酶敏感。

考点： 免疫球蛋白的概念、基本结构

（三）Ig的水解片段

用木瓜蛋白酶水解IgG，可在其重链铰链区二硫键近N端侧切断，使其裂解为两个相同的Fab段和1个Fc段（图11-9）。Fab段即抗原结合片段（fragment antigen binding，Fab），它含有一条完整的轻链和重链N端的1/2部分。1个Fab段结合1个抗原表位，为单价；Fc段即可结晶片段（fragment crystallizable，Fc），含有C_H2和C_H3功能区，故仍具有活化补体及与细胞Fc受体结合的能力。用胃蛋白酶水解IgG，可在其重链铰链区二硫键近C端侧切断，可获得1个$F(ab')_2$片段和一些小片段pFc′。pFc′最终被降解，无生物学作用。$F(ab')_2$能结合2个抗原表位，为双价。

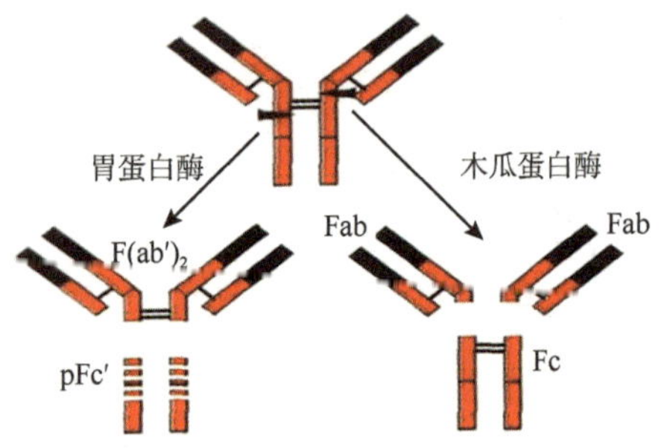

图11-9 免疫球蛋白水解片段示意图

对Ig酶解片段的研究，不仅对阐明Ig分子结构和功能有重要意义，对制备免疫制剂和医疗实践也有实际意义。如马血清抗毒素经胃蛋白酶处理后，除去Fc段制成的精制品，可减少超敏反应的发生。

考点： 免疫球蛋白的水解片段

三、免疫球蛋白的生物学功能

免疫球蛋白的生物学功能是以其分子结构的功能区为基础，与抗原特异性结合由可变区完成，与抗原结合后激发的效应功能由恒定区完成。

1. 特异性结合抗原 免疫球蛋白的V区，特别是高变区的空间构型与相应抗原的表位相吻合，相互补可以发生特异性结合。这是免疫球蛋白最主要的功能。抗原抗体结合后可以发挥相应的免疫效应。如中和病毒、中和外毒素、阻止病毒和细菌黏附机体的靶细胞。

2. 激活补体 抗体IgG、IgM与相应抗原结合后构象发生改变，使其C_H2/C_H3功能区补体结合点暴露，C1q与之结合，从而通过经典激活途径激活补体系统，产生杀伤或溶解靶细胞等多种生物学效应。此外，IgA、IgE的凝聚物能激活补体旁路激活途径。

3. 与细胞表面Fc受体结合 Ig可通过其Fc段与具有相应Fc受体的细胞结合，从而产生多种生物学效应：①调理作用，当IgG与细菌等颗粒性抗原结合后，可通过其Fc段与巨噬细胞或中性粒细胞表面的相应Fc受体结合，促进吞噬细胞对细菌等颗粒性抗原的吞噬作用；②发挥ADCC作用，当IgG与带有相应抗原的靶细胞结合后，其Fc段可与NK细胞表面相应的Fc受体结合，促使细胞释放穿孔素和颗粒酶，导致靶细胞溶解破坏（图11-10）；③介导Ⅰ型变态反应，IgE有亲细胞性，与肥大细胞或嗜碱性粒细胞的Fc受体结合，当相同抗原再次进入机体后，可导致Ⅰ型变态反应的发生。

4. 通过胎盘和黏膜 母体的IgG可通过胎盘进入胎儿血液，形成婴儿的自然被动免疫。sIgA可经黏膜上皮进入消化道及呼吸道黏膜表面，发挥局部免疫作用。

考点： 免疫球蛋白的功能

四、五类免疫球蛋白的分布及特性

（一）IgG

IgG是血清和细胞外液中的主要抗体，占血清Ig总量的70%～80%，且在五类Ig中半衰期最长，为20～23d。主要以单体形式存在，有IgG1～IgG4四个亚类。它含量高、分布广、维持时间长，因此是机体重要的抗菌、抗病毒及抗毒素抗体，亦可通过经典激活途径激活补体。IgG是唯一能通过胎盘的抗体，对新生儿抗感染具有重要意义。通常婴儿出生后3个月合成IgG，3～5岁达到成人水平，40岁以后逐渐下降。此外，IgG可参与Ⅱ、Ⅲ型超敏反应。

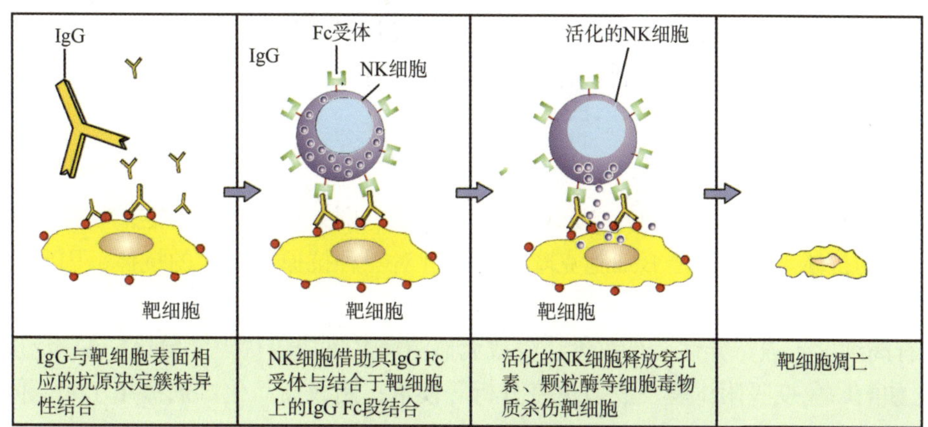

图11-10 ADCC过程示意图

（二）IgM

IgM有单体和五聚体。五聚体IgM是分子量最大的Ig，称为巨球蛋白，不能通过血管壁，主要存在于血清中，占血清Ig总量的10%左右。产生最早，半衰期较短（约5d），在感染早期发挥作用。血清中检出特异性IgM，提示有近期感染，可用于感染的早期诊断。IgM是个体发育中最早合成的抗体，在胚胎晚期即可产生IgM，故脐带血中IgM的升高提示胎儿有宫内感染。IgM结合抗原和激活补体的能力比IgG强，故在促进溶菌、杀菌及凝集方面作用比IgG大。天然血型抗体、类风湿因子均为IgM，IgM也参与Ⅱ、Ⅲ型超敏反应。单体IgM以膜型（mIgM）表达于B细胞表面，是B细胞抗原受体（BCR）的主要组成成分，只表达mIgM的B细胞是未成熟的B细胞。

（三）IgA

IgA分为血清型IgA和分泌型IgA（sIgA）。血清型IgA为单体，主要存在于血清中，占血清Ig总量的15%左右。sIgA为双体，主要存在于乳汁、唾液、泪液和呼吸道、消化道、泌尿生殖道黏膜表面，sIgA通过与病原体特异性结合，阻止病原体黏附于黏膜上皮细胞表面，在局部抗感染免疫中发挥重要作用。婴儿可从母乳中获得sIgA，是一种重要的自然被动免疫，临床提倡母乳喂养。新生儿易患呼吸道、消化道感染可能与sIgA合成不足有关。

（四）IgD

IgD为单体，血清中含量低，仅占血清Ig总量的1%。血清IgD的功能尚不清楚。膜型IgD（mIgD）是B细胞抗原受体（BCR）的重要组成成分，为B细胞分化发育成熟的标志，成熟B细胞同时表达mIgM和mIgD。成熟B细胞活化或变成记忆B细胞时，表面的mIgD逐渐消失。

（五）IgE

IgE为单体，在血清中含量极低，仅占血清Ig总量的0.002%，IgE可通过其Fc段与嗜碱性粒细胞和肥大细胞膜上Fc受体结合，引起Ⅰ型超敏反应，故称亲细胞抗体。此外，IgE可能与机体抗寄生虫免疫有关。

考点：五类免疫球蛋白的特性

五、人工制备抗体的类型

（一）多克隆抗体

通常天然抗原具有多种抗原决定簇，免疫动物后可刺激具有相应抗原受体的B细胞发生免疫应答，产生多种相应抗体，这种含有针对多种抗原决定簇的混合抗体即为多克隆抗体（polyclonal antibody，PAb）。获得多克隆抗体的途径主要有动物免疫血清、恢复期患者血清、免疫接种人群的血清。多克隆抗体的优点是作用全面、来源广泛、制备容易；其缺点是特异性不高，常发生交叉反应，使其应用受到限制。

（二）单克隆抗体

单克隆抗体（monoclonal antibody，McAb）是指只能识别并结合一种特定的抗原决定簇的B淋巴杂交瘤细胞产生的抗体。由于一个B细胞克隆只产生针对一种抗原决定簇的抗体，因此称为单克隆抗体，简称单抗。

McAb具有高纯度、强特异性、高效价、少或无血清交叉反应等优点。McAb已广泛用于医学和生物学各领域，如酶联免疫吸附试验、放射免疫分析等技术；制成商品化试剂盒用于病原体和肿瘤抗原的检测；与抗癌药物或放射性标记物偶联，用于肿瘤的治疗和定位诊断。

（三）基因工程抗体

基因工程抗体（genetic engineering antibody）又称重组抗体，是在充分认识Ig基因结构和功能的基础上，应用DNA重组和蛋白质工程技术，按人们的意愿在基因水平上对现有优良的鼠单克隆抗体改造成新型的抗体分子。基因工程抗体保留了天然抗体的特异性和主要生物学活性，去除或减少无关结构，大大降低了鼠源性McAb对人体的免疫原性副作用，并可赋予抗体分子以新的生物学活性，因此具有更广泛的应用前景。目前，基因工程抗体主要有人-鼠嵌合抗体、改形抗体、单链抗体和双特异性抗体等。

考点：单克隆抗体的概念

链接 单克隆抗体

1975年英国科学家科勒（Kohler）和米尔斯坦（Milstein）首创了杂交瘤细胞技术，将能在体外无限增殖但不能分泌特异性抗体的骨髓瘤细胞和能产生抗体但不能无限增殖的B细胞融合成杂交瘤细胞，这种细胞既可以无限增殖又可制备针对一种抗原表位的特异性抗体，即单克隆抗体。单克隆抗体具有理化性状高度均一、生物活性单一、与抗原结合的特异性强、便于人为处理和质量控制等优点，这项技术从根本上解决了在抗体制备中长期存在的特异性和可重复性问题。两位科学家于1984年获得诺贝尔生理学或医学奖。

第3节 细胞因子

细胞因子（cytokine，CK）是由机体活化的免疫细胞（如T细胞、B细胞等）或非免疫细胞（如成纤维细胞、血管内皮细胞等）所合成、分泌的具有多种生物活性的小分子蛋白质物质的统称。细胞因子可以介导免疫细胞间的相互作用，参与免疫应答、免疫效应的整个过程，同时发挥免疫调节作用。

考点：细胞因子的概念

一、细胞因子的种类

根据结构和功能，细胞因子可分为六类。

1. 白细胞介素（interleukin，IL） 最初是指由白细胞产生又在白细胞间发挥作用的细胞因子，后来发现IL可由其他细胞产生，也可作用于其他细胞。目前已发现38种，分别命名为IL-1～IL-38。

2. 干扰素（interferon，IFN） 是最早发现的细胞因子，因其能干扰病毒的感染和复制，故称干扰素。根据来源和理化性质分为α、β和γ三种类型。IFN-α和IFN-β合称为Ⅰ型干扰素，主要由被病毒感染的细胞、单核巨噬细胞、成纤维细胞产生，其作用以抗病毒、抗肿瘤为主，也有一定的免疫调节作用。IFN-γ又称Ⅱ型干扰素，由活化的T细胞和NK细胞产生，其作用以免疫调节为主，抗病毒、抗肿瘤作用不及Ⅰ型干扰素。

3. 肿瘤坏死因子（tumor necrosis factor，TNF） 因最初发现其能引起肿瘤组织出血坏死而得名。TNF有两种，即TNF-α和TNF-β。TNF-α主要由活化的单核细胞和巨噬细胞产生，能抑制肿瘤细胞增殖或杀死肿瘤细胞、介导免疫反应、抗病毒及刺激血管生成等；TNF-β由抗原或促分裂原刺激活化的T细胞产生，又称为淋巴细胞毒素，可抑制肿瘤细胞和病毒感染细胞的生长，或裂解它们。两种因子的生物学作用相似。

4. 集落刺激因子（colony stimulating factor，CSF） 是指能够刺激造血干细胞和不同发育分化阶段的造血祖细胞增殖分化的细胞因子。主要有粒细胞-巨噬细胞集落刺激因子（GM-CSF）、粒细胞集落刺激因子（G-CSF）等。

5. 趋化因子（chemokine） 是一类促进炎症的细胞因子，其主要作用是招募血液中的单核细胞、中性粒细胞、淋巴细胞等进入感染发生的部位。主要有单核细胞趋化蛋白1（MCP-1）、嗜中性粒细胞趋化因子（NAP-1）、淋巴细胞趋化蛋白等。

6. 生长因子（growth factor，GF） 是具有刺激细胞生成作用的细胞因子。包括表皮生长因子（EGF）、血管内皮细胞生长因子（VEGF）、成纤维细胞生长因子（FGF）、神经生长因子（NGF）等。有些未以生长因子命名但也有刺激细胞生成的作用，如IL-2是T细胞的生长因子，TNF-α是成纤维细胞的生长因子。有些生长因子也可表现为对免疫应答的抑制作用，如转化生长因子-β（TGF-β）可抑制多种免疫细胞的增殖、分化及免疫效应。

几种常见的细胞因子及其主要生物学作用见表11-2。

表11-2 常见的细胞因子及其主要生物学作用

名称	主要产生细胞	主要生物学作用
IL-1	单核细胞、上皮细胞、内皮细胞	致热原性物质、诱导急性期反应、协同刺激T细胞、诱导多种细胞产生其他细胞因子，促进免疫应答，参与炎症反应，促进伤口愈合，刺激造血功能，引起发热等
IL-2	活化的T细胞	刺激T、B细胞增殖，增强CTL、NK细胞、单核巨噬细胞的杀伤活性
IL-4	T细胞、肥大细胞	激活B细胞增殖、分化，Ig产生，IgE类别转换，抑制Th1细胞
IL-6	活化的T细胞（Th_2）、单核细胞、成纤维细胞	促进B细胞增殖分化、产生抗体，促进急性期蛋白产生，刺激造血（巨核细胞），刺激T细胞生长
IL-8	单核巨噬细胞、内皮细胞	吸引中性粒细胞、嗜酸性粒细胞、嗜碱性粒细胞定向趋化运动
IFN-α/β（Ⅰ型）	白细胞 成纤维细胞	抑制病毒复制增殖、增强NK细胞杀伤能力 调节MHC分子表达
IFN-γ（Ⅱ型）	活化的T细胞 NK细胞	增强Mφ、NK细胞杀伤作用，促进MHC分子表达和抗原提呈，促进靶细胞MHC-Ⅰ类分子表达，增强Tc细胞杀伤靶细胞，抑制Th2细胞
TNF-α	单核巨噬细胞	引起发热反应、局部炎症，激活内皮细胞表达黏附分子，抑制肿瘤细胞增殖或杀死肿瘤细胞、介导免疫反应、抗病毒及刺激血管生成
TNF-β（LT）	活化的T细胞	杀伤靶细胞，激活巨噬细胞，局部炎症

二、细胞因子的作用特点

1. 旁分泌和自分泌性 细胞因子通常以旁分泌或自分泌形式作用于邻近细胞或产生细胞因子的本身细胞。多数因子只在产生的局部起作用，少数因子的作用方式类似内分泌的作用，可作用于远处细胞。

2. 非特异性 细胞因子作用于靶细胞，无抗原特异性，也不受MHC限制。但细胞因子必须与相应受体结合，才能产生明显生物学效应。

3. 多效性与重叠性 一种细胞因子可对多种靶细胞作用，产生多种生物学效应，具有多效性。几种不同的因子可对同一种靶细胞作用，产生相同或相似的生物学效应，因而具有重叠性。

4. 两面性 通常在生理条件下，可发挥免疫调节作用，促进造血功能、抗感染、抗肿瘤等作用；在一定条件下，又可介导炎症反应，诱导自身免疫反应，诱导肿瘤及某些疾病的发生。

5. 网络性 众多的细胞因子在机体内存在，可通过合成分泌的相互调节，受体的表达，生物学效应的多效和重叠而形成相互交叉，相互间有促进和抑制作用，形成十分繁杂的细胞因子调节网络。

三、细胞因子的生物学作用

1. 抗感染和抗肿瘤作用 具有抗感染、抗肿瘤作用的细胞因子主要有IL-1、IL-12、TNF及IFN等。它们有些可以直接作用于组织细胞或肿瘤细胞产生效应，也可通过激活效应细胞间接发挥作用。

2. 免疫调节作用 免疫细胞间存在错综复杂的调节关系，细胞因子是传递这种调节信号必不可少的信息分子。如在免疫应答过程中T、B淋巴细胞的活化、增殖、分化离不开巨噬细胞及Th细胞产生的IL-l、IL-2、IL-4及IL-6等细胞因子的作用。细胞因子可通过细胞因子网络对免疫应答发挥双向调节作用。

3. 参与炎症反应 IL-1、IL-8、TNF-α等能促进单核巨噬细胞和中性粒细胞等聚集于炎症部位，并诱导这些炎症细胞、血管内皮细胞或成纤维细胞活化，释放炎症介质，引起或加重炎症反应。IL-1、TNF-α作为内源性致热原可直接作用于下丘脑体温调节中枢引起发热反应。

4. 刺激造血促进细胞生长和组织修复 在免疫应答和炎症反应过程中，血细胞被大量消耗，器官组织细胞也有损伤。集落刺激因子等细胞因子可刺激骨髓造血，调控血细胞的生成和补充；生长因子可促进细胞生长；IL-8可促进血管的新生。这对组织损伤的修复有意义。

考点： 细胞因子的生物学作用

第4节 免疫器官与免疫细胞

免疫系统是机体执行免疫功能发挥免疫应答的物质基础。由免疫器官、免疫细胞和免疫分子组成。免疫分子包括抗体、补体及细胞因子等。本节主要介绍免疫器官和免疫细胞。

一、免疫器官

免疫器官指产生免疫细胞、执行免疫功能的器官或组织。根据功能不同，分为中枢免疫器官和外周免疫器官。

（一）中枢免疫器官

中枢免疫器官是免疫细胞发生、分化和成熟的场所。人类中枢免疫器官包括骨髓和胸腺。

1. 骨髓（bone marrow） 是各种血细胞和免疫细胞发生和分化的场所。骨髓中的多能造血干细胞具有自我再生和分化成不同血细胞的潜能。骨髓既是造血器官，也是人和哺乳动物B淋巴细胞分化成熟的场所。当骨髓功能障碍时将严重损害机体的造血功能和免疫功能。

2. 胸腺（thymus） 是T细胞发育、分化、成熟的场所。来自骨髓的淋巴样干细胞在胸腺微环境诱导下，经过复杂的分化发育过程，仅有约5%的细胞成熟为功能性T细胞（即$CD4^+$T细胞和$CD8^+$T细胞），移行至外周免疫器官和血液循环中，发挥细胞免疫作用。老年期胸腺萎缩，功能衰退，导致细胞免疫功能下降，容易发生感染和肿瘤。

（二）外周免疫器官

外周免疫器官包括淋巴结、脾脏和黏膜相关的淋巴组织（图11-11），是成熟淋巴细胞定居的场所和发生免疫应答的部位。

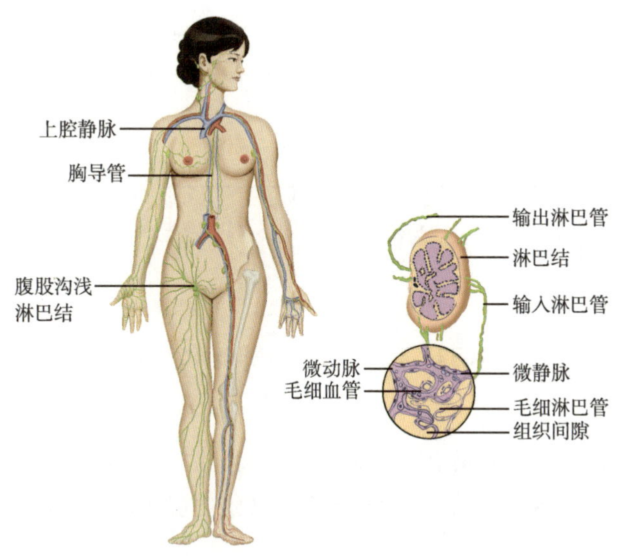

图11-11　淋巴组织在全身的分布

1. 淋巴结　人体内有淋巴结500～600个，淋巴结内有T细胞、B细胞和巨噬细胞。淋巴结的功能主要有：①过滤淋巴液，侵入机体的细菌、病毒、毒素等有害异物，通常随组织淋巴液进入局部引流区淋巴结内，可被淋巴结中的巨噬细胞有效地清除；②是T细胞和B细胞定居和接受抗原刺激后发生免疫应答的场所；③是血液中淋巴细胞进入淋巴系统、完成淋巴细胞再循环的主要场所。

2. 脾脏　是人体内最大的免疫器官，脾脏的功能主要有：①贮存和过滤血液，脾脏有大量的血窦能贮存血液，脾内的巨噬细胞和网状内皮细胞可清除血液中的病原体和突变、衰老的细胞，使血液得到净化。②脾脏是T细胞和B细胞定居和受抗原刺激后发生免疫应答的场所，脾脏中B细胞的比例较大，是产生抗体的主要部位。

3. 黏膜相关的淋巴组织（mucosal-associated lymphoid tissue，MALT）　主要指呼吸道、肠道及泌尿生殖道黏膜下无被膜的淋巴组织，以及扁桃体、小肠派尔集合淋巴结、阑尾等器官化的淋巴组织。黏膜是病原微生物等抗原性异物侵入机体的主要门户，MALT是发生局部特异性免疫应答和产生分泌型IgA（sIgA）的重要部位。sIgA经黏膜上皮细胞分泌至黏膜表面，成为黏膜局部抵御病原微生物感染的主要机制。

考点：中枢免疫器官、外周免疫器官

二、免疫细胞

与免疫有关的细胞统称为免疫细胞，主要包括造血干细胞，T、B淋巴细胞和抗原提呈细胞等。T、B淋巴细胞在抗原作用下能够活化、增殖和分化，产生效应性淋巴细胞和抗体，所以又称为免疫活性细胞。

（一）造血干细胞

造血干细胞是存在于组织中的一群原始造血细胞，骨髓是造血干细胞的主要来源。造血干细胞具

有自我更新和分化两种主要潜能，使机体在生命过程中始终保持造血能力。造血干细胞是各种血细胞的共同祖先，在骨髓、胸腺微环境作用下，分化为定向干细胞及其成熟的子代血细胞（图11-12）。

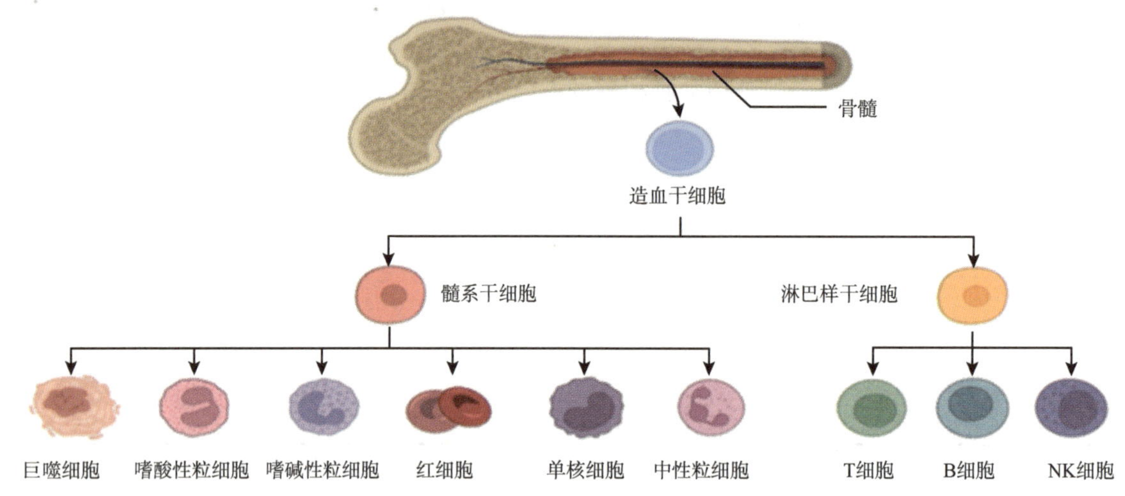

图11-12 骨髓造血干细胞的分化与发育

人造血干细胞的主要表面标志是分化抗原CD34和CD117。分化抗原是指血细胞在分化的不同阶段，以及细胞活化过程中，出现或消失的表面分子，以分化群（cluster of differentiation，CD）命名，应用CD单克隆抗体检测及编号。

（二）淋巴细胞

淋巴细胞是机体免疫系统的主要细胞，在免疫应答中发挥重要作用，占外周血白细胞总数的20%～45%，成年人体内约有10^{12}个淋巴细胞。淋巴细胞根据表型与功能不同分为不同的群体，如T淋巴细胞、B淋巴细胞、NK细胞等。T淋巴细胞和B淋巴细胞还可分不同的亚型。

1. T淋巴细胞

（1）T细胞的来源、分化和功能　T淋巴细胞（T lymphocyte）简称T细胞。T细胞来源于骨髓造血干细胞，在胸腺微环境作用下分化发育为成熟的T细胞，故又称胸腺依赖性淋巴细胞。T细胞经血液循环到达并定居于外周免疫器官，当受到抗原刺激后，T细胞会进一步活化、增殖、分化为效应T细胞，发挥细胞免疫效应。

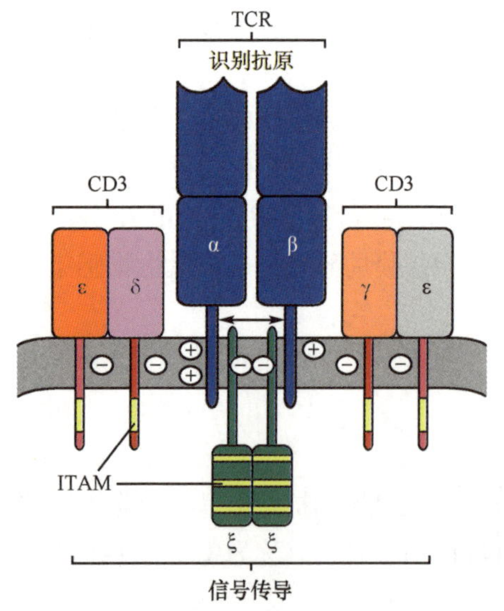

图11-13 TCR-CD3复合物示意图

ITAM. 免疫受体酪氨酸激活基序

（2）T细胞的表面标志分子　T细胞表面有许多可起到鉴别作用的膜分子，包括表面抗原和表面受体。

1）T细胞抗原受体（T cell antigen receptor，TCR）：为所有T细胞表面的特征性标记分子。TCR是T细胞特异性识别抗原的受体。

TCR是由α、β或γ、δ两条肽链组成的TCRα、β或TCRγ、δ的异二聚体。其中由α和β链组成的T细胞占到95%以上，即称TCRαβ$^+$T细胞。TCR的作用是识别抗原，但与B细胞识别抗原不同。TCR不能直接识别游离抗原表面的表位，只能特异性识别抗原提呈细胞表面的抗原肽-MHC分子复合物。TCR在抗原识别过程中要与CD3分子结合，CD3分子将抗原信号传入T细胞内（图11-13）。

2）CD4分子和CD8分子：成熟的T细胞一般只表达CD4或

CD8分子，即CD4$^+$T细胞或CD8$^+$T细胞。CD4分子是由一条肽链组成的跨膜蛋白，与MHC-Ⅱ类分子结合（图11-14）；CD8分子是由两条链组成的跨膜蛋白，与MHC-Ⅰ类分子结合（图11-15）。

CD4分子还是HIV包膜蛋白gp120受体，gp120与CD4分子结合是HIV侵入并感染CD4$^+$T细胞的机制之一。

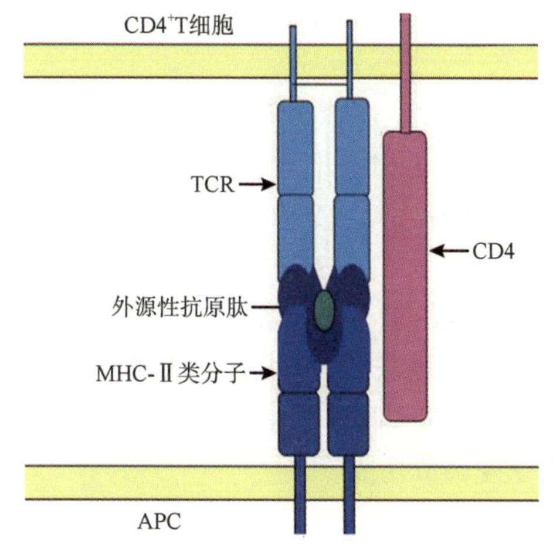

图11-14 CD4分子与MHC-Ⅱ类分子结合示意图

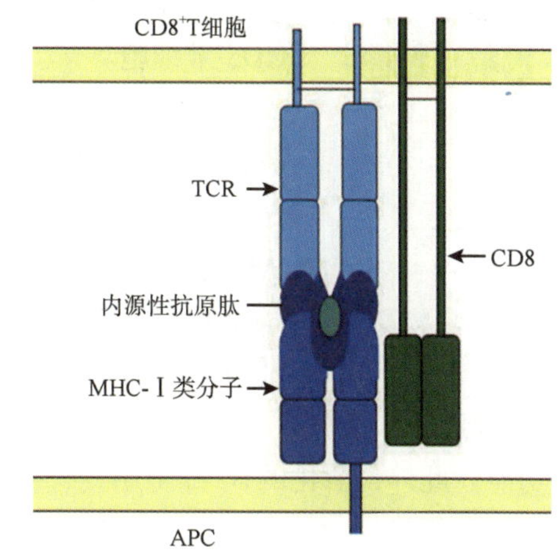

图11-15 CD8分子与MHC-Ⅰ类分子结合示意图

（3）T细胞亚群 人类成熟T细胞是不均一的细胞群体，根据其表面标志和功能的不同可进一步分为若干亚群。根据是否表达CD4或CD8分子将T细胞分为以下两种。

1）CD4$^+$T细胞：其识别抗原受MHC-Ⅱ类分子限制。CD4$^+$T细胞包括Th1和Th2细胞。Th1细胞与抗原接触后，可通过释放IL-2、IFN-γ、TNF-β等因子，引起炎症反应或迟发型超敏反应，Th1细胞又称为炎性T细胞或迟发型超敏T细胞（TDTh）；Th2细胞可通过释放IL-4、IL-5、IL-6、IL-10等因子，辅助B细胞增殖、分化及分泌抗体，引起体液免疫应答。

2）CD8$^+$T细胞：其识别抗原受MHC-Ⅰ类分子限制。CD8$^+$T细胞主要包括细胞毒性T细胞（Tc或CTL），CTL为细胞免疫效应细胞，经抗原致敏后，可特异性杀死带致敏抗原的靶细胞，如肿瘤细胞和感染了病毒的组织细胞（表11-3）。

表11-3 T细胞的亚群及作用

T细胞亚群	亚群内细胞名称	免疫作用
CD4$^+$亚群	辅助性T细胞1（Th1）	辅助和参与细胞免疫应答
	辅助性T细胞2（Th2）	辅助体液免疫应答
CD8$^+$亚群	细胞毒性T细胞	杀伤抗原靶细胞
	抑制性T细胞（Ts）	抑制细胞免疫应答和体液免疫应答

2. B淋巴细胞

（1）B淋巴细胞的来源、分化和功能 B淋巴细胞（B lymphocyte）简称B细胞，来源于骨髓，并在骨髓中发育分化为成熟的B细胞，故又名骨髓依赖性淋巴细胞。成熟的B细胞经血液循环到达并定居于外周免疫器官，受到抗原刺激后，B细胞即分化增殖为浆细胞并产生抗体，发挥体液免疫的作用。

（2）B细胞的表面标志（主要介绍表面受体）

1）B细胞抗原受体（B cell antigen receptor，BCR）：在B细胞表面，由识别和结合抗原的BCR和传递抗原信号的Igα/Igβ组成复合物（图11-16）。

BCR是镶嵌于细胞膜脂质双层中的免疫球蛋白，称为膜型Ig（mIg），是B 细胞的主要表面特有的

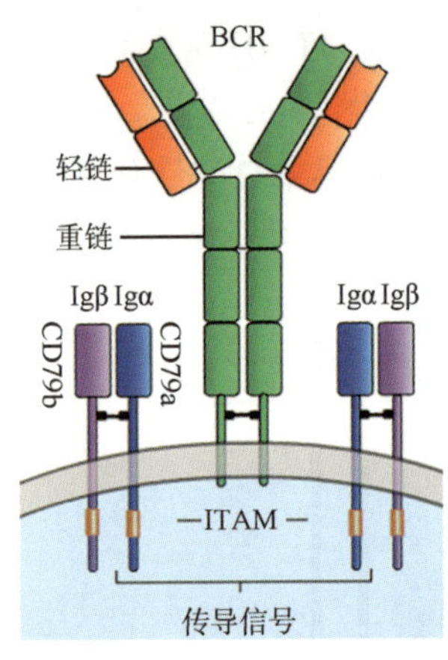

图11-16 BCR复合物及辅助受体示意图

标志。未成熟B细胞仅表达mIgM；成熟B细胞表达mIgM和mIgD。

2）辅助受体：B细胞表面的CD19/CD21/CD81以非共价键相连，形成一个B细胞多分子活化辅助受体，其作用是增强B细胞对抗原刺激的敏感性。CD21即CR2，为补体C3d受体。CD21也是B细胞上的EB病毒受体。

（3）B细胞亚群　根据是否表达CD5将B细胞分为B1（$CD5^+$）和B2（$CD5^-$）细胞。

1）B1细胞发生于个体发育的早期，主要分布于腹膜腔、胸膜腔和肠道固有层。B1细胞表面表达CD5和SmIgM，不表达SmIgD。B1细胞的抗原识别谱较窄，主要针对TI-抗原发生免疫应答。B1细胞主要产生低亲和力的IgM类抗体。

2）B2细胞即通常所称的B细胞，是参与体液免疫的主要细胞类别。在个体发育中出现较晚，定居于各外周免疫器官。成熟的B细胞在抗原的刺激和Th细胞的辅助下，活化、增殖、分化为产生分泌抗体的浆细胞。B2细胞产生高亲和力抗体，行使体液免疫功能。此外，活化的B2细胞还具有抗原提呈和免疫调节功能。

考点：T、B淋巴细胞

3. NK（natural killer）细胞　即自然杀伤细胞。来源于骨髓淋巴样干细胞，其发育成熟依赖于骨髓微环境，占人外周血中淋巴细胞总数的5%～10%。NK细胞不表达抗原受体，是不同于T细胞和B细胞的另一类淋巴细胞。一般将表面$CD3^-$、$CD16^+$、$CD56^+$的淋巴细胞视为NK细胞。

NK细胞可直接杀伤肿瘤细胞和病毒感染细胞，其杀伤作用是非特异性的，无须抗体参与或抗原预先致敏，也不受MHC限制。因此在机体抗肿瘤和早期抗病毒感染的过程中起重要作用。NK细胞杀伤靶细胞的机制与$CD8^+$ CTL基本相同，即通过释放穿孔素和颗粒酶、表达FasL及分泌TNF使靶细胞溶解破坏或发生凋亡。也可通过NK细胞表面表达Fc受体，识别杀伤与IgG抗体结合的靶细胞，即ADCC作用。

考点：ADCC作用

（三）抗原提呈细胞

抗原提呈细胞（antigen presenting cell，APC）是指能摄取、加工、处理抗原，以抗原肽-MHC-Ⅱ/Ⅰ类分子复合物的形式表达于细胞表面，供$CD4^+$/$CD8^+$T细胞识别的一类细胞。专职APC主要有单核巨噬细胞、树突状细胞和B细胞。在此主要介绍单核巨噬细胞。

单核巨噬细胞主要包括外周血中的单核细胞和组织内的巨噬细胞。它们是机体重要的免疫细胞，具有抗感染、抗肿瘤、参与免疫应答和免疫调节等多种生物学功能。主要作用如下。

1. 吞噬杀伤作用　单核巨噬细胞有很强的吞噬杀伤能力，可直接吞噬清除异物，杀伤肿瘤细胞和胞内寄生的病原体。其吞噬杀伤作用是非特异性的。在特异性免疫效应阶段，活化的Th1细胞产生的细胞因子及活化的B细胞分化成浆细胞产生的抗体（IgG），通过与细胞表面的细胞因子受体和IgG的Fc受体（该细胞也可产生ADCC）的作用，可使其吞噬杀伤作用得以增强。

2. 提呈抗原启动免疫应答　单核巨噬细胞可对外源性和内源性抗原摄取、加工处理和提呈，并以抗原肽-MHC-Ⅱ/Ⅰ类分子复合物的形式表达于细胞表面，供$CD4^+$/$CD8^+$T细胞识别，启动细胞免疫应答。此外，被吞噬消化后的抗原可通过胞吐作用排出胞外，刺激B细胞活化，启动体液免疫应答。

3. 参与和促进炎症反应　单核巨噬细胞在发挥吞噬作用的同时，通过分泌胞外酶和致炎因子及细胞因子参与和促进炎症反应。

4. 分泌多种细胞因子参与免疫调节　促进免疫的细胞因子主要有IL-1、IL-6、IL-12、TNF-α，抑制免疫的细胞因子主要为IL-10。

第5节 免疫应答

一、概 述

免疫应答（immune response）是机体受抗原刺激后，免疫细胞对抗原分子的识别、活化、增殖、分化，产生效应分子或形成效应细胞发挥特异性免疫效应的过程。其生物学意义是及时清除抗原性异物，维持内环境的相对稳定，但在某些情况下也可对机体造成损伤。

免疫应答根据参与的细胞类型和效应机制的不同，可分为B细胞介导的体液免疫应答和T细胞介导的细胞免疫应答。根据对抗原刺激的反应状态，可分为正免疫应答和负免疫应答。

在正常情况下，机体对非己抗原排斥的正免疫应答，发挥抗感染、抗肿瘤作用，对自身抗原无应答，即负免疫应答（也称免疫耐受），而维持自身稳定。在异常情况下，机体对抗原产生过强的正免疫应答造成组织损伤引发超敏反应，或破坏自身免疫耐受而致自身免疫病。

考点：免疫应答的概念及意义

二、免疫应答的基本过程

免疫应答是由多种免疫细胞和细胞因子相互作用的复杂生理过程，T细胞和B细胞在免疫应答中起核心作用。免疫应答可分为三个阶段。

1. 抗原提呈与识别阶段（感应阶段） 包括抗原提呈细胞（APC）对抗原进行摄取、加工、递呈及T、B细胞识别抗原两个阶段。APC加工处理抗原的过程可根据抗原来源分为外源性抗原提呈过程（图11-17）与内源性抗原提呈过程（图11-18）。

2. T、B细胞活化、增殖、分化阶段（反应阶段） 是指T、B细胞受抗原刺激后活化、增殖、分化为效应性T细胞和浆细胞。部分T、B细胞形成记忆细胞。当记忆细胞再次接触相同抗原时，可迅速增殖分化为效应性T细胞或浆细胞，并发挥免疫效应。

3. 效应阶段 是指效应性T细胞分泌细胞因子或特异性杀伤物质（穿孔素和颗粒酶）发挥细胞免疫效应；浆细胞合成并分泌抗体产生体液免疫效应。

考点：免疫应答的基本过程

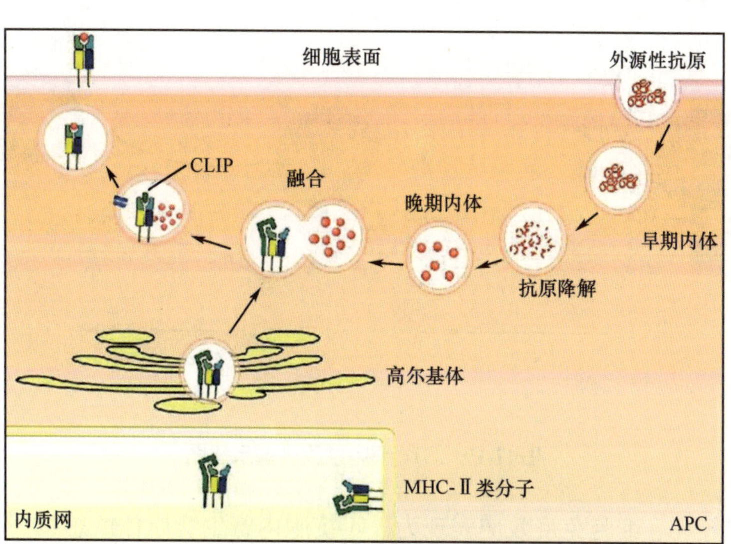

图11-17 外源性抗原提呈过程示意图

CLIP：Ⅱ类分子相关的恒定链短肽

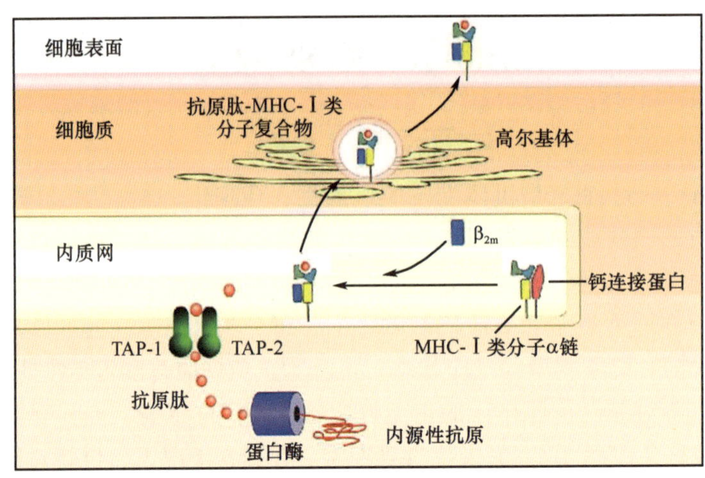

图 11-18　内源性抗原提呈过程示意图

TAP. 抗原加工相关转运体

三、T 细胞介导的细胞免疫应答

细胞免疫应答是指在抗原刺激下，T细胞活化、增殖、分化为效应T细胞（效应性Th1和CTL）发挥特异性免疫效应的过程。诱导细胞免疫应答的抗原均为TD-Ag。不同类型的效应细胞作用于不同的靶细胞，其生物学效应机制各异。

1. Th1细胞的效应　当效应性$CD4^+$Th1细胞再次接受相同抗原刺激后，释放IL-2、IFN-γ、TNF-β等多种淋巴因子和趋化性细胞因子，作用于淋巴细胞、单核巨噬细胞和血管内皮细胞等，使局部组织发生以单个核细胞浸润为主的炎症反应。在细胞因子作用下吞噬细胞的吞噬杀伤作用、NK细胞的杀伤作用得以增强。

2. CTL的细胞毒效应　效应性$CD8^+$CTL再次接触带有相同抗原的靶细胞，通过释放穿孔素和颗粒酶、表达Fas配体（FasL）及分泌TNF导致靶细胞溶解破坏或发生凋亡。这种作用是近距离直接杀伤作用，因而不损伤邻近正常细胞。效应CTL对靶细胞的杀伤作用具有特异性，并受MHC-Ⅰ类分子的限制，可连续杀伤靶细胞（图11-19）。

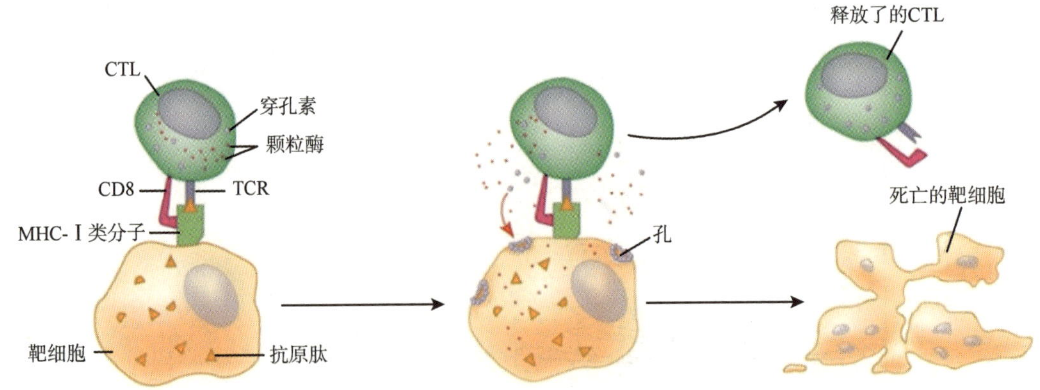

图 11-19　CTL细胞杀灭肿瘤示意图

3. T细胞应答的效应　细胞免疫效应表现为：①抗胞内寄生病原体的感染；②抗肿瘤；③参与移植排斥反应、迟发型超敏反应和某些自身免疫病的发生。

四、B 细胞介导的体液免疫应答

体液免疫应答是指在抗原刺激下，B细胞活化、增殖、分化为浆细胞并产生抗体，发挥特异性免疫效应的过程。

1. 抗体的免疫效应 B细胞分化为浆细胞后，合成分泌抗体，当抗体与相应抗原结合后能发挥多种免疫效应，最终清除抗原性异物。抗体的生物学效应（见本章第2节）：①中和作用；②免疫调理作用；③激活补体；④介导ADCC作用；⑤参与Ⅰ～Ⅲ型超敏反应和某些自身免疫病；⑥sIgA在黏膜局部抗感染作用等。

2. 抗体产生的一般规律

（1）初次应答 某种抗原首次进入机体，需经过一定的潜伏期才在血液中出现特异性抗体，2～3周达到高峰，潜伏期长短与抗原性质有关。初次应答特点是：①潜伏期长（1～2周）；②产生的抗体滴度低；③在体内持续时间短，主要为IgM；④抗体与抗原的亲和力低。

（2）再次应答 相同抗原再次进入机体后，免疫系统可迅速、高效地产生特异性应答，再次应答的基础是在初次应答的过程中形成了记忆B细胞。其特点是：①潜伏期短（1～3d）；②产生的抗体滴度高；③在体内持续时间长，以IgG为主；④抗体亲和力高（图11-20）。

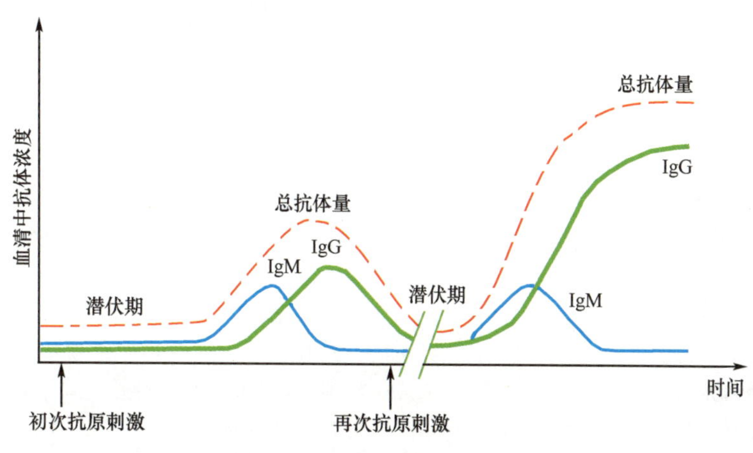

图11-20 抗体产生的一般规律

抗体产生的规律在医学实践上有重要意义：①制定适宜的免疫方案，用于制备免疫血清和预防接种；②检测特异性IgM作为病原体感染的早期诊断和子宫内感染的诊断；③检测抗体含量变化，了解病程发展，评估疾病转归。

考点：抗体产生的一般规律

自测题

一、判断题

1. 只有免疫反应性而无免疫原性的物质称为半抗原。（ ）
2. 一个浆细胞只能分泌一种特定的抗体。（ ）
3. 人体接受抗原刺激后，最先产生IgG。（ ）
4. 补体性质很不稳定，多种理化因子及微生物污染均可使其灭活。（ ）
5. 体液免疫主要针对胞外病原体和毒素。（ ）

二、单项选择题

1. 决定抗原特异性的物质基础是（ ）
   A. 大分子载体 B. 抗原决定簇
   C. 抗原结合价 D. 佐剂的种类
2. 半抗原具有（ ）
   A. 免疫原性 B. 免疫耐受性
   C. 免疫反应性 D. 免疫特异性
3. 异嗜性抗原造成机体组织损伤的机制是（ ）
   A. 异种物质 B. 免疫原性强
   C. 免疫反应性强 D. 交叉反应
4. 组织器官移植时引起排斥反应的抗原是（ ）
   A. 异种抗原 B. 同种异型抗原
   C. 自身抗原 D. 异嗜性抗原
5. 下列说法正确的是（ ）
   A. 免疫球蛋白就是抗体
   B. 抗体不等于免疫球蛋白
   C. 抗体是免疫球蛋白，而免疫球蛋白也就是抗体

D. 所有的抗体都是免疫球蛋白，但免疫球蛋白不一定是抗体

6. 在血清中含量最高的Ig是（　　）

A. IgM　　B. IgA

C. IgE　　D. IgG

7. 在抗原刺激下，体内最早形成的Ig为（　　）

A. IgG　　B. IgM

C. IgD　　D. IgE

8. 以下属于外周免疫器官的是（　　）

A. 淋巴结　　B. 胸腺

C. 骨髓　　D. 肝脏

9. T细胞分化成熟的中枢免疫器官是（　　）

A. 脾脏　　B. 胸腺

C. 骨髓　　D. 扁桃体

10. T淋巴细胞特有的表面标志为（　　）

A. C3b受体　　B. HLA- Ⅰ类分子

C. HLA- Ⅱ类分子　　D. TCR

11. 抗原提呈细胞不包括（　　）

A. 单核巨噬细胞　　B. 树突状细胞

C. B细胞　　D. NK细胞

12. 下列哪种作用特点是细胞因子所不具备的（　　）

A. 高效性　　B. 特异性

C. 多效性　　D. 重叠性

13. 免疫应答过程不包括（　　）

A. Mφ对抗原的处理和提呈

B. B细胞对抗原的特异性识别

C. T细胞在胸腺内的分化、成熟

D. T/B细胞的活化、增殖、分化

14. 初次应答产生的抗体主要是（　　）

A. IgA　　B. IgM

C. IgD　　D. IgG

15. 再次应答产生的抗体主要是（　　）

A. IgA　　B. IgM

C. IgD　　D. IgG

三、多项选择题

1. 执行特异性免疫应答的细胞有（　　）

A. T细胞　　B. B细胞

C. NK细胞　　D. 单核巨噬细胞

E. 肥大细胞

2. 外周免疫器官的主要功能是（　　）

A. 免疫细胞分化成熟的场所

B. 免疫应答发生的场所

C. 参与淋巴细胞再循环

D. 淋巴细胞形成场所

E. 淋巴细胞定居场所

3. 可被免疫系统视为“非己”抗原的有（　　）

A. RBC、淋巴细胞　　B. 脑组织、卵子

C. 眼晶体、甲状腺　　D. 前列腺、心肌组织

E. 精子、卵子

4. 与抗原免疫原性有关的因素包括（　　）

A. 抗原分子的大小　　B. 抗原的化学组成

C. 抗原的分子构象　　D. 抗原的异物性

E. 抗原进入机体的途径

5. 具有C_H4功能区的Ig是（　　）

A. IgA　　B. IgG

C. IgD　　D. IgE

E. IgM

6. IgG的特性包括（　　）

A. 血清含量最高

B. 血清半衰期最长

C. 唯一能通过胎盘的抗体

D. 主要以单体形式存在

E. 可介导产生ADCC

7. 下列细胞因子具有下调免疫功能作用的是（　　）

A. IL-10　　B. TGF-β

C. IL-2　　D. IL-4

E. IL-1

8. 能特异性识别抗原的是（　　）

A. 树突状细胞　　B. CTL细胞

C. NK T细胞　　D. αβ T细胞

E. B2细胞

9. 属于专职APC的是（　　）

A. 树突状细胞　　B. B细胞

C. 单核巨噬细胞　　D. 内皮细胞

E. 上皮细胞

10. $CD8^+$CTL细胞直接杀伤靶细胞的机制是（　　）

A. 分泌穿孔素　　B. 颗粒酶

C. 表达FasL　　D. 诱导靶细胞凋亡

E. ADCC

四、简答题

1. 什么是抗原？影响抗原免疫原性的因素有哪些？

2. 简述抗体的生物学作用。

3. 简述免疫器官的组成和各自的功能。

4. 抗体产生的初次应答和再次应答有什么特点？有何实践意义？

（王　蕾）

第12章 超敏反应

学习目标

1. 知识目标：掌握超敏反应的概念和分类、各型超敏反应的常见疾病、Ⅰ型超敏反应的防治原则；熟悉各型超敏反应的特点；了解各型超敏反应的发生机制。

2. 能力目标：具有防治超敏反应用药指导能力。

3. 素质目标：培养认真负责的专业素养和团结协作的团队精神。

超敏反应（hypersensitivity）又称为变态反应（allergy），是指机体接受某些抗原刺激时所发生的一种异常适应性免疫应答，其特征是生理功能的紊乱或组织细胞的损伤。能引起超敏反应的抗原通常称为变应原。

根据超敏反应发生机制及临床特点的不同，可以将其分为四型，即Ⅰ型、Ⅱ型、Ⅲ型和Ⅳ型。其中，Ⅰ、Ⅱ、Ⅲ型超敏反应属于体液免疫应答，而Ⅳ型超敏反应属于细胞免疫应答。

考点：超敏反应的概念及分类

第1节　Ⅰ型超敏反应

Ⅰ型超敏反应又称过敏反应，因其发生速度快，也称速发型超敏反应。其特点包括：①发生速度快，消退也快；②介导抗体为IgE，无补体参与；③通常出现生理功能紊乱，一般不引起组织细胞的损伤；④具有明显的个体差异和遗传倾向。

一、参与反应的主要成分

（一）变应原

变应原诱导机体产生IgE抗体，导致过敏反应发生的抗原称为变应原或过敏原。既可以是完全抗原，也可以是半抗原。常见的有：①吸入性变应原：广泛存在于自然界中，如植物花粉、动物的皮毛及皮屑、尘螨、真菌的孢子和菌丝等；②食物性变应原：如牛奶、鸡蛋、鱼虾、坚果等蛋白质含量丰富的物质；③某些药物性变应原或化学物质变应原：包括青霉素、普鲁卡因、磺胺类药、添加剂和防腐剂等。

（二）IgE

IgE是介导Ⅰ型超敏反应的主要抗体。正常人体含量极低，过敏患者和寄生虫感染者血清的IgE含量高于正常人体。IgE是亲细胞抗体，可以通过其Fc段与肥大细胞和嗜碱性粒细胞表面的FcεRⅠ受体结合，使机体处于致敏状态。

（三）参与反应的细胞

1. 肥大细胞与嗜碱性粒细胞　二者均来自于骨髓的髓样造血干细胞，是参与Ⅰ型超敏反应的主要细胞。肥大细胞分布在皮下的疏松结缔组织和呼吸道、消化道和泌尿生殖道的黏膜下层；嗜碱性粒细胞数量较少，主要分布于外周血液中。它们的细胞膜上均分布有数量为10^4～10^5的高亲和力IgE的

FcεR（主要为高亲和力的FcεR Ⅰ），胞质内都含有嗜碱性颗粒，储存有大量的生物学活性介质，如组胺、白三烯、肝素等。

2. 嗜酸性粒细胞 主要分布在呼吸道、消化道和泌尿生殖道的黏膜上皮下的结缔组织中，仅少量存在于外周循环血中。在受到某些因子如IL-5等的作用下，嗜酸性粒细胞活化释放出具有毒性作用的颗粒蛋白和酶类物质，以及白三烯、血小板活化因子等，可杀伤病原微生物和寄生虫。另外，嗜酸性粒细胞释放的组胺酶等，可灭活肥大细胞释放的组胺和白三烯，减轻炎症反应。

参与Ⅰ型超敏反应的细胞如图12-1所示。

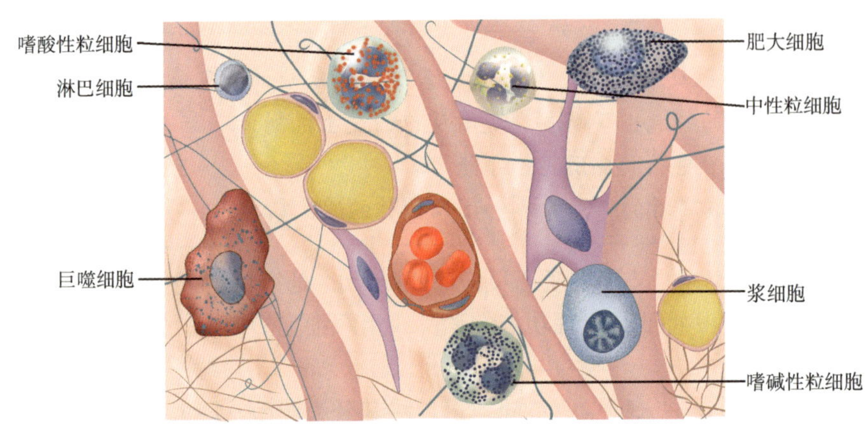

图12-1 参与Ⅰ型超敏反应的细胞

（四）生物学活性介质

1. 预先储存的介质

（1）组胺 可使毛细血管扩张、通透性增加，腺体分泌增加，诱导支气管和胃肠道平滑肌痉挛收缩。

（2）激肽原酶 作用于血浆中的激肽原生成激肽。其中的缓激肽能引起毛细血管扩张，通透性增加；支气管平滑肌收缩。

2. 新合成的介质

（1）白三烯（LTs） 是引起晚期反应的主要介质。能导致支气管平滑肌强烈而持久的收缩；亦可引起毛细血管扩张、通透性增加，促进腺体分泌增加。

（2）前列腺素D_2（PGD_2） 刺激支气管平滑肌收缩，血管扩张、通透性增加。

（3）血小板活化因子（PAF） 通过凝聚和活化血小板释放血管活性胺类物质参与晚期反应。

（4）细胞因子 如IL-1、IL-6、TGF-β等，它们能发挥不同的生物学效应促进Ⅰ型超敏反应的发生。

考点：参与Ⅰ型超敏反应的变应原、抗体、生物活性介质

二、发生机制

Ⅰ型超敏反应的发生包括了三个阶段：致敏阶段、发敏阶段和效应阶段（图12-2）。

（一）致敏阶段

变应原初次进入机体，刺激机体产生了特异性IgE抗体，IgE与肥大细胞或嗜碱性粒细胞表面的相应受体（FcεR）结合，从而使机体进入致敏状态。通常致敏状态可持续数日到数年，但如果长期不再接触相同的变应原，这种状态可消失。

（二）发敏阶段

当相同的变应原再次进入致敏机体时，就能与吸附在肥大细胞和嗜碱性粒细胞表面的IgE发生特异性结合。当变应原与致敏细胞表面的2个或2个以上相邻的IgE桥联结合时，能导致细胞脱颗粒释放生物学活性介质，从而进入效应阶段。

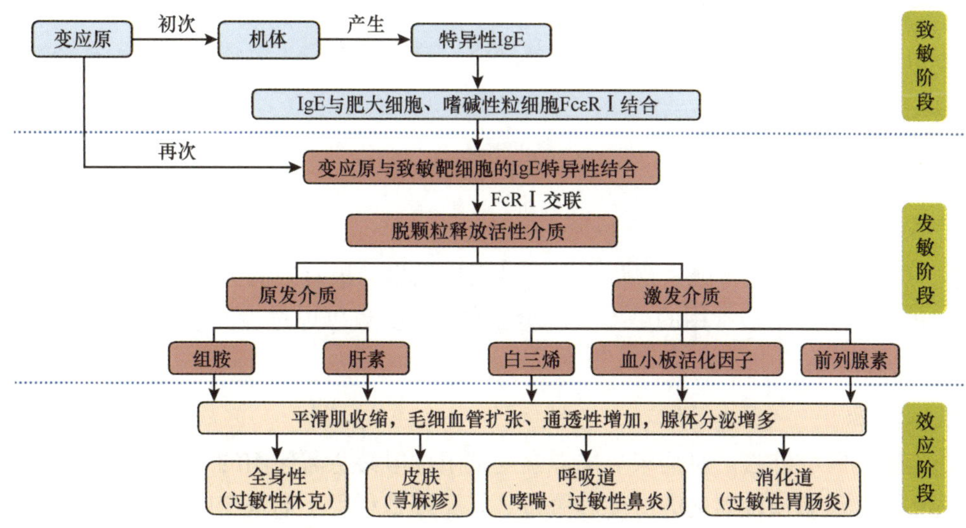

图12-2　Ⅰ型超敏反应的发生机制示意图

（三）效应阶段

生物学活性介质的释放，引起了局部或全身的过敏反应。根据效应发生的快慢及持续时间的长短，Ⅰ型超敏反应可分为两种类型：即刻/早期反应和晚期反应。即刻/早期反应发生快，一般是在接触变应原后数秒钟至数分钟内发生，可持续数小时。这种反应主要是由组胺、前列腺素等引起，表现为毛细血管通透性增加，平滑肌收缩。晚期反应发生慢，往往在接触变应原后4～6h发生，可持续数天或更长的时间。

三、临床表现

（一）全身过敏反应

过敏性休克是临床上最严重的Ⅰ型超敏反应。患者表现为面色苍白、胸闷气急、呼吸困难、手足湿冷、脉搏细数、血压下降、意识障碍，严重者或抢救不及时者可导致死亡。

1. 药物过敏性休克　能引起过敏性休克的药物很多，包括青霉素、头孢菌素、链霉素、普鲁卡因、磺胺类药、有机碘等，其中临床上最常见的是青霉素过敏性休克。青霉素进入人体后很快降解为青霉烯酸和青霉噻唑等小分子半抗原，它们与组织蛋白结合后成为完全抗原，刺激机体产生了IgE，当青霉素再次进入人体时可诱发过敏性休克。由于青霉素在外界被稀释后很快能够降解成青霉烯酸，故临床上使用青霉素时需新鲜配制。有极少数人在初次使用青霉素也可出现过敏性休克，可能与其既往有青霉素接触史有关。如吸入青霉素降解产物及青霉菌孢子、使用过青霉素污染的注射器等，均可使机体形成致敏状态，从而在再次接触青霉素时直接进入发敏阶段。

2. 血清过敏性休克　在临床上，动物免疫血清如破伤风抗毒素、白喉抗毒素等常常用来紧急预防和治疗相应外毒素疾病。但极少数患者在再次注射相同血清时，会引起过敏性休克，也称为血清过敏症。

（二）呼吸道过敏反应

吸入花粉、尘螨、真菌孢子、动物皮毛或呼吸道病原微生物等往往导致呼吸道过敏反应，常见的疾病包括过敏性鼻炎和过敏性哮喘。过敏性哮喘有早期反应和晚期反应两种类型。

（三）消化道过敏反应

有少数人在食入鱼、虾、蛋、奶甚至坚果等食物后，会出现呕吐、腹泻、腹痛等症状，称为过敏性胃肠炎。这与胃肠道分泌型IgA缺乏或减少，导致未被充分消化的食物蛋白抗原进入机体引发机体致敏有密切关系。

（四）皮肤过敏反应

食物、药物、花粉或冷、热刺激等可引起荨麻疹、特应性皮炎（湿疹）和血管神经性水肿等皮肤过敏反应。

四、防治原则

（一）寻找变应原，并避免与之接触

寻找变应原，并避免与之接触是预防Ⅰ型超敏反应发生的最有效的方法。变应原可以通过询问病史和皮肤试验被检出，其中最常用的是皮肤试验。在临床上也可通过检测患者血清中特异性IgE水平来确定变应原。

（二）脱敏疗法

1. 异种免疫血清脱敏疗法 对临床上抗毒素皮试阳性但又急需使用的患者，可采用小剂量、短间隔（20～30min）、连续多次注射的方法使其脱敏。其原理是利用小剂量变应原能使生物学活性介质少量释放，不足以引起明显症状的特点，通过少量多次注射免疫血清（抗毒素），使致敏细胞内活性介质逐渐消耗，最终使机体全部解除致敏状态，达到一次性大量注射而不至于发生过敏反应的目的。但由于机体在一段时间后又可致敏，故此种脱敏具有暂时性的特点。

2. 特异性变应原脱敏疗法 对已经查明但难以避免的变应原，如花粉、尘螨等，可采用小剂量、间隔一段时间（1周左右）、反复多次皮下注射的方法，达到治疗的目的。其原理可能是诱导机体产生大量特异性IgG类抗体，与IgE争夺变应原，从而有效地阻止了Ⅰ型变态反应的发生。因此这种IgG抗体又称作封闭抗体。近年来也有使用人工合成变应原肽段进行脱敏治疗的方法。

（三）药物治疗

1. 抑制生物学活性介质的产生和释放的药物 色甘酸钠可以稳定细胞膜，阻止细胞脱颗粒；阿司匹林能抑制前列腺素D_2和白三烯的生成；肾上腺素、异丙肾上腺素、氨茶碱等可以促进cAMP的合成或阻止其释放，提高细胞内cAMP的含量，抑制生物学活性介质的产生和释放。

2. 拮抗生物学活性介质作用的药物 马来酸氯苯那敏、苯海拉明、异丙嗪、特非那定等药物可与组胺竞争效应器官细胞膜上的组胺受体而发挥抗过敏作用。

3. 改善效应器官反应性的药物 维生素C和钙剂可缓解平滑肌痉挛、降低毛细血管的通透性；肾上腺素可解除支气管平滑肌痉挛、收缩毛细血管、升高血压，是抢救过敏性休克的首选药物。

考点： Ⅰ型超敏反应的特点、发生机制及临床常见疾病

第2节 Ⅱ型超敏反应

Ⅱ型超敏反应又称为细胞溶解型或细胞毒型超敏反应，是IgG、IgM类抗体与靶细胞表面的相应抗原结合，通过补体、吞噬细胞和NK细胞等的参与作用引起的以细胞溶解和组织损伤为特征的病理性免疫应答。

一、发生机制

（一）抗原类型

能引起Ⅱ型超敏反应的抗原主要是存在于细胞表面的抗原，包括：①同种异型抗原，如ABO与Rh血型抗原、HLA抗原；②半抗原吸附在自身组织细胞表面形成新的抗原表位，如各种药物与血细胞的结合；③感染、外伤等原因所形成的自身抗原；④外源性抗原（如某些病原微生物）与正常组织细胞之间具有的共同抗原。

（二）抗体的产生及其作用

参与Ⅱ型超敏反应的抗体主要包括IgG和IgM两种。抗体与靶细胞表面相应的抗原结合后，通过三条途径来攻击靶细胞。这三条途径分别是：①激活补体：通过补体的经典激活途径，导致靶细胞的溶解与破裂；②激活吞噬细胞：发挥调理作用，促进吞噬；③激活NK细胞：依靠ADCC作用，达到杀伤靶细胞的目的。Ⅱ型超敏反应的发生机制见图12-3。

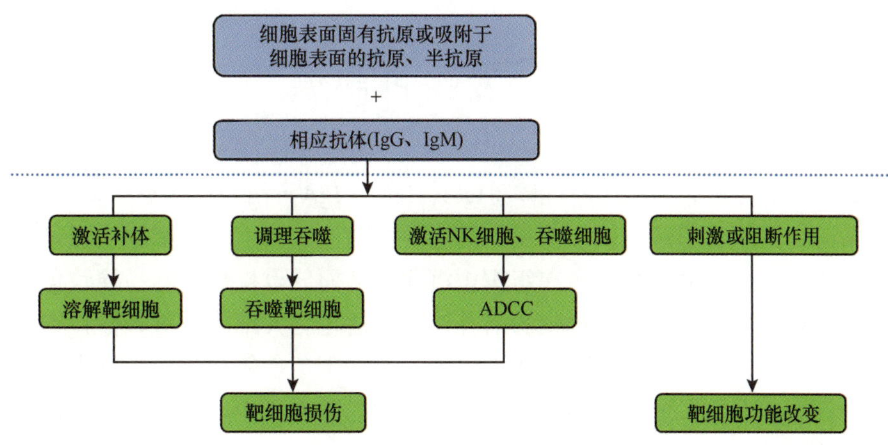

图12-3 Ⅱ型超敏反应的发生机制

二、临床常见症状

1. 输血反应 主要见于ABO血型不符引起的输血反应。由于人血清中存在天然的血型抗体（IgM），当发生异型输血时，供血者红细胞表面的抗原与受血者血清中相应抗体的结合可激活补体导致溶血反应。

2. 新生儿溶血症 当体内已存在Rh抗体的Rh^-母体在孕育Rh^+胎儿时，会发生严重的新生儿溶血症。Rh^-的母体本身不存在天然的Rh抗体，但输血、流产、分娩等原因可使母体在接受Rh^+红细胞刺激后产生抗Rh的IgG类抗体。当母体再次孕育Rh^+胎儿时，母体的Rh抗体会通过胎盘进入胎儿体内，导致胎儿红细胞溶解破裂，发生流产或新生儿溶血症。预防此类溶血症最好的方法是在产后72h内给产妇注射Rh抗体，及时消除母体内相应的Rh^+红细胞，防止其对母体的致敏。母子间也可因ABO血型不符出现新生儿溶血症，但症状较轻。

3. 药物过敏性血细胞减少症 青霉素、磺胺类药、奎尼丁等药物进入机体，与血细胞膜表面的蛋白质或血浆蛋白结合形成完全抗原，刺激机体产生了针对药物的相应抗体。抗原与抗体的结合激活了补体、吞噬细胞和NK细胞，最终引起血细胞数量的减少，导致药物溶血性贫血、粒细胞减少症或血小板减少性紫癜。

4. 自身免疫性溶血性贫血 机体在使用某些药物如甲基多巴，或发生病毒感染时，可引起红细胞膜表面抗原的改变，从而诱生了自身抗体，引起红细胞溶解，导致溶血性贫血。

5. 肺出血肾炎综合征 又称为Goodpasture综合征。是由于病毒感染等原因使肺泡壁基底膜发生变构，诱导机体产生自身抗体，而肾小球基底膜与肺泡壁基底膜存在着共同抗原，导致此种免疫损伤可同时发生在肺部和肾小球。患者表现为贫血、咯血和进行性肾衰竭。

6. 毒性弥漫性甲状腺肿 又称为格雷夫斯（Graves）病，属于一种特殊类型的Ⅱ型超敏反应，又称为抗体刺激型变态反应。患者体内可产生一种针对甲状腺细胞表面促甲状腺激素（TSH）受体的自身抗体，此种抗体与TSH受体结合后，能够持续刺激甲状腺细胞分泌甲状腺素，导致患者出现甲状腺功能亢进。

考点：Ⅱ型超敏反应的发生机制及临床常见疾病

第3节 Ⅲ型超敏反应

Ⅲ型超敏反应又称为免疫复合物型或血管炎型超敏反应，是可溶性抗原与相应抗体结合形成中等大小免疫复合物，沉积于局部或全身毛细血管壁基底膜，通过激活补体，在中性粒细胞、血小板、嗜碱性粒细胞等效应细胞的共同参与下，导致充血水肿、局部坏死和中性粒细胞浸润为主要特征的炎症反应及组织损伤。

一、发生机制

（一）中等大小免疫复合物的形成

在正常情况下，可溶性抗原与相应的抗体（IgG、IgM、IgA）结合形成免疫复合物（IC），可被单核巨噬细胞吞噬清除，并不会引起疾病。但是在宿主补体功能障碍、吞噬细胞功能异常或所形成的复合物超过其承受能力时，免疫复合物就会在组织中沉积，从而导致疾病。容易导致免疫复合物沉积的因素包括：①血管通透性增加：免疫复合物激活补体后能活化肥大细胞、嗜碱性粒细胞和血小板，使其释放血管活性胺类物质，导致局部血管通透性增加，有利于免疫复合物向组织内沉积。②血管内高压和涡流：血管内高压和涡流形成均有利于免疫复合物向组织内沉积。最常见的沉积部位是肾小球基底膜、动脉血管的弹性蛋白层内、关节滑膜、皮下等处。

（二）组织损伤的发生

免疫复合物沉积后激活补体产生补体裂解片段C3a、C5a等，使肥大细胞和嗜碱性粒细胞脱颗粒，释放组胺、血小板活化因子等生物学活性介质，导致血管通透性增加，渗出增多，局部出现水肿；同时，局部血小板集聚、激活，促进血栓形成，局部出现出血、坏死。C5a还可趋化中性粒细胞向炎症局部聚集，聚集的中性粒细胞在吞噬清除免疫复合物的同时还可释放多种溶酶体酶，损伤血管基底膜和周围组织。血小板活化后释放血管活性胺类物质又进一步导致血管通透性增强，加重了局部组织的充血水肿。Ⅲ型超敏反应的发生机制见图12-4。

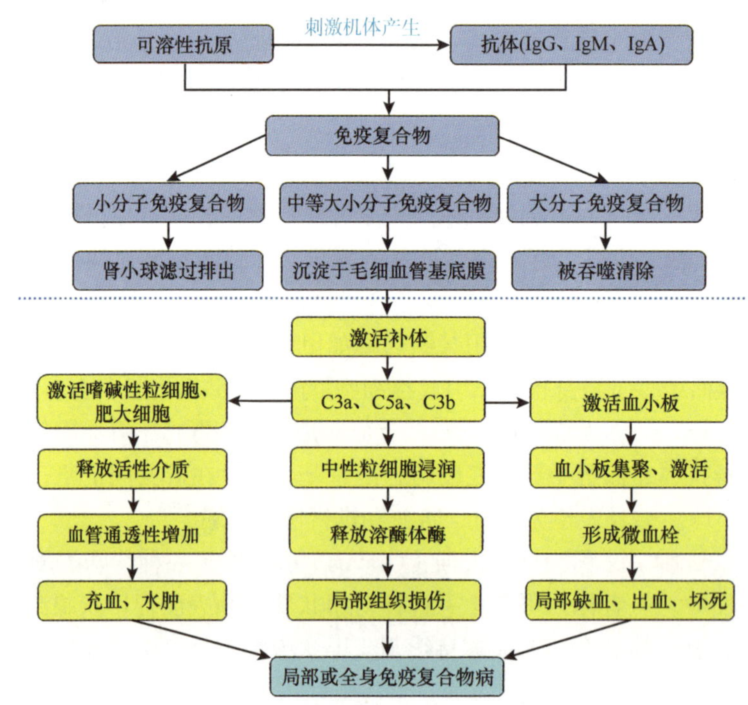

图12-4 Ⅲ型超敏反应发生机制

二、临床表现

（一）局部免疫复合物反应

1. 阿蒂斯（Arthus）反应 1903年，Arthus用马血清反复免疫家兔，数周后再次给家兔皮下注射马血清，6～8h内可发现注射局部出现水肿、出血、红晕甚至坏死等剧烈的炎症反应，称之为阿蒂斯反应。

2. 类阿蒂斯（Arthus）反应 局部反复多次注射胰岛素的患者，因胰岛素刺激机体产生相应的IgG类抗体，若再次注射胰岛素，会在注射的局部出现水肿、出血、坏死等类似于阿蒂斯反应的局部急性炎症反应。在反复注射生长激素、狂犬疫苗及类毒素等时也可出现相同的反应。

（二）全身免疫复合物病

1. 血清病 临床上某些患者在初次大剂量注射抗毒素（马血清）7～14d后，会出现发热、皮疹、关节肿痛、淋巴结肿大及蛋白尿等症状，称为血清病。其发病原因是抗毒素刺激机体产生相应的抗体，而抗毒素尚未完全排出，二者结合后形成的免疫复合物沉积在全身多个组织器官。血清病病程较短，具有自限性，停止注射后可逐渐恢复。大剂量注射青霉素、磺胺类药时也可出现类似的反应，称为药物热。

2. 感染后肾小球肾炎 A群链球菌感染后2～3周，有个别患者会出现急性肾小球肾炎。其原因是链球菌与体内产生的相应抗体结合，形成免疫复合物，沉积在肾小球基底膜。除链球菌外，感染葡萄球菌、肺炎链球菌、乙肝病毒、疟原虫等后也可出现类似病变。

3. 类风湿关节炎（RA） 可能与病毒或支原体持续感染有关，在上述因素的作用下，患者体内IgG类抗体变性，刺激机体产生抗变性IgG的IgM型（也可以是IgG或IgA型）抗体，即类风湿因子（RF）。这种抗体与自身变性IgG结合形成了免疫复合物，反复沉积于小关节的滑膜，导致了疾病的发生。患者病变如图12-5所示。

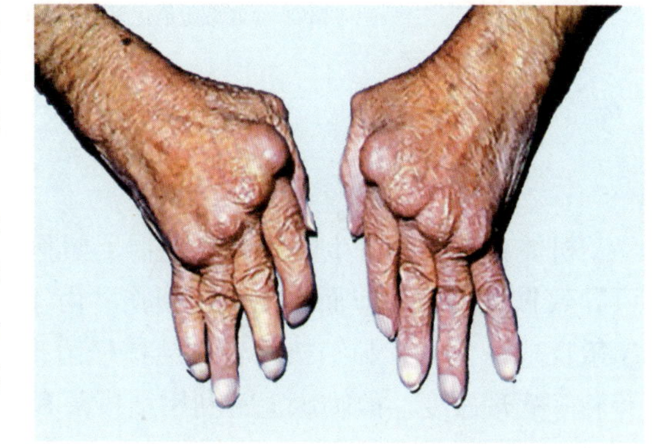

图12-5 类风湿关节炎的关节畸形

4. 系统性红斑狼疮（SLE） 好发于女性，病因未明。SLE患者的体内存在多种自身抗体，以抗核抗体（抗dsDNA）为主。抗体与相应抗原结合形成免疫复合物反复沉积在皮肤、肾小球、关节等处的毛细血管基底膜，导致各组织和器官病变。

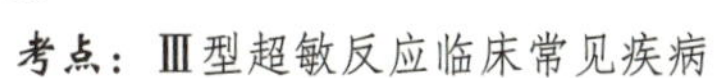

考点：Ⅲ型超敏反应临床常见疾病

第4节 Ⅳ型超敏反应

Ⅳ型超敏反应是由效应T淋巴细胞再次接受抗原刺激所引起的病理性免疫应答，也称为迟发型超敏反应（delayed type hypersensitivity，DTH）。其特点为：①发生速度慢，通常在接触变应原24～72h后发生；②由致敏T细胞介导；③多数情况下无明显的个体差异；④病灶组织出现以单个核细胞浸润为主的炎症反应。

一、发生机制

（一）T细胞致敏阶段

能引起Ⅳ型超敏反应的抗原种类是多种多样的，包括各种胞内寄生菌、病毒、寄生虫及化学物质等。当抗原初次进入机体时，可通过形成抗原肽-MHC-Ⅰ/Ⅱ的形式激活T淋巴细胞，使其迅速分化成CTL细胞和Th1细胞，形成致敏阶段，这一阶段耗时1～2周。

（二）致敏T细胞产生效应阶段

当抗原再次进入机体时，致敏CTL细胞释放穿孔素和颗粒酶等介质，同时激活FasL/Fas途径，导致靶细胞的溶解和凋亡。致敏Th1细胞释放IL-2、IL-3、TNF-α、LT-α、IFN-γ、GM-GSF、MCP-1、IL-8等细胞因子，这些细胞因子的主要作用表现在：①趋化单个核细胞到达抗原部位；②促进局部血管内皮细胞黏附分子的表达，聚集巨噬细胞和淋巴细胞到达抗原存在部位，产生细胞毒作用，引起组织损伤；③激活巨噬细胞，增强细胞吞噬与细胞毒作用，加重组织损伤。最终导致在发生细胞免疫的同时，局部出现以单个核细胞（单核巨噬细胞和淋巴细胞）浸润为主的炎症反应和组织损伤。Ⅳ型超敏反应的发生机制见图12-6。

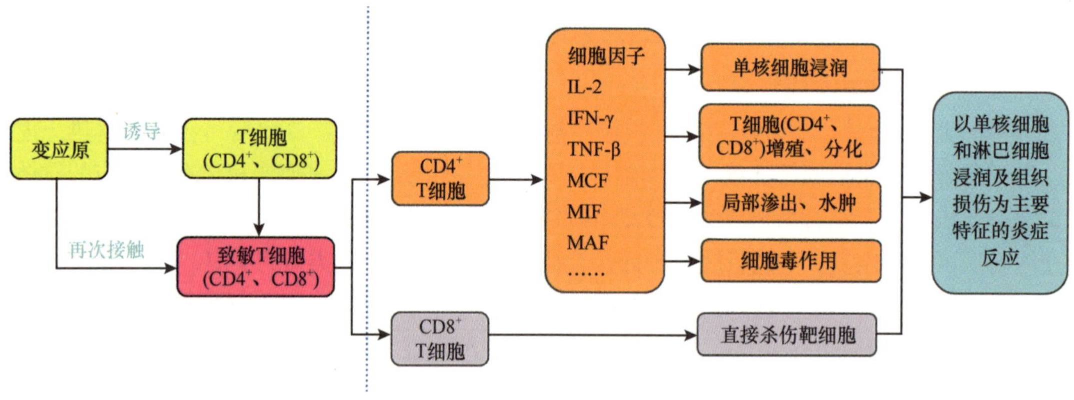

图12-6 Ⅳ型超敏反应的发生机制

MCF. 巨噬细胞趋化因子；MZF. 巨噬细胞移动抑制因子；MAF. 巨噬细胞活化因子

二、临床表现

（一）传染性超敏反应

机体在对胞内寄生的病原微生物（如胞内寄生菌、病毒、真菌等）及寄生虫产生细胞免疫的同时，可导致Ⅳ型超敏反应而致使组织损伤。由于这种超敏反应是在疾病传染过程中发生的，故称为传染性超敏反应。例如，肺结核患者对结核杆菌感染可发生Ⅳ型超敏反应，表现为干酪样坏死、肺空洞、肉芽肿等病理改变。故临床上常利用结核菌素试验来判断机体是否具有对结核分枝杆菌的保护性免疫。

（二）接触性皮炎

某些人在与油漆、农药、染料、化妆品、金属、青霉素等小分子半抗原接触后，会产生相应的致敏T淋巴细胞，形成致敏状态。当再次接触相同抗原24小时后，接触的局部会出现红斑、水疱、丘疹等皮炎症状，称为接触性皮炎，严重者会引发剥脱性皮炎。

临床上超敏反应性疾病的发生过程是很复杂的，不少患者在发病时常常表现为几种超敏反应同时存在，以其中一种为主的现象。如SLE患者自身抗体引起的血细胞减少主要由Ⅱ型超敏反应引起，而皮肤和肾脏的病变主要是由免疫复合物沉积引起的，属于Ⅲ型超敏反应。同一种变应原在不同条件下也可引起不同的超敏反应，青霉素就是典型的例子。因此在临床上遇到具体的病例时，应结合具体的情况进行分析和处理。

考点：Ⅳ型超敏反应临床常见疾病

自测题

一、判断题

1. 青霉素过敏性休克属于Ⅰ型超敏反应。（　　）
2. Ⅱ型超敏反应临床表现上以生理功能紊乱为主。（　　）
3. Ⅲ型超敏反应称为免疫复合物型或血管炎型超敏反应。（　　）
4. Ⅳ型超敏反应是由效应T淋巴细胞再次接受抗原刺激所引

起的病理性免疫应答，也称为速发型超敏反应。( )

5. 参与Ⅱ型超敏反应的抗体是IgE。( )

二、单项选择题

1. 下列疾病属于Ⅱ型超敏反应的是( )
   A. 接触性皮炎　B. 消化道过敏反应
   C. 输血反应　D. 类风湿关节炎
2. 关于Ⅲ型超敏反应下列说法不正确的是( )
   A. 参与的抗体是IgG、IgM和IgA
   B. 有补体、吞噬细胞和NK细胞的参与
   C. 由中等大小可溶性免疫复合物引起
   D. 免疫复合物沉积于毛细血管壁
3. 查明变应原最常用的方法是( )
   A. 询问病史　B. 皮肤试验
   C. 结核菌素试验　D. 血清特异性IgE检测
4. Ⅳ型超敏反应的特点中错误的是( )
   A. 属于细胞免疫应答
   B. 反应速度慢
   C. 炎症区以单核细胞浸润为主
   D. 需补体参与
5. 关于超敏反应的叙述，正确的是( )
   A. 是异常的免疫应答　B. 均可导致组织损伤
   C. 均有个体差异　D. 均有补体参加
6. 与Ⅰ型超敏反应有关的抗体是( )
   A. IgA　B. IgE
   C. IgG　D. IgM
7. 新生儿溶血症属于( )
   A. Ⅰ型超敏反应　B. Ⅱ型超敏反应
   C. Ⅲ型超敏反应　D. Ⅳ型超敏反应
8. 初次注入大量抗毒素的马血清所引起血清病的发病机制属于( )
   A. Ⅰ型超敏反应　B. Ⅱ型超敏反应
   C. Ⅲ型超敏反应　D. Ⅳ型超敏反应
9. 根据超敏反应发生的机制，( )属于细胞免疫应答。
   A. Ⅰ型超敏反应　B. Ⅱ型超敏反应
   C. Ⅲ型超敏反应　D. Ⅳ型超敏反应
10. 由于可溶性抗原与相应抗体结合形成中等大小的免疫复合物而引起的超敏反应是( )
   A. Ⅰ型超敏反应　B. Ⅱ型超敏反应
   C. Ⅲ型超敏反应　D. Ⅳ型超敏反应

三、多项选择题

1. 以下属于Ⅰ型超敏反应性疾病的是( )
   A. 皮肤过敏反应　B. 消化道过敏反应
   C. 接触性皮炎　D. 过敏性休克
   E. 过敏性鼻炎
2. 属于Ⅲ型超敏反应性疾病的是( )
   A. 肾小球肾炎　B. 类风湿关节炎
   C. 血清病　D. 输血反应
   E. SLE
3. 参与Ⅳ型超敏反应的主要细胞是( )
   A. CTL细胞　B. 嗜碱性粒细胞
   C. 巨噬细胞　D. 中性粒细胞
   E. Th1细胞
4. 引起Ⅰ型超敏反应的生物学活性介质有( )
   A. 组胺　B. 白三烯
   C. 血小板活化因子　D. 前列腺素D_2
   E. IL-6
5. 参与Ⅱ型超敏反应的抗体主要是( )
   A. IgA　B. IgE
   C. IgG　D. IgM
   E. IgD

四、简答题

1. 药物引起的血细胞减少症的发生机制是什么?
2. 青霉素过敏性休克属于哪一型超敏反应? 其发生机制是什么? 如何预防?

(李　娜)

第13章 免疫学的临床应用

学习目标

1. **知识目标**：掌握免疫学检测的原理，抗原抗体反应的特点及影响因素；熟悉凝集反应、沉淀反应的种类，免疫标记技术的种类和原理；了解人工主动免疫及被动免疫的不同点，用于免疫预防的常用生物制品，免疫学治疗的分类等。

2. **能力目标**：掌握免疫学检测的方法。

3. **素质目标**：求真务实的学习态度。

目前免疫学已广泛应用于医学各个领域，临床免疫学应用一方面用免疫学理论阐述免疫性疾病和与免疫相关疾病的发生机制，另一方面应用免疫学的检测技术进行疾病的诊断、预防和治疗。随着免疫学理论与技术的飞速发展，有望对多种临床疾病，如肿瘤、自身免疫病、变态反应性疾病等进行早期的诊断与防控。

第1节　免疫学预防

一、预防方法

机体的特异性免疫获得方式有自然免疫和人工免疫两种：自然免疫主要是指机体感染病原微生物后建立的特异性免疫，也包括新生儿或胎儿经乳汁或胎盘从母体获得抗体而产生的免疫。人工免疫是指用人工的方法使机体获得免疫，人工免疫是免疫学预防的重要手段。

依据输入机体的免疫物质不同，人工免疫分为人工主动（自动）免疫和人工被动免疫。人工主动免疫多用于传染性疾病的预防，而人工被动免疫多用于传染性疾病及免疫相关性疾病的治疗或紧急预防。

（一）人工主动免疫（artificial active immunization）

人工主动免疫，是指给机体接种疫苗、类毒素等抗原物质，使机体产生特异性免疫力的措施。目前常用的疫苗如下。

1. 灭活疫苗（inactivated vaccine） 是选用免疫性较强的病原微生物，经人工培养后，用物理或化学方法将其杀死而制成的制剂，又称为死疫苗。灭活疫苗失去了生长繁殖的能力，但仍保留有免疫原性，故进入机体后能刺激机体产生特异性抗体或细胞免疫。灭活疫苗有性能稳定、容易保存、无毒力回复突变的优点。其缺点是，灭活疫苗在人体内不能繁殖，所以需反复注射2～3次。常用的灭活疫苗有流脑疫苗、乙脑疫苗、伤寒疫苗、百日咳疫苗、狂犬病疫苗、流感疫苗、霍乱疫苗、钩端螺旋体疫苗等。

2. 减毒活疫苗（attenuated live vaccine） 用减毒或无毒的病原微生物制成。传统制备活疫苗的方法是将病原微生物接种在培养基或易感动物的细胞中反复传代，使其失去毒力，但仍保留免疫原性。例如，牛型结核杆菌在人工培养基上经多次传代培养后制成的活的无毒的结核杆菌（卡介苗），用来预防结核病。由于活疫苗在人体内能够繁殖，一般只需接种一次。其缺点是：活疫苗稳定性差，不易保存，在体内有回复突变的可能性。灭活疫苗与活疫苗的区别见表13-1。

表13-1 灭活疫苗与活疫苗的区别

区别点	灭活疫苗	活疫苗
制剂特点	死，强毒株	活，无毒或弱毒株
接种量及次数	较大，2～3次	较小，1次
保存及有效期	易保存，1年	不易保存，4℃数周
免疫效果	较差，维持数月至2年	较好，维持3～5年甚至更长时间

考点：灭活疫苗与活疫苗的区别

3. 类毒素（toxoid） 细菌的外毒素用0.3%～0.4%的甲醛处理后，使其失去毒性，保留免疫原性，即成类毒素。常用的类毒素有破伤风类毒素、白喉类毒素，这两种类毒素常和百日咳死疫苗混合，制成百、白、破三联疫苗，用于百日咳、白喉、破伤风的预防。

4. 亚单位疫苗 提取病原微生物中有效的抗原成分制备成的疫苗，即亚单位疫苗（subunit vaccine）。目前已使用的亚单位疫苗有腺病毒衣壳亚单位疫苗、流感病毒血凝素和神经氨酸酶亚单位疫苗、麻疹亚单位疫苗、乙肝病毒表面抗原制备的乙肝疫苗等。

5. 新型疫苗 近年来，随着免疫学、生物化学、分子生物学技术的发展，已研制出许多高效、安全、廉价的新型疫苗。

（1）合成疫苗 把能诱导机体产生保护性免疫的人工合成的抗原肽结合于载体上，再加入佐剂制成的疫苗称为合成疫苗（synthetic vaccine）。其优点是：氨基酸序列一旦合成即可大量生产，无须进行微生物的培养，无回复突变的危险性，也无血源疫苗潜在传染的可能性。

（2）基因工程疫苗（recombinant vaccine） 基因工程疫苗是利用基因工程技术，将编码有效抗原成分的目的基因与载体重组后导入宿主细胞，随着宿主细胞的增殖，目的基因表达大量有效的抗原成分。这一过程制备的疫苗称为基因工程疫苗。如将编码HBsAg的基因插入到酵母菌基因组中制成的重组乙型肝炎病毒疫苗，在我国已进行广泛的应用。如用于预防乳头瘤病毒感染的HPV疫苗，目前已经有9价HPV疫苗上市，可有效预防妇女宫颈癌的发生。

（3）细胞疫苗（cell vaccine） 体外培养免疫细胞如T细胞、树突状细胞，以特定的抗原负载，回输患者体内，诱导机体产生特异性CTL，从而发挥有效的免疫应答（如杀伤肿瘤细胞等）。

（4）核酸疫苗（nucleic acid vaccine） 包括RNA疫苗和DNA疫苗，即通过接种可编码特定蛋白产物的核酸，诱导机体产生针对该蛋白的特异性免疫应答。

（5）遗传重组疫苗（genetic recombinant vaccine） 是利用遗传重组方法获得的重组微生物疫苗。通常是将对人体无致病性的弱毒株与强毒株（野毒株）混合感染，弱毒株与强毒株间发生基因片段交换造成重组，然后筛选出对人体不致病但又含有强毒株强免疫原性基因片段的重组毒株。目前已研制成功的遗传重组疫苗有：使用甲型流感病毒弱毒株（如温度敏感株、冷适应株及对人体不致病的禽流感病毒）与流感病毒强毒株重组获得的流感减毒活疫苗、使用对人体不致病的恒河猴轮状病毒与小儿轮状病毒强毒株重组获得的小儿轮状病毒减毒活疫苗等。

考点：疫苗的分类

（二）人工被动免疫（artificial passive immunization）

人工被动免疫是给人体注射含特异性抗体的免疫血清或细胞因子等制剂，使机体获得特异性免疫力，临床上用于某些疾病的治疗或紧急预防。输入抗体后机体可立即获得免疫力，但这些外来的物质容易被清除，故维持时间短，为2～3周。用于人工被动免疫的制剂主要有抗毒素、人工免疫球蛋白制剂、细胞因子以及近年研制的新型免疫治疗剂等。人工自动免疫与人工被动免疫的区别见表13-2。

表13-2　人工主动免疫与人工被动免疫的区别

区别点	人工主动免疫	人工被动免疫
接种或输入的物质	抗原（疫苗、类毒素）	抗体（抗毒素）等免疫效应物质
免疫力出现的时间	慢，1～4周	注入后立即生效
免疫持续时间	数月至数年	2～3周
用途	多用于预防	多用于治疗或紧急预防

考点：人工主动免疫与人工被动免疫的区别

二、免疫规划

免疫规划（immunization programme）根据疫情监测和人群免疫状况分析，按照规定的免疫程序，有计划、有组织地利用疫苗进行预防接种，以提高人群的免疫水平，达到控制乃至最终消灭相应传染病目的的方法。目前，我国免疫规划疫苗接种见表13-3。

表13-3　国家免疫规划疫苗儿童免疫程序表（2021年版）

可预防疾病	疫苗种类	接种途径	接种年龄														
			出生时	1月	2月	3月	4月	5月	6月	8月	9月	18月	2岁	3岁	4岁	5岁	6岁
乙型病毒性肝炎	乙肝疫苗	肌内注射	1	2					3								
结核病[1]	卡介苗	皮内注射	1														
脊髓灰质炎	脊灰灭活疫苗	肌内注射			1	2											
	脊灰减毒活疫苗	口服					3								4		
百日咳、白喉、破伤风	百白破疫苗	肌内注射				1	2	3				4					
	白破疫苗	肌内注射															5
麻疹、风疹、流行性腮腺炎	麻腮风疫苗	皮下注射								1		2					
流行性乙型脑炎[2]	乙脑减毒活疫苗	皮下注射								1			2				
	乙脑灭活疫苗	肌内注射								1、2			3				4
流行性脑脊髓膜炎	A群流脑多糖疫苗	皮下注射							1		2						
	A群C群流脑多糖疫苗	皮下注射												3			4
甲型病毒性肝炎[3]	甲肝减毒活疫苗	皮下注射										1					
	甲肝灭活疫苗	肌内注射										1	2				

注：1. 主要指结核性脑膜炎、粟粒性肺结核等。

2. 选择乙脑减毒活疫苗接种时，采用两剂次接种程序。选择乙脑灭活疫苗接种时，采用四剂次接种程序；乙脑灭活疫苗第1、2剂间隔7～10天。

3. 选择甲肝减毒活疫苗接种时，采用一剂次接种程序。选择甲肝灭活疫苗接种时，采用两剂次接种程序。

第2节　免疫学治疗

免疫学治疗是依据免疫学的基本原理，针对疾病发生的机制，人为地调整机体的免疫功能，以达到治疗疾病目的所采取的措施。

一、以抗体为基础的免疫治疗

以抗体为基础的免疫治疗，其原理是抗体可中和细菌的毒素、中和炎症因子、介导溶解病原性微生物、介导溶解淋巴细胞、作为靶向载体等。治疗用抗体主要包括免疫血清、单克隆抗体和基因工程抗体。

1. 抗感染免疫血清及免疫球蛋白

（1）抗毒素血清（antitoxic serum）　是用类毒素免疫动物制备的免疫血清，具有中和外毒素的作用，亦称抗毒素（antitoxin）。一般常用类毒素免疫健康的马，待马体内产生大量抗毒素后，采血分离血清，再纯化精制而成。抗毒素主要用于治疗或紧急预防外毒素所致疾病。由于抗毒素血清来源于异种动物，故应用前应先做皮试，避免超敏反应的发生，皮试阳性者可采用脱敏疗法，常用的有破伤风抗毒素、白喉抗毒素等。

（2）抗病毒血清　是用病毒免疫动物制备的血清，如抗狂犬病毒血清、抗麻疹病毒血清、抗乙型脑炎病毒血清。这些血清可阻止病毒进入易感细胞，故有预防病毒感染的作用。

（3）人免疫球蛋白制剂　是从正常人血浆或健康胎盘血中分离制成的免疫球蛋白浓缩剂。由于多数成人隐性或显性感染过甲型肝炎病毒、麻疹病毒、脊髓灰质炎病毒等多种病原体，故血清中含有一定量的相应抗体。免疫球蛋白肌内注射制剂，主要用于上述传染病的预防，有防止发病、减轻症状、缩短病程的效果。静脉注射用免疫球蛋白，多用于原发性或继发性免疫缺陷病的治疗。

（4）抗淋巴细胞丙种球蛋白　适用于器官移植时的抗免疫排异治疗。用于人的同种异体移植有明显疗效，特别是对肾脏移植的患者。如抗人T淋巴细胞猪免疫球蛋白、抗人T淋巴细胞兔免疫球蛋白。

2. 单克隆抗体与基因工程抗体　近年来，用基因工程和现代生物技术产生的单克隆抗体，将动物源抗体的部分结构替换为人类抗体结构，可以使得抗体与人体更加相似，降低了免疫系统对抗体的识别和排斥，即人源化抗体，提高了抗体药物的安全性和耐受性，并延长了药物在体内的作用时间。新的抗体类型如双特异性抗体、嵌合抗体、单链抗体、纳米抗体、抗体Fc融合蛋白等拓展了抗体药物的应用范围，抗体药物主要用于肿瘤与自身免疫病的治疗，例如，抗CD3单抗可特异性破坏T细胞，临床上用于心、肝、肾移植时的急性排斥反应；抗TNF单抗已成功用于类风湿关节炎等慢性炎症性疾病的治疗；抗人类表皮生长因子受体2（human epidermal growth factor receptor 2，HER-2）的单抗用于治疗HER-2阳性的转移性乳腺癌；抗CD20的单抗用于治疗非霍奇金淋巴瘤；抗体偶联药物是以特异性的单抗为载体，将抗肿瘤的药物、放射性核素以及毒素等细胞毒素性物质，靶向性携带到肿瘤病灶部位，特异性杀伤肿瘤细胞。自1986年第一个治疗性抗体莫罗单抗-CD3（Muromonab-CD3）被批准上市，截至2023年1月末，FDA累计批准了119款抗体新药，每年批准的抗体药物约占批准新药的1/5。

二、以细胞因子为基础的免疫治疗

（一）细胞因子补充疗法

细胞因子补充疗法通过人工补充重组细胞因子来治疗疾病。已用于感染性疾病、肿瘤、移植排斥反应、血细胞减少症、超敏反应、自身免疫病等的治疗，具体见本书第11章第3节细胞因子相关内容。

（二）细胞因子阻断疗法

细胞因子阻断疗法常用于炎症性疾病和自身免疫病的治疗。这种治疗方法通过抑制特定细胞因子的活性或影响其信号传导途径，来调节免疫系统的过度激活和炎症反应，从而减轻或控制疾病症状。一些常见的炎症性疾病和自身免疫病，如类风湿关节炎、炎症性肠病（如克罗恩病和溃疡性结肠炎）、银屑病、多发性硬化症等，都可采用细胞因子阻断疗法进行治疗。如可溶性TNF受体-IgG1Fc融合蛋白对类风湿关节炎和感染性休克有明确的疗效；IL-1受体拮抗剂和重组可溶性IL-1R对炎症、自身免疫病和移植排斥反应具有较好的治疗效果；重组可溶性Ⅱ型TGF-β受体能阻断TGF-β介导的免疫抑制和致纤维化作用，在抗肿瘤和抗纤维化实验中有较好的疗效。

（三）细胞因子基因疗法

细胞因子基因疗法（gene therapy）通过将携带特定细胞因子基因的载体导入人体细胞中，使其在体内持续产生所需的细胞因子。这种疗法可以利用受体细胞本身持续产生和释放细胞因子的能力，实现对疾病的治疗和调控。如B型血友病是由患者凝血因子Ⅸ基因缺陷引起的反复性出血，病情伴随终身。患者在接受基因治疗18个月后，体内仍能稳定表达该凝血因子Ⅸ，接受一次注射后，绝大部分的受试者得以免除终生凝血因子Ⅸ注射。

三、以细胞为基础的免疫治疗

细胞治疗是指给机体输入细胞制剂，用于增强或激活机体的特异性免疫应答反应。如肿瘤细胞疫苗、过继免疫治疗、造血干细胞移植等。

1. 肿瘤细胞疫苗 用自体或同种异体的肿瘤细胞经射线或抗代谢药物处理，失去生长能力，保留其免疫性。导入患者体内，克服肿瘤引起的免疫抑制状态，增强免疫原性，激活患者自身的免疫系统，诱导机体细胞免疫和体液免疫应答，从而达到控制或清除肿瘤的目的。

2. 过继免疫治疗 取自体淋巴细胞经体外激活、增殖后回输给患者，用于直接杀伤肿瘤细胞或激发机体抗肿瘤免疫效应，亦称过继免疫（adoptive immunity），如给肿瘤患者输入在体外已激活扩增的特异性肿瘤浸润淋巴细胞（tumor infiltrating lymphocyte，TIL）或非特异性的淋巴因子激活的杀伤细胞（lymphokine activated killer cell，LAK cell）等。

3. 造血干细胞移植 所有血细胞均来源于造血干细胞，所以在一定意义上讲，免疫细胞的发育分化就是造血干细胞分化成熟的过程。因此造血干细胞的移植，可使患者重建机体的造血系统和免疫系统。如给白血病、再生障碍性贫血、免疫缺陷病患者输入造血干细胞。造血干细胞主要取自骨髓，也可取自外周血或脐血。

4. 基因工程细胞治疗 基因工程细胞治疗是一种新兴的免疫治疗方法，被认为是肿瘤个性化治疗的重要手段。例如，CAR-T疗法（chimeric antigen receptor T-cell immunotherapy），其原理是把患者的T淋巴细胞分离出来，利用基因工程技术进行改造，使T淋巴细胞带上肿瘤细胞的抗原，然后在体外扩增，再回输给患者，携带着特殊抗原的T淋巴细胞就会特异性地攻击人体肿瘤细胞，达到快速、精准治疗肿瘤的目的。

四、免疫调节剂和免疫抑制剂

（一）免疫调节剂

免疫调节剂如卡介苗、短小棒状杆菌、链球菌、革兰氏阳性菌细胞壁中的脂磷壁酸，其主要作用是可以活化巨噬细胞、NK细胞，促进机体的非特异性免疫，阻止肿瘤转移，杀伤癌细胞；食用菌香菇以及灵芝中的多糖、枸杞多糖等可促进淋巴细胞分裂增殖、促进细胞因子的产生，从而提高和增强机体的免疫力。

（二）免疫抑制剂

1. 化学合成药物 ①糖皮质激素：具有抑制免疫应答、抗炎、抗超敏反应作用。②环磷酰胺：可用于治疗各种自身免疫病、移植排斥反应和肿瘤。③硫唑嘌呤：属嘌呤类抗代谢药物，是一种非特异性的免疫抑制剂，常用于防治移植排斥反应，治疗类风湿关节炎、系统性红斑狼疮等自身免疫病。

2. 微生物制剂 ①环孢素A（cyclosporin，CsA）：是真菌代谢产物的提取物，主要通过阻断T细胞内IL-2基因的转录，抑制IL-2依赖的T细胞活化。用于治疗移植排斥反应有明显效果。②他克莫司（FK-506）：属大环内酯类抗生素，为真菌的代谢产物，常用于抗移植排斥反应。③西罗莫司（雷帕霉素）：为真菌代谢产物，可通过阻断IL-2诱导的T细胞增殖而选择性抑制T细胞，用于抗移植排斥反应。

第3节　免疫学诊断

病原微生物感染人体后，体内可产生特异性体液免疫或细胞免疫应答，用免疫学检测技术检测体内的免疫应答产物，即免疫学诊断。

免疫学诊断是借助免疫学、细胞生物学、分子生物学等相关学科的理论或技术，对抗原、抗体、细胞因子及免疫细胞等进行定性、定量检测或功能检测，临床主要用于协助对传染病或相关疾病的诊断、判断机体的免疫功能状态及疾病的预后和转归，或进行流行病学调查。目前免疫学诊断从技术到试剂的应用发展非常迅速，在医学及生物学研究领域中得到了广泛的应用，在临床医学中已从最初对传染病的诊断扩展到对肿瘤、超敏反应性疾病、自身免疫病的诊断以及微量蛋白、激素和药物的检测。本节内容仅介绍常用免疫学检测技术的基本原理及其临床应用。

考点：免疫学诊断的定义

一、抗原或抗体的检测

抗原抗体结合在体内可表现为中和细菌毒素、溶解细胞、杀菌、促进吞噬或引起免疫病理损伤等反应；在体外，抗原与抗体结合的物质基础是抗原的表位与抗体的可变区的空间构型的互补性，因此在一定的条件下，抗原和相应抗体在体外结合出现肉眼可见的凝集、沉淀、补体结合等多种反应。通过对这些反应结果的分析，可鉴定抗原或抗体。由于抗体主要存在于血清中，临床上多用血清标本进行试验，故体外的抗原抗体反应曾被称为血清学反应，但随着单克隆抗体技术等免疫学的深入发展，血清学反应的含义已被抗原抗体反应这个概念所取代。

（一）抗原抗体反应的特点

1. 特异性 抗原抗体结合具有高度的特异性。抗原的表位与相应抗体分子的超变区与空间构型互补，通过氢键结合力、疏水作用力和静电引力等而发生特异性结合。若两种不同的抗原分子具有一个或多个相同或相似的表位，则针对一种抗原的抗体发生结合反应，此即交叉反应。抗原抗体反应的特异性与交叉性在传染病的诊断、预防、治疗和生物学研究领域得到了广泛的应用。

2. 可见性 抗原抗体结合能否出现肉眼可见的反应，取决于抗原抗体的比例是否合适，若比例合适，二者结合后可形成大分子复合物，肉眼可以见到。若抗原或抗体任何一方过剩，虽也能结合，但形成的复合物小，肉眼很难看到。为了使抗原抗体结合后出现肉眼可见的结合现象，试验时必须根据抗原的物理性状，对抗原或抗体进行一定比例的稀释。

3. 可逆性 抗原、抗体的结合是分子表面的结合，为非共价键结合，在一定条件下（如低pH、高浓度盐、冻融等），抗原和抗体结合形成的复合物可以解离，而解离后的抗原和抗体仍可保持各自原有的性质。

（二）影响抗原抗体反应的因素

在抗原抗体反应过程中，有许多因素可影响反应结果，例如：①温度：适宜的温度可增加抗原与抗体分子接触的机会，缩短反应时间，常用的温度为37℃。②酸碱度：pH过高或过低均能影响抗原抗体的理化性质，所以抗原抗体反应需要合适的pH溶液，最适宜的溶液pH为6～8。③电解质：抗原、抗体都有相应的极性基团，能相互吸附并由亲水性变为疏水性。电解质可使免疫复合物失去电荷而发生凝集，出现可见反应。无电解质的参与，则不出现可见反应，故免疫学实验中常用生理盐水稀释抗原或抗体。

（三）常见的抗原抗体反应类型

1. 凝集反应 细菌或细胞等颗粒性抗原与相应抗体结合时，在适宜电解质存在的条件下，形成肉眼可见的凝集物，即凝集反应（图13-1）。

（1）直接凝集反应 指细菌或红细胞与相应抗体直接结合出现的凝集现象。主要的方法有玻片法和试管法。玻片法是将已知抗体与未知抗原在玻片上反应，为定性试验，方法简便，可用于菌种鉴定、血型鉴定等。试管法是将被检血清在试管中进行倍比稀释后，再加入等量抗原，在适宜的温度下，经一定时间后出现凝集现象。常用于抗体的定量检测，如诊断伤寒或副伤寒的肥大反应。

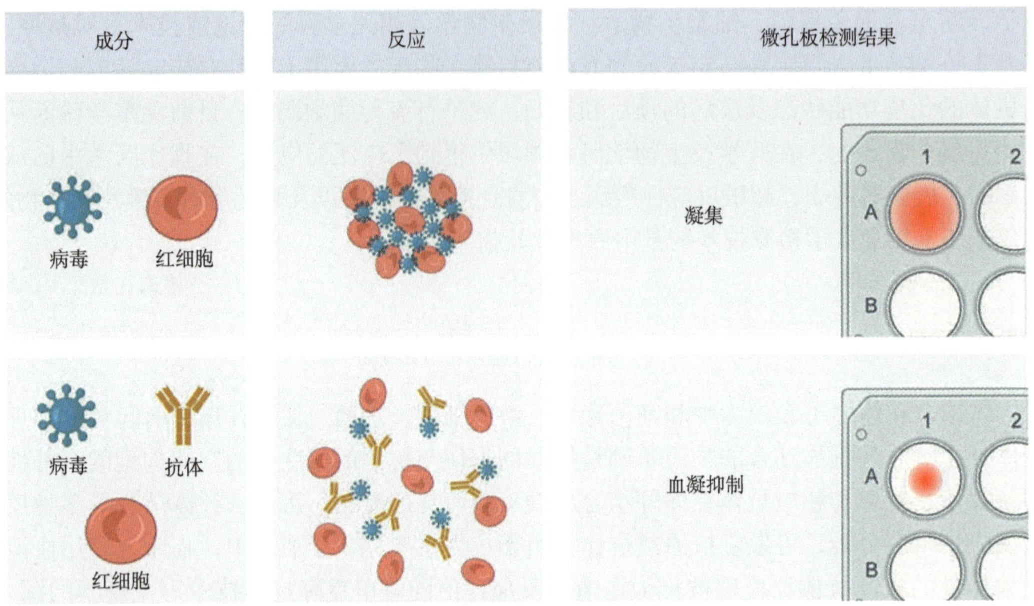

图13-1 凝集反应示意图

（2）间接凝集反应 将可溶性抗原吸附于与免疫无关的载体颗粒上，形成致敏颗粒，再与相应抗体进行反应，出现肉眼可见的凝集现象，称为间接凝集反应。该方法敏感性较高，可用于检测微量的抗体。常用的载体颗粒有家兔或绵羊红细胞、人的O型红细胞、乳胶颗粒、活性炭等。

（3）间接凝集抑制试验 可溶性抗原与相应抗体预先混合并充分作用后，再加入致敏颗粒，此时因抗体已被可溶性抗原结合，阻断了抗体再与致敏颗粒上的抗原结合，不再出现致敏颗粒的凝集现象，称为间接凝集抑制试验（indirect agglutination inhibition test）。该试验可用于检测抗原或抗体，如诊断早孕的乳胶凝集抑制试验。间接凝集抑制试验的灵敏度高于一般间接凝集试验。

2. 沉淀反应 可溶性抗原，如血清蛋白质、组织浸出液、细菌裂解液等，与相应抗体结合后，在一定条件下，形成肉眼可见的沉淀物，称为沉淀反应（precipitation）。该反应常用半固体琼脂作介质进行琼脂扩散试验（或称免疫扩散试验）。即可溶性抗原与抗体在凝胶中扩散，两者比例合适时出现白色沉淀。常用方法如下。

（1）单向免疫扩散试验 将一定量已知抗体均匀混合于熔化的琼脂中，制成琼脂板，再按一定的要求打孔，并在孔中加入待测抗原。抗原向周围扩散与琼脂中的抗体结合后，形成免疫复合物沉积下来，出现白色的沉淀环（图13-2），沉淀环直径的大小与抗原浓度成正比。

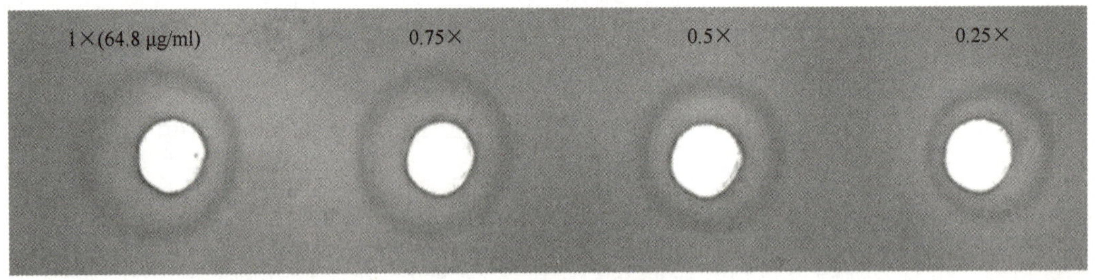

图13-2 单向免疫扩散图

（2）双向免疫扩散试验 将抗原和抗体分别加入琼脂板的不同孔中，二者可同时在琼脂中向周围扩散，在相遇处形成白色沉淀线（图13-3）。相应的抗原与抗体结合只形成一条沉淀线。若反应体系中含两种以上抗原-抗体系统，则小孔间可出现两条以上沉淀线。本法常用于抗原或抗体的定性检测、两种抗原的相关性分析等。

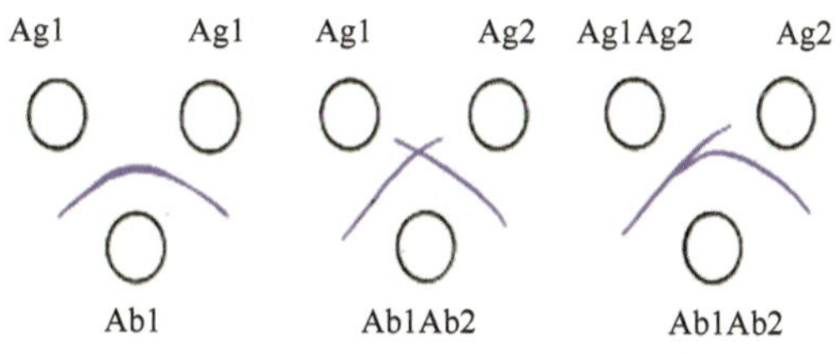

图13-3 双向免疫扩散示意图

（3）对流免疫电泳 是在双向扩散的基础上进行电泳。方法是将抗原孔置于阴极端，抗体孔置于阳极端。由于抗原分子量小于抗体，在pH 8.6的缓冲液中所带的负电荷较抗体多，所以在电场中抗原克服了电渗作用而从负极泳向正极，而且由于抗体分子量大，带负电荷又少，反而从正极倒泳向负极，这样抗原与抗体形成对流，当抗原与抗体在两孔间相遇时形成沉淀线（图13-4）。该试验所需时间短，敏感性比双向扩散试验强。

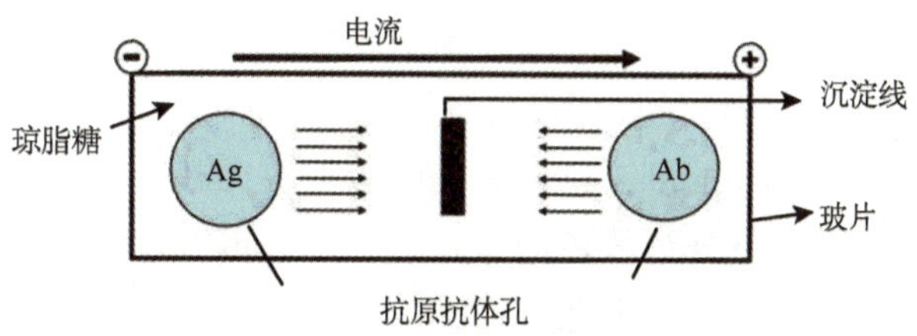

图13-4 对流免疫电泳示意图

链接 ABO血型常规检测

常规ABO血型检测都是凝集试验，包括盐水（试管、玻片和纸片）直接凝集试验、微柱凝胶免疫分析技术和微孔板抗体包被凝集试验。用抗A和抗B试剂检测红细胞抗原，称为正定型；用A型和B型红细胞检测血清中抗体称为反定型。人ABO血型由红细胞抗原和血浆（血清）中抗体决定，一般正反定型相符。新生儿在出生后4～6个月内由于血浆（清）中ABO抗体活性太弱并且其大部分是来自母亲的抗体，故新生儿血型一般不需做反定型，只需检测红细胞抗原正定型来定其ABO血型。

3. 免疫标记技术（immunolabeling technique） 是指用荧光素、酶、放射性核素、发光剂或电子致密物质，如铁蛋白、胶体金等，作为示踪剂标记抗体或抗原进行的抗原抗体反应的操作技术。免疫标记技术具有高度的灵敏性和特异性，并能够进行定性、定量甚至定位测定，而且具有容易观察结果以及适合自动化检测等许多优点，是目前应用最广泛的免疫学检测技术。根据实验中使用的标记物与检测方法不同，标记技术可分为免疫荧光技术、免疫酶技术、放射性免疫测定技术和免疫胶体金技术等。

（1）免疫荧光技术（immunofluorescence technique） 是用荧光素标记抗体或抗原，测定待检标本中有无相应的抗原或抗体的方法。常用的荧光素有异硫氰酸荧光素（FITC）、罗丹明（如磺基罗丹明B，RB200）。其方法有：①直接法：应用特异性荧光抗体直接检测标本中的抗原，在荧光显微镜下，观察结果，发荧光的部位有相应的抗原存在。该技术可用于组织细胞中病毒、细菌、抗原的检测，但每检测一种抗原，必须制备相应的荧光抗体，非常不便；②间接法：先将标记的抗体（第一抗体）与组织或细胞上的抗原结合，充分洗涤后，再加荧光素标记的抗体（第二抗体）洗涤后在荧光显微镜下观察（图13-5）。该方法优点是制备一种抗体可用于多种抗原抗体系统的检测，比直接法敏感、方便。

（2）免疫酶技术（immunoenzymatic technique） 是用酶标记抗体来检测抗原的方法。其原理及操作程序基本与免疫荧光技术相似，不同的是用酶代替了荧光素。将酶标记的抗体与相应抗原结合，加

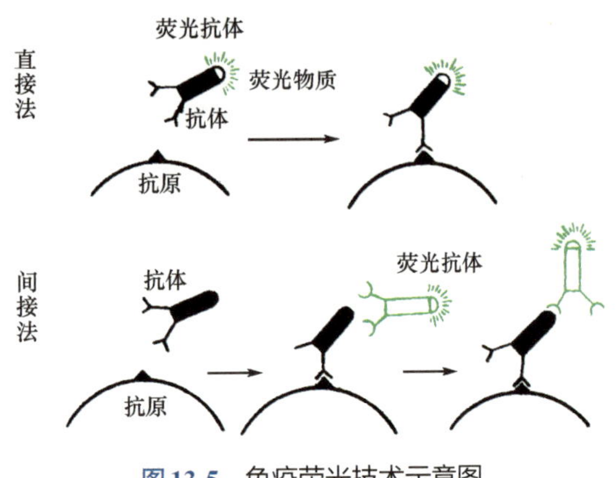

图13-5 免疫荧光技术示意图

入酶作用的底物及供氢体，并根据底物被酶解后的显色反应，对细胞和组织标本中的免疫复合物进行定位、定性分析和鉴定，亦可根据颜色的深浅程度来判断待测标本中抗原的有无或含量。常用的酶有辣根过氧化物酶（HRP），底物为H_2O_2，供氢体有邻苯二胺（OPD）和二氨基联苯胺（DAB），反应后供氢体生成有色氧化型染料，前者呈橘黄色，后者呈棕色。其方法有酶联免疫吸附试验（enzyme linked immunosorbent assay，ELISA）和酶免疫组化法。ELISA可检测抗原，亦可检测抗体，酶免疫组化法用于检测组织中或细胞表面的抗原。ELISA是目前临床上应用最广泛的一种免疫标记技术，如乙肝五项、抗-HIV、抗-HCV的检测等。

（3）放射免疫测定（radioimmunoassay，RIA）技术　是用放射性核素标记抗原或抗体与待测的抗体或抗原进行免疫学检测的方法。通过检测免疫复合物的放射活性来判断结果。该技术将放射性核素显示的高灵敏度与抗原抗体反应的特异性相结合，使检测的敏感度达到皮克（pg）级水平。而且特异性强，精确、易规范和自动化。目前RIA已广泛应用于多种激素、药物及一些抗体的测定，但放射性核素对人体有一定的危害，且需要特殊的仪器设备。

（4）免疫胶体金技术（immunocolloidal gold technique）　是用胶体金标记的抗体与组织或细胞标本中的抗原反应，用肉眼或在显微镜下观察颜色的分布，定位、定性检测组织或细胞中的抗原。免疫胶体金技术的优点是可以快速、简便、廉价地获得检测结果，如新型冠状病毒免疫检测试剂盒，可用于口咽拭子、鼻咽拭子取样检测，个人在家即可完成检测，最快10min可出结果。

链接　免疫标记技术

免疫标记技术是将已知抗体或抗原标记上易显示的物质，通过检测标记物来显示抗原、抗体的情况，从而间接检测被检抗原或抗体的存在与否，或量的多少。目前，免疫学检测中的标记技术主要包括免疫酶技术、免疫荧光技术、放射免疫测定技术、免疫胶体金技术、化学发光免疫技术等，免疫标记技术因具有灵敏度高、快速、可定性、可定量、可定位、易于商品化和自动化等特点逐渐替代了凝集、沉淀反应等经典的免疫学检验技术。

二、免疫细胞及其功能的检测

机体的免疫反应有多种免疫细胞参与，其中淋巴细胞是机体免疫应答的主要细胞，因此检测各群淋巴细胞的数量和功能是判断机体免疫功能的重要指标。

（一）免疫细胞数量的检测

1. T细胞数量检测

（1）E花环试验　人类T细胞表面具有绵羊红细胞（SRBC）受体，在体外能与绵羊红细胞结合，使绵羊红细胞黏附于T细胞周围，形成花环样结构。试验时将分离的人外周血淋巴细胞与绵羊红细胞按一定比例混合，低速离心5min，置4℃冰箱2d后，涂片、染色，计数吸附3个以上绵羊红细胞淋巴细胞的百分率，正常值为70%～80%。

（2）T细胞特异性抗原的检测　CD3是T细胞表面特有的抗原成分，可用相应的单克隆抗体进行检测，常采用间接免疫荧光法，先用鼠抗人CD3单克隆抗体和人外周血淋巴细胞混合，然后加入荧光素标记的兔抗鼠球蛋白抗体，在流式细胞分析仪上自动检测或在荧光显微镜下观察结果。细胞膜上发黄绿色斑点状荧光的细胞为阳性细胞。计数100～200个淋巴细胞，计算出阳性细胞百分率。正常值为70%～80%。

2. B细胞数量检测 目前多通过检测SmIg来了解成熟B细胞的数量，方法是将人单个核细胞用FITC标记的兔抗人免疫球蛋白作直接免疫荧光染色，发荧光的细胞为$SmIg^+$细胞，即B细胞。正常人外周血中$SmIg^+$细胞一般占8%～15%。

（二）免疫细胞功能检测

1. T细胞功能检测

（1）T细胞功能的体外检测 ①淋巴细胞转化试验：T细胞在体外受到非特异性有丝分裂原，如植物血凝素（PHA）、刀豆蛋白（ConA）等刺激后，能转化为体积较大、代谢旺盛且能进行分裂的淋巴母细胞。试验时取外周血分离淋巴细胞，加入一定剂量的植物血凝素，在培养液中培养3d，涂片染色，进行镜下形态观察并计数转化细胞的百分率。正常人T细胞的转化率为70%～80%，转化率在一定程度上可反映细胞免疫功能。也可用同位素掺入法即在终止培养前8～16h，加入氚标记的胸腺嘧啶核苷（^{3}H-TdR）于培养物中。因细胞转化过程中DNA合成增加，^{3}H-TdR被转化的细胞摄入，培养结束后，测定细胞内同位素的相对含量。其含量的高低代表了细胞转化的能力。②细胞介导的细胞毒试验：是检测CTL杀伤功能的一种试验，CTL对其靶细胞有直接的细胞毒作用。检测细胞毒效应常用的方法有^{51}Cr（铬）释放法：把受检者外周血单个核细胞与^{51}Cr标记的靶细胞按一定比例混合，37℃孵育4～16h，靶细胞被杀伤的越多，释放到上清液中的^{51}Cr含量越高，用γ射线测量仪检测上清液中^{51}Cr的含量，即可计算出被检细胞的杀伤活性。此法可用于测定机体抗肿瘤的免疫功能。

（2）T细胞功能体内检测 是将特异性抗原或非特异性有丝分裂原注入皮内，刺激T细胞使其分化、增殖，释放淋巴因子，继而引起皮肤炎症反应的体内试验。细胞免疫功能正常者可出现阳性反应（形成红斑或硬结），细胞免疫功能低下者反应微弱或呈阴性反应。临床上可用于诊断某些病原微生物感染或细胞免疫缺陷病，也可用来观察肿瘤患者的细胞免疫功能在治疗过程中的变化。检测方法：①植物血凝素（PHA）皮肤试验：PHA是一种常用的非特异性有丝分裂原，注射于前臂掌侧皮内，6～12h后局部出现红斑或硬结，24～48h后达高峰，硬结直径＞1.5cm为阳性。PHA皮肤试验法敏感性强，比较安全可靠，临床常用于检测机体的细胞免疫水平。②特异性抗原皮肤试验：主要有结核菌素试验、白念珠菌素试验等。结核菌素试验应用最普遍。特异性抗原皮试法简便易行，但受试者对所试抗原过去的致敏情况，可直接影响试验的结果。若受试者从未接触过该抗原，则不会出现阳性反应。因此阴性者不一定表示细胞免疫功能低下。所以应结合临床综合判断分析结果。

2. B细胞功能检测 有两类方法，一类是测定血清中的抗体；另一类是B细胞增殖试验。B细胞受丝裂原（如金黄色葡萄球菌A蛋白等）刺激后进行分裂增殖，将二者温育一定时间后检测增殖细胞的数目。

三、细胞因子检测

细胞因子由多种细胞分泌，他们以其多种多样的生物学活性参与免疫和炎症反应，在介导抗感染免疫、移植免疫、肿瘤免疫和自身免疫的过程中发挥着重要的作用。因此，细胞因子的定性、定量检测是判断机体免疫细胞功能的重要指标，有助于分析某些疾病的发生、发展、治疗疗效及预后等，细胞因子的检测方法主要分以下三种。

1. 生物学活性检测 有些肿瘤细胞株必须依赖某种细胞因子方能在体外增殖，增殖程度与细胞因子的含量，在一定范围内呈正相关，故可利用这些依赖性细胞株，检测相应的细胞因子，如IL-1、IL-2、IL-4、IL-6等。

2. 免疫学检测 是用细胞因子的单克隆和多克隆抗体进行检测。目前一些细胞因子已有检测试剂盒，其应用范围正在扩大。优点是简便快速，特异性和重复性较好，但其敏感性较低。

3. 分子生物学检测 是应用细胞因子核酸探针，通过分子杂交技术或通过提取细胞内RNA经逆转录合成cDNA，在细胞因子引物指导下进行PCR扩增，检测细胞因子mRNA的存在和表达。分子生物学检测法可避免生物活性检测过程中可能存在的其他细胞因子的影响，故特异性及敏感性较高。

自测题

一、判断题

1. 人工主动免疫多用于传染性疾病及免疫相关性疾病的治疗或紧急预防。(　　)
2. 糖皮质激素具有抑制免疫应答、抗炎、抗超敏反应作用。(　　)
3. 可用E花环试验检测B细胞的数量。(　　)
4. 免疫荧光技术是用荧光素标记抗体或抗原，测定待检标本中有无相应的抗原或抗体的方法。(　　)
5. 抗原抗体的反应具有特异性、可见性和不可逆性等特点。(　　)

二、单项选择题

1. 用于人工被动免疫的制剂是 (　　)
   A. 活疫苗　　B. 死疫苗
   C. 类毒素　　D. 抗毒素
2. 属于人工主动免疫生物制品的是 (　　)
   A. 抗毒素　　B. 毒素
   C. 类毒素　　D. 丙种球蛋白
3. 注射哪种物质可使机体快速获得特异性免疫力 (　　)
   A. 乙肝疫苗　　B. 卡介苗
   C. 白喉类毒素　　D. 白喉抗毒素
4. 属于人工被动免疫生物制品的是 (　　)
   A. 抗毒素　　B. 外毒素
   C. 类毒素　　D. 新型疫苗
5. 直接凝集反应主要用于检测 (　　)
   A. 颗粒性抗原
   B. 可溶性抗原
   C. 致敏颗粒结合的抗原
   D. 半抗原
6. 免疫标记技术不包括的是 (　　)
   A. 凝集反应　　B. 免疫酶技术
   C. 免疫荧光技术　　D. 胶体金技术
7. 检测T淋巴的细胞功能可用 (　　)
   A. 淋巴细胞转化试验　　B. 免疫酶技术
   C. 放射免疫测定技术　　D. 免疫荧光法
8. 关于类毒素，下列说法正确的是 (　　)
   A. 有毒性　　B. 有抗原性
   C. 注射前需皮试　　D. 用于某些疾病的紧急预防
9. 免疫扩散试验属于 (　　)
   A. 沉淀反应　　B. 免疫酶技术
   C. 免疫荧光技术　　D. 放射免疫技术
10. ELISA试验属于 (　　)
    A. 免疫荧光技术　　B. 免疫酶技术
    C. 同位素标记技术　　D. 免疫电泳

三、多项选择题

1. 可以快速获得免疫力的途径有 (　　)
   A. 注射疫苗　　B. 类毒素
   C. 抗毒素　　D. 细胞因子
   E. 免疫球蛋白
2. 下列属于人工被动免疫的是 (　　)
   A. 抗毒素　　B. 丙种球蛋白
   C. 疫苗　　D. 隐性感染
   E. 细胞因子
3. 关于活疫苗的说法正确的是 (　　)
   A. 不易保存　　B. 稳定性好
   C. 接种次数少　　D. 维持时间较短
   E. 体内不能繁殖
4. 有以下哪种症状不能接种疫苗 (　　)
   A. 发热　　B. 急性传染病
   C. 活动性结核　　D. 免疫缺陷
   E. 甲状腺功能亢进
5. 免疫抑制剂有 (　　)
   A. 香菇多糖　　B. 糖皮质激素
   C. 环磷酰胺　　D. 环孢素A
   E. 硫唑嘌呤

四、简答题

1. 比较人工主动免疫和人工被动免疫的区别。
2. 简述抗原-抗体反应的特点及影响因素。
3. 举例说明免疫标记技术的应用原理。
4. 临床常用的免疫学治疗制剂有哪些？
5. 细胞免疫体外检测法有哪些？
6. 细胞因子分几类？试举出3种细胞因子药物。

（李　光　李　娜）

第 4 篇 实验指导

实验 1 光学显微镜的使用及细菌标本片的观察

一、实验目的

1. 熟悉普通光学显微镜的主要构造及其性能。
2. 掌握低倍镜及高倍镜的使用方法。
3. 掌握油镜的使用原理及方法，会使用油镜观察细菌的形态。
4. 了解光学显微镜的维护方法。

二、实验原理

微生物体积微小，需要借助显微镜放大数百倍、上千倍才能看清楚，因此显微镜是研究微生物形态结构的最基本的工具。显微镜的种类很多，根据不同的目的和要求，可以选用普通光学显微镜、暗视野显微镜、相差显微镜、荧光显微镜、电子显微镜等。在微生物学实验中，应用最多的是普通光学显微镜（简称显微镜）。显微镜的物镜包括低倍镜、高倍镜和油镜三种，在细菌的形态结构观察中，油镜最为常用。

三、实验内容和方法

（一）光学显微镜

1. 光学显微镜（实验图 1-1）的基本构造及功能

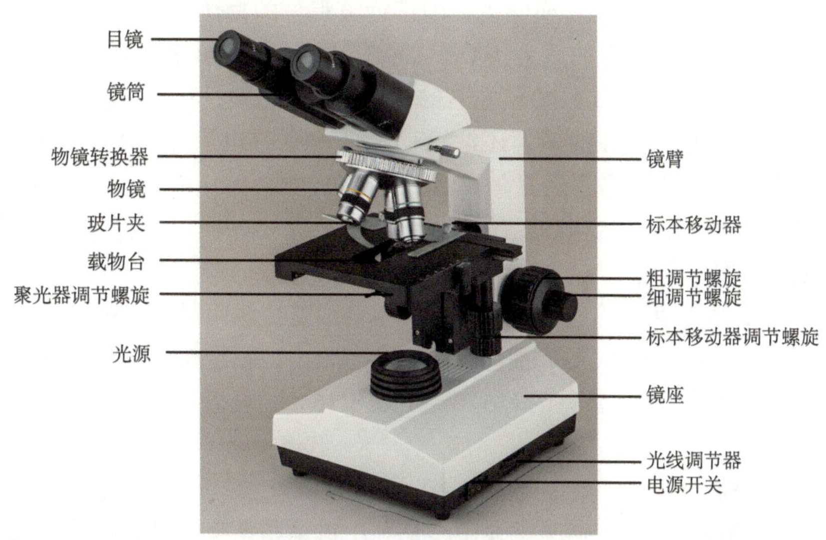

实验图 1-1 光学显微镜的构造

（1）机械部分

镜筒：是安装在显微镜镜臂前上方的圆筒状结构，其上端装有目镜，下端与物镜转换器相连。根据镜筒的数目，显微镜可分为单筒式和双筒式两大类。

物镜转换器：又称物镜转换盘。是安装在镜筒下方的一个圆盘状构造，可以按顺时针或逆时针方向自由旋转。其上均匀分布有3～4个圆孔，用以装载不同放大倍数的物镜。转动物镜转换盘可使不同的物镜到达工作位置（即与光路合轴）。使用时注意使所需物镜准确到位。

镜臂：为支持镜筒和镜台的弯曲状构造，是移动显微镜时握持的部位。在使用临时装片时，注意不要倾斜镜臂，以免液体或染液流出，污染显微镜。

调节器：也称调节螺旋，为调节焦距的装置，分粗调节螺旋和细调节螺旋两种。粗调节螺旋可使镜筒或载物台以较快速度或较大幅度升降，能迅速调节好焦距使物像呈现在视野中，适于低倍镜观察时的焦距调节。而细调节螺旋只能使镜筒或载物台缓慢或较小幅度升降（升或降的距离不易被肉眼观察到），适用于高倍镜和油镜的聚焦或观察标本的不同层次，一般在粗调节螺旋调节焦距的基础上再使用细调节螺旋精细调节焦距。

载物台：位于物镜转换器下方的方形平台，是放置被观察标本片的地方。平台的中央有一圆孔（或椭圆孔），称为通光孔，来自下方的光线经此孔照射到标本片上。

在载物台上通常装有标本移动器（也称标本推进器），标本移动器上安装的弹簧夹可用于固定标本片，另外，转动与标本移动器相连的两个螺旋可使标本片前后或左右地移动。

镜座：位于显微镜最底部的构造，为整个显微镜的基座，用于支持和稳定镜体。有的显微镜在镜座内装有照明光源等构造。

（2）光学部分

光源：位于聚光器的下方。现在显微镜大多使用电光源，老式显微镜用反光镜采集光线。反光镜能将来自不同方向的光线反射到聚光器中。有的反光镜有两个面，一面为平面镜，另一面为凹面镜，凹面镜有聚光作用，适于较弱光和散射光下使用，光线较强时则选用平面镜。

聚光器：位于光源上方、载物台通光孔的下方，由聚光镜和光圈构成。聚光镜由2～3个透镜组合而成。其主要功能是使光源来的光线聚为强光束。光圈可开大或缩小，用以调节射入所要观察的标本上的光线的多少。在聚光器的左下方有一调节螺旋可使其上升或下降，从而调节光线的强弱，升高聚光器可使光线增强，反之光线变弱。

物镜：也称接物镜，安装在物镜转换器上，因接近被观察的物体而得名。每台显微镜一般有3～4个不同放大倍数的物镜，常用物镜的放大倍数有10×、40×和100×等几种。习惯上将放大10倍以下（含10倍）的物镜称为低倍镜；放大40倍左右的物镜称为高倍镜；将90×或100×的称为油镜（这种镜头在使用时需浸在镜油中），在油镜上还常标有“油”或“Oil”的字样。物镜上标有放大倍数、数值孔径、盖玻片的厚度等主要参数。还常加一圈不同颜色的线，使用时以示区别（实验图1-2）。（数值孔径是指介质的折射率与镜口角一半正弦的乘积，即$NA=n\cdot\sin\alpha/2$。n为物镜与标本间介质的折射率，α为镜口角，见实验图1-3。）

目镜：又称接目镜，安装在镜筒的上端，因与观察者眼睛接触而得名。由两块透镜组成，目镜只能将物镜所造成的实像，进一步放大形成虚像映入观察者眼内，不能够增大分辨率。每台显微镜通常配置2～3个不同放大倍数的目镜，常见的有5×、10×和15×，可根据不同的需要选择使用，最常使用的是10×目镜。

2. 光学显微镜的工作原理

（1）显微镜成像的原理　现代普通光学显微镜是利用目镜和物镜两组透镜系统来放大成像。标本经物镜放大后，在目镜的焦平面上形成一个倒立实像，再经目镜进一步放大形成一个虚像，被人眼所观察到。

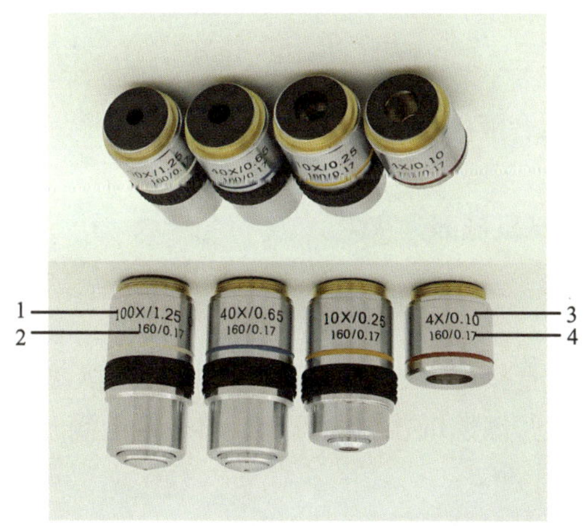

实验图 1-2　光学显微镜物镜的主要参数

1. 放大倍数；2. 镜筒长；3. 数值孔径；4. 盖玻片厚度

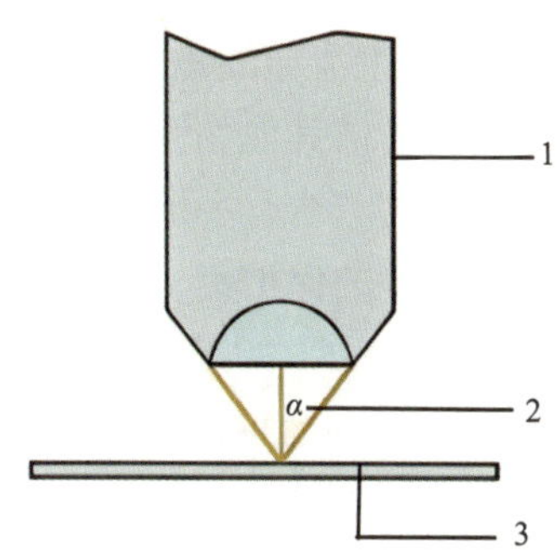

实验图 1-3　显微镜的镜口角

1. 物镜；2. 镜口角；3. 标本面

（2）油镜的工作原理　油镜的透镜很小，光线通过玻片与油镜头之间的空气时，因介质密度不同，发生折射或全反射，使射入透镜的光线减少，结果视野暗淡，物像不清。通过在载玻片与油镜之间滴加折光率与玻片（n=1.52）相近似的香柏油（n=1.515），可使折射减少，增加视野光亮度，提高分辨率，从而获得清晰的物像（实验图 1-4）。

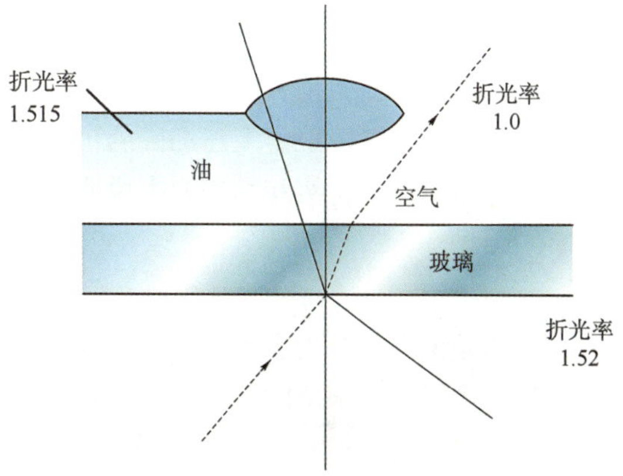

实验图 1-4　油镜的工作原理

3. 光学显微镜油镜的使用方法

取镜：将显微镜从镜箱中取出。移动显微镜时，右手握镜臂，左手托镜座，置于胸前。显微镜放置在观察者左前方，距离桌子边缘 10cm 处。

对光：调节物镜转换器，使低倍镜转到工作状态（即对准通光孔），当镜头完全到位时，可听到轻微“嗒”的声音。打开电源开关，适当调节亮度。

固定：用玻片夹将标本片固定于载物台上（玻片有样本面朝上），用标本移动器将待检查部分移至物镜下。

调焦：转动粗调节螺旋，使载物台升高至物镜头最接近标本处。双眼看向目镜，同时双手转动粗调节螺旋，使载物台缓慢下降，看到模糊物像后，用细调节螺旋调节，直至物像清晰。

选择视野：用玻片推动器移动标本片，寻找合适的部位进行观察。

油镜观察：在标本片选定的部位滴加一滴香柏油。转换油镜对准通光孔，调亮光源、升高聚光器、打开光圈，微调细调节螺旋直至物像清晰，观察并记录。

也可以取镜之后直接选用油镜进行观察，方法如下：标本固定，打开电源、调亮光源、升高聚光器、打开光圈，在标本片上滴加一滴香柏油，转换物镜转换器将油镜对准通光孔。双眼从侧面观察，同时双手转动粗调节螺旋，使载物台上升，直至镜头浸在油滴内接近玻片（注意防止压碎标本片）。然后，双眼看向目镜，同时双手转动粗调节螺旋，使载物台缓慢下降，看到模糊物像后，用细调节螺旋调节，直至物像清晰。观察并记录。

4. 光学显微镜的维护方法

（1）下降载物台，取下玻片。

（2）依次关闭光路系统：聚光器下调，光圈关闭，光亮度调至最低，关闭电源。

（3）清洁油镜

1）利用干净的擦镜纸擦去油镜头上的香柏油。

2）用擦镜纸蘸少许二甲苯（或乙醇：乙醚=7：3的混合液）后，再清洁油镜头。

3）干净的擦镜纸清洁油镜头。

（4）用擦镜纸清洁其他物镜及目镜；用柔软的绸布擦拭机械部分灰尘。

（5）将物镜转为“八”字形。

（6）盖好显微镜的保护套，并将其放回指定位置。

标本片上的香柏油，如果是有盖玻片的永久制片，可直接用上述方法擦干净；如果是无盖玻片的标本片，则标本片上的油可以用拉纸法擦掉，即先把一小张擦镜纸盖在油滴上，再往纸上滴几滴清洁剂或二甲苯。趁湿将擦镜纸往外拉，如此反复几次即可擦干净。

（二）细菌基本形态和特殊结构的观察

1. 实验材料和用具

（1）标本：葡萄球菌、淋球菌、大肠埃希菌、枯草杆菌、霍乱弧菌、鞭毛、芽孢、荚膜等。

（2）试剂：香柏油、二甲苯等。

（3）其他：显微镜、擦镜纸等。

2. 方法 用油镜观察上述细菌的示教片，注意染色细菌的形态、颜色、排列方式。

3. 实验结果 将实验结果绘图说明。

四、思 考 题

1. 如何识别普通光学显微镜的油镜镜头？为什么选择香柏油作为油镜的镜油？
2. 能否仅根据细菌的形态来鉴别细菌？
3. 如何正确使用和保养显微镜？

实验2 基础培养基的制备

一、实验目的

1. 了解培养基配制的基本程序，熟悉基础培养基的配制原则和制备方法。
2. 掌握液体培养基、固体培养基及半固体培养基的制备和用途。

二、实验原理

培养基是人工配制的适合微生物生长繁殖的营养基质。培养基一般应具备以下三个条件：有合适的营养物质，含有满足微生物生长发育需要且比例合适的水分、碳源、氮源、无机盐、生长因子以及某些特需的微量元素；适宜的pH；必须是无菌的。

由于微生物的营养类型复杂，各种微生物所需要的营养物质不同。所以，培养基的种类也很多。根据其成分、物理状态和用途可将培养基分为多种类型。其中，按照物理状态可以将培养基分为固体培养基、半固体培养基和液体培养基三大类。

1. 固体培养基 既有天然固体培养基，如麸皮、马铃薯片、米糠、玉米等；也有在液体培养基的基础上，加入一定量的琼脂等作为凝固剂，使其成为凝固状态的一类培养基，通常所含的琼脂量为1.5%～2%。固体培养基主要用于微生物的分离培养、鉴定、计数与保藏等。

2. 半固体培养基 在液体培养基的基础上，加入少量凝固剂，一般琼脂含量为0.2%～0.5%。主要用于观察细菌的动力、菌种保存等。

3. 液体培养基 不含凝固物质，呈液态，进行微生物培养时，通过振荡或搅拌可增加培养基的通气量，同时使营养物质分布均匀，利于生长增殖。通常用于增菌培养、细菌鉴别等微生物检验和分析。

各种培养基的制备方法可能不尽相同，除了少数特殊的培养基外，一般培养基的制备程序基本是相同的，大体上分为计算、称量→溶解→定容→调节pH→分装→灭菌→检定→保存等。

三、实验内容

（一）固体培养基的制备

1. 材料

（1）培养基配方 牛肉膏0.3～0.5g、蛋白胨1.0g、NaCl 0.5g、琼脂1.5～2g、蒸馏水100ml。

（2）试剂 1mol/L NaOH溶液。

（3）其他 pH计、三角瓶、量筒、试管、滤纸、漏斗、大烧杯、硫酸纸、玻璃棒、棉塞或硅胶塞、牛皮纸、线绳、高压蒸汽灭菌器、无菌空平皿、温箱等。

2. 操作步骤

（1）称药品 计算好实际用量后，准确称取各种药品放入大烧杯中。牛肉膏可放在硫酸纸上称量，称好后连同硫酸纸一起放入大烧杯中，烧杯中加入适量蒸馏水，将硫酸纸上的牛肉膏用水洗下后，弃去硫酸纸。蛋白胨极易吸潮，故称量时要迅速，称量结束后及时盖上试剂瓶盖。

（2）加热溶解 在烧杯中加入少于所需要的水量，小火加热，并用玻璃棒搅拌，待药品完全溶解后，将称好的琼脂放入已溶解的溶液中，加热熔化。此过程中需不断搅拌，以防琼脂糊底或溢出，最后补足所失的水分。

（3）调pH 用1mol/L NaOH溶液调节pH至7.6左右，应注意pH不要调过，以免回调而影响培养基内各离子的浓度。

（4）分装 按实验要求，可将配制的培养基分装入试管或三角瓶内。分装量：分装入试管内以试管高度的1/5为宜，分装入三角瓶内以不超过其容积的一半为宜。

（5）加塞 试管口和三角瓶口塞上用普通棉花（非脱脂棉）制作的棉塞或硅胶塞。

（6）包扎 加塞后，在三角瓶的棉塞或硅胶塞外包一层牛皮纸，用线绳系好，以防灭菌时冷凝水沾湿棉塞。

（7）灭菌 把包扎好的培养基置于高压蒸汽灭菌器内，121.3℃灭菌15～25min，灭菌后制成斜面（实验图2-1）。

（8）如用作制备分离细菌所用的平板培养物，则需将三角瓶中的培养基灭菌之后冷却至50～60℃时，在无菌环境下用倾注法分装入无菌空平皿，分装量：直径为7cm平皿，倾注培养基7～8ml；直径为9cm的平皿，倾注培养基13～15ml，轻摇平皿，使培养基平铺于平皿底部，凝固后备用（实验图2-2、实验图2-3）。

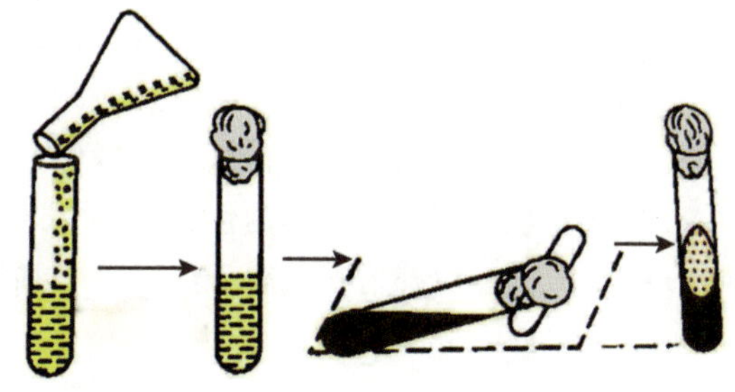
实验图2-1 固体培养基斜面制作

（9）检定 即培养基的质量检查。检定的内容和要求是：无菌试验，将灭菌后的培养基置35℃温箱培养24h，观察有无杂菌生长。如无杂菌生长，则无菌试验通过；效果检查：用已知菌种接种在该培养基上，证明相应的细菌可在该培养基上生长，而且形态、菌落等特征典型。每批培养基制成后均需经检定符合要求后方可使用。

（10）保存 制备好的培养基需要注明名称、配制日期等信息，存放于4℃冰箱或冷暗处，一般不超过两周，以防干涸、变质和污染。

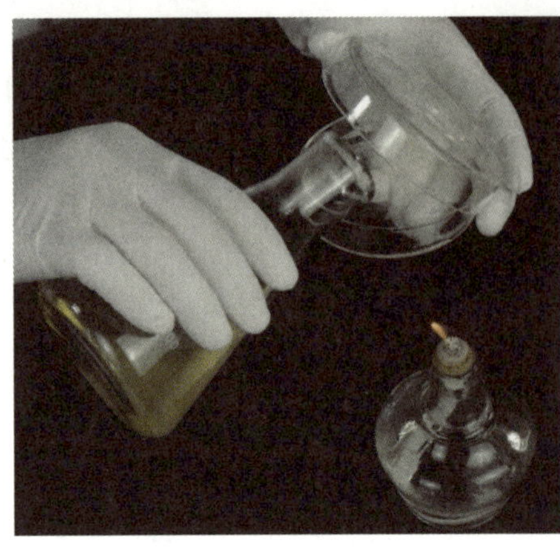
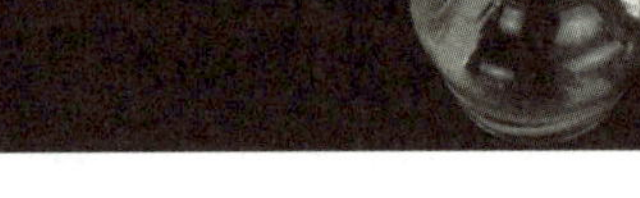

实验图2-2　持皿法倒平板

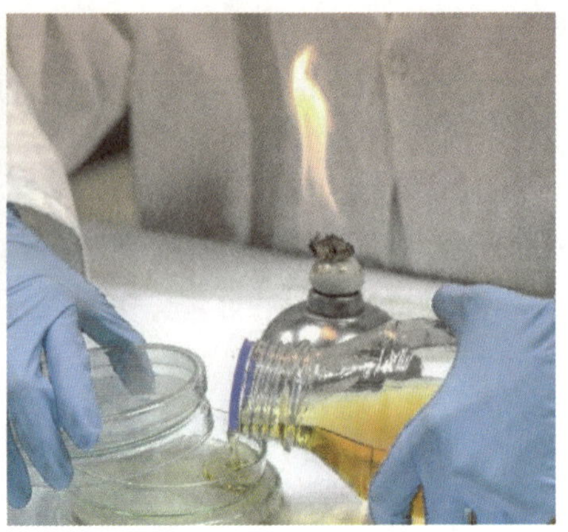

实验图2-3　叠皿法倒平板

（二）半固体培养基的制备

1. 材料

（1）培养基配方　牛肉膏0.3～0.5g、蛋白胨1.0g、NaCl 0.5g、琼脂0.2～0.3g、蒸馏水100ml。

（2）试剂　1mol/L NaOH溶液。

（3）其他　同固体培养基的制备。

2. 操作步骤　半固体培养基的制备方法与固体培养基基本相同，区别仅仅是琼脂的用量。灭菌后直立冷却即成。

（三）液体培养基的制备

1. 材料

（1）培养基配方　牛肉膏0.3～0.5g、蛋白胨1.0g、NaCl 0.5g、蒸馏水100ml。

（2）试剂　1mol/L NaOH溶液。

（3）其他　同固体培养基的制备。

2. 操作步骤　液体培养基配制方法同固体、半固体培养基，区别在于培养基中不加琼脂。液体分装高度以试管高度的1/4左右为宜，摇瓶中液体培养基体积为其1/5左右。灭菌后若不立即使用，应将培养基置于4℃冰箱中暂存。

四、思考题

1. 培养基配制的步骤是什么？在操作过程中应注意哪些问题？
2. 培养基配制完成后，为什么必须立即灭菌？
3. 牛肉膏蛋白胨培养基属于何种培养基？人工培养细菌的条件是什么？

实验3　消毒与灭菌

一、实验目的

1. 掌握高压蒸汽灭菌的原理及方法，了解其他的热力灭菌方法。
2. 熟悉过滤除菌法及其应用。
3. 了解紫外线杀菌的原理及应用范围。

二、实验原理

消毒和灭菌两个词常被混用，其实它们的含义是有所不同的。消毒是指应用消毒剂等方法杀灭物体表面和内部的病原菌营养体的方法，而灭菌是指用物理和化学方法杀死物体表面和内部的所有微生物，使之呈无菌状态。

消毒和灭菌的方法很多，包括物理法、化学法和生物法三大类，本实验主要介绍物理灭菌法。

物理法包括热力灭菌法、过滤除菌法、辐射灭菌法等方法。热力灭菌法的主要原理是利用高温使微生物体内的蛋白质和酶类变性凝固，核酸结构被破坏，细胞膜功能受损，从而导致其死亡。热力灭菌法包括湿热灭菌法和干热灭菌法。

实验室最常用的湿热灭菌法是高压蒸汽灭菌法。高压蒸汽灭菌法的原理是在一定的压力范围内水的沸点随着压力的增加而提高，利用高压蒸汽产生的高温以及蒸汽的穿透能力来达到灭菌的目的。在1个标准大气压下，水的沸点是100℃，当水在密闭的高压蒸汽灭菌锅（实验图3-1、实验图3-2）中时，形成的蒸汽不能溢出，而使压力增加，水的沸点和温度也随之增加，当压力达到103.4kPa时，温度则达到121.3℃，在此温度下维持15～30min，即可杀死一切微生物的繁殖体及细菌芽孢。

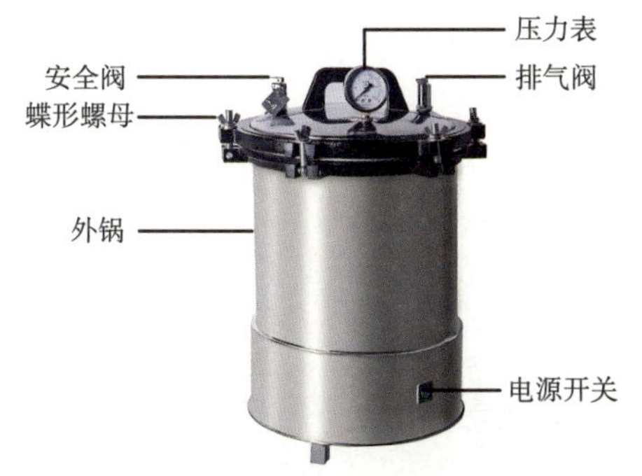

实验图3-1 手提式高压蒸汽灭菌锅外部结构

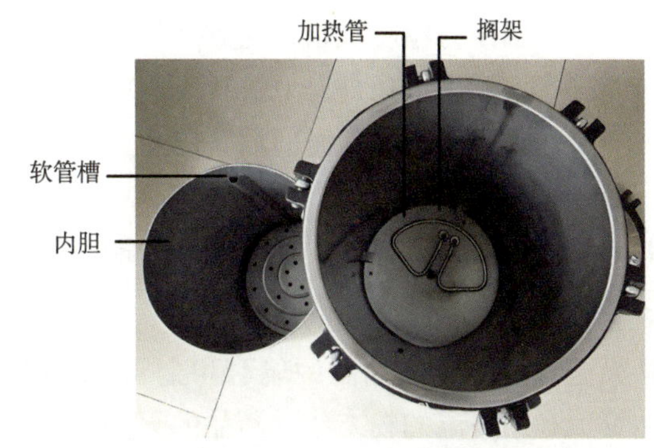

实验图3-2 手提式高压蒸汽灭菌锅内部结构

实验室最常用的干热灭菌方法是干烤法，在干烤箱内进行，加热至160～170℃维持2h，可杀灭包括芽孢在内的所有微生物。适用于耐高温的玻璃器皿、瓷器、玻璃注射器等。

紫外线的波长在200～300nm时有杀菌作用，尤其以265～266nm最强，容易被细菌DNA吸收。DNA吸收紫外线后分子构型发生改变，导致细菌死亡或发生变异。但因紫外线的穿透力比较弱，一般仅用于室内空气及一些不耐热物品的表面消毒灭菌。

此外，过滤除菌、放射性同位素消毒和灭菌、化学药物灭菌和消毒等也是微生物学操作中不可缺少的常用方法。

三、实验内容

（一）高压蒸汽灭菌法

高压蒸汽灭菌法适用于培养基、生理盐水、工作服、敷料、玻璃器皿等能耐高温的物品。一般物品灭菌在103.4kPa（0.1034MPa）压力，即温度121.3℃，15～30min，可杀灭所有的微生物和细菌的芽孢。

1. 实验材料与用具 待灭菌的培养基、高压蒸汽灭菌锅、培养皿、试管。

2. 高压蒸汽灭菌锅基本结构

（1）外锅 或称“夹套”，供装水发生蒸汽用，与之连通有水位玻管以标志装水量。外锅外侧一般均有石棉或玻璃棉的绝缘层以防止散热。

（2）内胆 放置灭菌物的空间。

（3）压力表 指示压力，现在的压力表一般用MPa表示。

（4）排气阀　用于排除空气。

（5）安全阀　利用可调弹簧控制活塞，超过额定压力即自动放气减压，只供超压时安全报警之用，不可作为保温保压时的自动减压装置。

3. 使用方法　以手提式高压蒸汽灭菌锅为例，介绍其使用方法。

（1）检查压力表和安全阀。

（2）加水　将内胆取出，向外锅内加入适量的水。加水不可过少，以防将灭菌锅烧干，引起炸裂事故；加水也不可过多，以防灭菌物品积水过多。

（3）装料　将适量待灭菌的物品置于内胆内。注意装有培养基或其他溶液的容器放置时要防止液体成分溢出，瓶塞或试管塞不要紧贴桶壁，以防冷凝水打湿棉塞。

（4）加盖　将盖子上与排气阀相连接的排气软管插入内胆的排气槽内，摆正锅盖，对齐螺口，以对称的方式同时旋紧相对的两个螺栓，使之严密。

（5）加热　排气。打开排气阀通电加热。随着温度的升高，锅内的冷空气逐渐由排气阀排出。一般认为，当水沸后约5min，锅内空气基本排净。

（6）升压　关闭排气阀，继续加热。压力开始上升。

（7）保压　当压力温度表指针达到所需温度（和压力相对应）时，开始计时并维持该温度（压力）至所需时间。本实验灭菌条件是103.4kPa、121.3℃，15～30min。

（8）降压　达到所需灭菌时间后，停止加热，待压力自然降至“0”时，慢慢打开排气阀，旋开固定螺旋，启盖，取出灭菌物品。

（9）取出灭菌物品后，需清理高压灭菌锅内剩水，以保持内壁及内胆干燥，盖好锅盖。

（二）干热灭菌法

干热灭菌法适用于耐高温的玻璃和金属制品以及不允许湿热气体穿透的油脂（如油性软膏机制、注射用油等）和耐高温的粉末化学药品的灭菌。

1. 实验材料与用具　待灭菌的玻璃器皿、注射用油、电热烘箱等。

2. 实验方法

（1）装入待灭菌物品　打开电热烘箱箱门，将各种器皿用纸包好或装入金属制的培养皿筒、移液管筒内，然后放入电热烘箱中。物品摆放不要太挤，以利于空气流通。

（2）升温　关好电热烘箱门，打开电源开关，旋动恒温调节器至所需温度（本实验所需为160～170℃），此时烘箱红灯亮，表明烘箱已开始加热，当温度上升至所设定温度后则烘箱绿灯亮，表示已停止加温。

（3）恒温　当温度升到所需温度后，维持此温度2h。

（4）降温　达到所需灭菌时间后，切断电源，自然降温。

（5）取出灭菌物品　待电热烘箱内温度降到70℃以下时，打开箱门，取出灭菌物品。

（三）紫外线法

1. 实验材料

（1）菌种　金黄色葡萄球菌的18～20h肉汤培养物（菌液）。

（2）培养基　普通琼脂平板培养基。

（3）其他　无菌滴管、无菌玻璃三角耙、紫外线灯等。

2. 实验方法

（1）用无菌滴管吸取菌液分别于已制备好的2个琼脂平板培养基表面滴2～3滴，用无菌玻璃三角耙将菌涂布均匀。

（2）把两个平皿同时置于紫外线灯下（功率15～30W，距离20cm）照射30min，把其中一个皿盖打开，一个不开盖。

（3）达到所需时间后盖好盖子，同时置于37℃温箱中倒置培养20～24h，观察结果。

3. 实验结果 观察两个平皿中菌生长的情况，并记录实验现象。

（四）过滤除菌法

有些物质，如抗生素、血清、维生素等易受热分解，因而要采用过滤除菌法。

1. 过滤器的种类

（1）滤膜过滤器 由醋酸纤维素、硝酸纤维素等制成，有孔径大小不同的多种规格（如0.1μm、0.22μm、0.3μm、0.45μm等），过滤细菌常用0.45μm孔径。其优点是吸附性小，即溶液中的物质损耗少，滤速快，每张滤膜只使用1次，不用清洗。

（2）蔡氏滤器 是一种金属制成的过滤漏斗，其过滤部分是一种用石棉纤维和其他填充物压制成的片状结构。溶液中的细菌通过石棉纤维的吸附和过滤而被去除，但对溶液中其他物质的吸附性也大。每张纤维板只能使用1次。

（3）玻璃滤器 是一种由玻璃制成的过滤漏斗，其过滤部分是由细玻璃粉烧结成的板状构造。玻璃滤器规格很多，5号（孔径2～5μm）和6号（孔径小于2μm）适用于过滤细菌。其优点是吸附量小，但每次使用后要洗净再用。清洗方法：用水充分冲洗，然后浸于含1% KNO_3的浓硫酸中24h，再用蒸馏水抽洗数次。在抽洗液中加入数滴$BaCl_2$，至不出现$BaSO_4$沉淀时，即表示已洗净。

2. 过滤装置

（1）按实验图3-3进行安装，为阻止空气中细菌进入滤瓶而在接管处塞入棉花、外用纸包好进行121.3℃湿热灭菌20min。

（2）为加快过滤速度，一般用负压抽气过滤，可接真空泵进行抽滤。

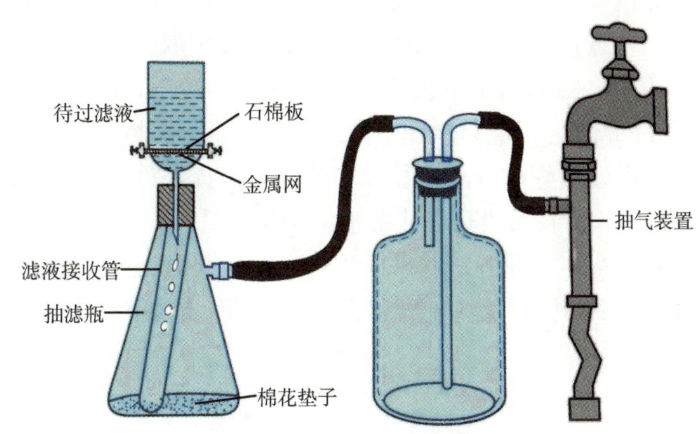

实验图3-3 过滤除菌装置

四、注意事项

1. 使用灭菌锅应严格按照操作程序进行，避免发生事故；切勿打开排气阀降压，因为此举压力虽然降低很快，但温度不能很快降下来，容易造成锅内水和培养基发生爆沸现象，也不能在压力未完全降下前开启锅盖。

2. 干热灭菌时电烘箱中物品不要摆得太拥挤，以免阻碍空气流通而影响灭菌效果；灭菌物品不要与电烘箱内壁的铁板接触，以免包装纸烤焦起火。

3. 过滤除菌时应注意检查过滤装置各连接处是否漏气，以防污染。

五、思 考 题

1. 高压蒸汽灭菌法的原理是什么？使用高压蒸汽灭菌锅有哪些注意事项？
2. 在干热灭菌过程中，应该注意哪些问题？
3. 干热灭菌和湿热灭菌哪种效果好？各适用于哪些物品？
4. 紫外线杀菌的特点和机制是什么？
5. 过滤除菌法的适用对象有哪些？需要注意哪些问题？

实验4　细菌的分离与培养技术

一、实验目的

1. 学会正确使用常用的细菌接种工具，掌握各种接种技术。
2. 掌握无菌操作技术。
3. 熟悉细菌在不同培养基中的生长现象。

二、实验原理

自然界中的微生物是以多种混居的群体形式存在的，因此要研究某一微生物必须首先分离出该微生物的纯培养物，即微生物的纯种分离。常用的纯种分离方法有平板划线分离法、倾注平板分离法。

平板划线分离法是先制备好无菌平板，在无菌的环境下用接种环沾取少许待分离的微生物，在培养基表面连续划线或者分区划线，线的起始部分微生物连在一起生长，越往后菌量越少，最后可能形成单个的菌落，可以认为是由一个细胞大量繁殖后而形成的集团，因此可以得到纯培养物。倾注平板分离法是先把待分离的微生物进行一系列的液体稀释，然后分别取一定量的稀释液与预先熔化并冷却到45～50℃的琼脂培养基混合，摇匀后倒平板（或者先把稀释液置于平皿中，再倒入预先熔化并冷却到45～50℃的琼脂培养基），培养后可能有单菌落出现，从而得到纯培养物。

严格的无菌操作技术是保证微生物分离培养成功的重要前提条件。主要是防止环境中的微生物污染实验材料，同时也要防止实验材料污染环境或者感染操作人员。

在合适的条件下，同种细菌在不同的培养基中生长，其生长状况不同；不同的细菌在相同的培养基上生长，它们的生长情况也不一样。这些差异称为培养特征，是细菌鉴别和分类的重要依据之一。

三、常用的接种工具

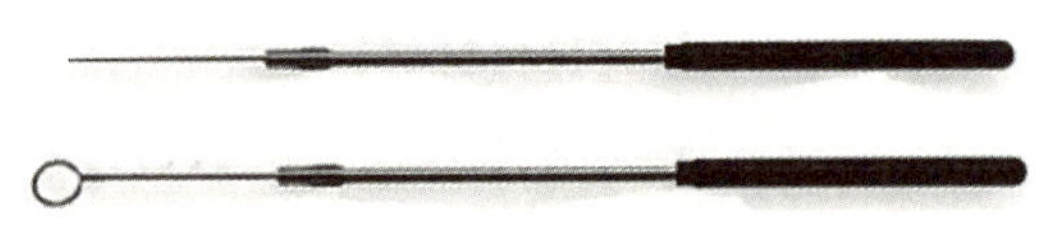

实验图4-1　常用接种工具

上：接种针；下：接种环

常用的微生物接种工具有接种环、接种针（实验图4-1）、移液管、涂布棒等，可以根据实验的目的而进行选择。

接种环和接种针是最常用的接种细菌的工具，它们的使用方法是微生物学实验的最基本技能之一。

1. 结构　接种针和接种环均由三部分组成，其环及针部分多用易于传热又不易生锈且经久耐用的白金或镍制成，环的直径一般为3～4mm，环和针的长度一般为40～50mm，其一端固定于铝制的金属杆上，金属杆的另一端为手持的绝缘柄。

2. 使用方法　手持绝缘柄，先将接种环或接种针的金属丝部分垂直置于酒精灯外焰中烧红，然后斜持接种环或接种针，使其金属杆部分通过火焰外焰3次，待在无菌区冷却后即可取菌，用毕，斜持接种环或接种针，将金属丝与菌接触部位置于酒精灯外焰中烧红，然后使金属杆部分通过外焰3次，灭菌后搁于架上，切勿随手乱放，以免灼焦实验台面或其他物品。

3. 用途 接种环主要用于划线分离、纯种移种及涂片制备等，接种针主要用于穿刺接种及菌落的挑选。

四、实验内容

（一）分离培养法

1. 实验材料

（1）菌种 细菌混合液。

（2）培养基 普通琼脂培养基。

（3）其他 接种环、酒精灯、0.5ml无菌移液管、无菌培养皿、无菌水管（4.5ml/管）等。

2. 实验方法

（1）平板连续划线分离法

1）把灭菌后的接种环冷却后取适量细菌混合液涂布于平板的一端。

2）灼烧接种环，冷却后稍沾涂布处，在培养基表面连续“之”字形划线，直至划完整个平板表面（实验图4-2A）。也可以两次划完，即第一次划到平板中部，将平板倒转方向，再从另一端划到中间位置（实验图4-2B）。标记后培养。

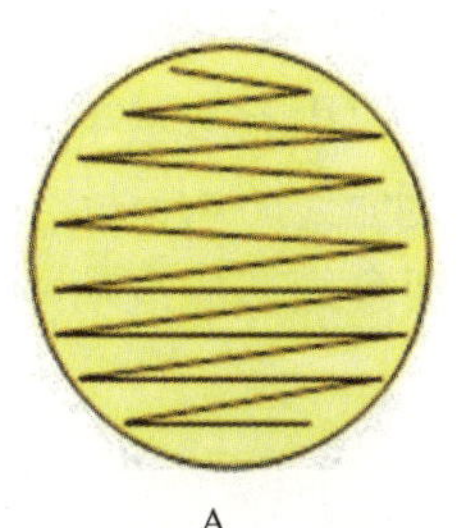

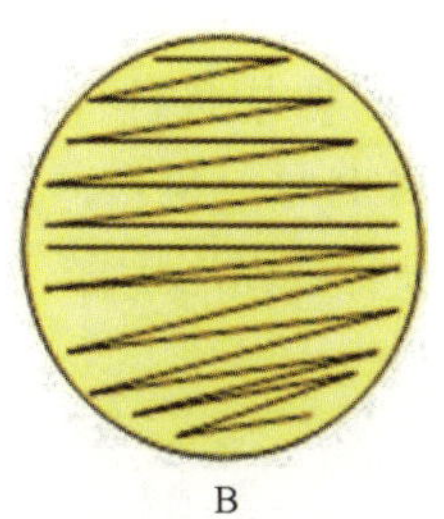

实验图4-2 平板连续划线分离法

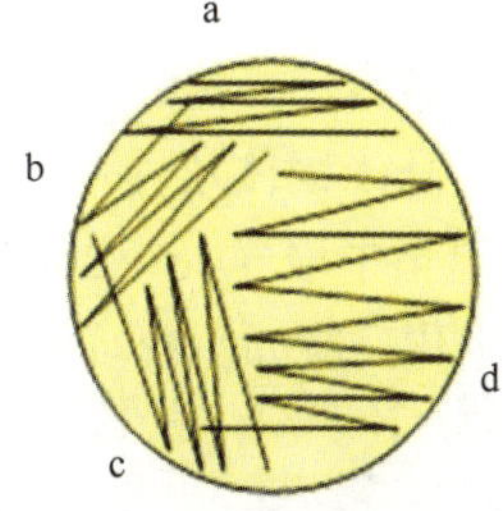

实验图4-3 平板分区划线分离法

（2）平板分区划线分离法

1）在无菌区域中左手持培养皿，用中指、环指、小指配合手掌托起平皿底部，拇指和示指将皿盖打开约45° 。将沾有菌液的接种环从开口处伸入平皿内，把菌涂布于平板的一端。

2）灼烧接种环，冷却后稍沾涂布处，在培养基表面连续“之”字形划3～5条线（a区）。

3）将接种环灼烧冷却后，从a区划至b区。重复以上操作分别划出c区、d区（实验图4-3），将平皿倒置于37℃温箱中培养18～20h后观察结果。

3. 实验结果 培养后，在琼脂平板中可以看到由单个细菌繁殖形成的肉眼可见的细菌的集团，即菌落。不同的细菌菌落的特征不完全相同，这是细菌鉴别的依据之一。主要从以下几个方面观察菌落的特征：

大小：以毫米计。

边缘：整齐、波纹状、锯齿状等。

表面：光滑、粗糙、圆环状、乳突状等。

形状：圆形、不规则、放射状等。

色素：有无色素、颜色、溶解性等。

透明度：透明、半透明、不透明。

湿润度：湿润、干燥。

（二）纯培养法

1. 实验材料

（1）菌种　大肠埃希菌斜面培养物（即菌种管）、金黄色葡萄球菌斜面培养物、空白培养基管。

（2）培养基　普通琼脂斜面培养基、普通肉汤培养基、半固体培养基。

（3）其他　接种环、接种针、酒精灯、试管塞等。

2. 实验方法

（1）斜面培养基接种法

1）左手持菌种管与空白培养基管，斜面向上。

2）右手拿接种环，经火焰灭菌后冷却。用右手掌与小指、环指分别夹下空白培养基管与菌种管的棉塞（或者橡胶塞），试管口通过酒精灯火焰。

3）接种环伸入菌种管，沾取少量菌种。

4）接种环伸入培养基管，在斜面上从下往上"之"字形划线。

5）试管口再通过酒精灯火焰，并将试管塞塞好。接种环灭菌。

6）接好菌的试管放入37℃温箱中培养18～20h后观察结果。

（2）液体培养基接种法　与斜面培养基接种法基本相同，不同之处是斜持试管，接种环取菌后在液面上方的试管壁上研磨，使菌转移到试管壁上，试管直立以后菌种即位于液体培养基中。

（3）半固体培养基接种法　该种培养基接种时用接种针。接种针的使用方法基本同接种环。用接种针沾取菌种后从半固体培养基的中央位置自上而下穿入，直刺至距管底约0.4cm处，接种针原路抽出，置于37℃温箱中培养18～20h后观察结果。可以用于保存菌种和观察细菌的运动能力，也可以用于检测细菌的生化反应如明胶培养基的接种。

3. 实验结果

（1）斜面培养基接种法　培养基表面形成一层菌苔。

（2）液体培养基接种法　细菌在液体培养基中生长后可形成三种现象：均匀浑浊（如大肠埃希菌、金黄色葡萄球菌等）；有的在液体表面形成一层菌膜（如枯草杆菌）；有的在管底形成沉淀（如链球菌）。

（3）半固体培养基接种法　有鞭毛的细菌如大肠埃希菌能沿穿刺线向四周弥散生长，穿刺线模糊不清；没有鞭毛的细菌如痢疾志贺菌仅沿穿刺线生长。

五、思 考 题

1. 请设计两种不同的实验方案从一微生物的混合材料中得到纯培养物。
2. 在接种细菌时如何注意无菌操作?
3. 培养皿为什么要倒置培养?
4. 检查细菌是否有运动能力的方法有哪些?

实验5　细菌染色法

一、实验目的

1. 掌握细菌染色标本的制备过程。
2. 熟悉细菌染色方法的一般原则，掌握革兰氏染色法及其结果判断。
3. 熟悉革兰氏染色法在鉴定细菌中的重要意义。

二、实验原理

微生物学作为一门形态学科，细菌涂片的制备、染色及形态观察在其实验教学过程中占据着至关重要的地位，属于不可或缺的技术环节。鉴于细菌体型微小且其光学性质与周围水环境相近，在普通光学显微镜下难以清晰呈现其形态与结构。因此，通常采取染色手段以增强对比度，从而有助于细菌标本的细致观察。染色过程中，所使用的染料主要分为酸性染料（带有阴离子发色团）和碱性染料（带有阳离子发色团）。在常规生理条件下（即pH约为7.4时），细菌菌体普遍带有负电荷，故更易与碱性染料发生结合。常见的碱性染料包括亚甲蓝、结晶紫、碱性复红、孔雀绿等。

细菌的染色方法主要分为单染色法与复染色法。单染色法，顾名思义，即采用单一染料对细菌进行着色处理，以凸显其形态特征。此方法下，所有细菌均被染成统一颜色，便于观察其形态、大小、排列方式及基本结构，但无法用于细菌种类的鉴别。而复染色法，亦称鉴别染色法，则通过两种或两种以上的染料组合进行染色。不同种类或同种细菌的不同结构对染料的反应性存在差异，因此能够呈现出不同的颜色，从而实现对细菌的有效鉴别。

在众多鉴别染色法中，革兰氏染色法最为常用且重要。该法不仅能够清晰地展示细菌的形态与排列特征，更关键的是，它能根据染色结果将所有细菌明确划分为G^+菌和G^-菌两大类。这一分类方式构成了细菌分类与鉴定的坚实基础。

本实验要求掌握细菌涂片标本的制作、细菌染色的基本步骤、革兰氏染色法。

三、实验内容

（一）细菌涂片标本的制作

1. 材料

（1）菌种　大肠埃希菌18～24h斜面培养物、金黄色葡萄球菌18～24h斜面培养物。

（2）其他　载玻片、生理盐水、接种环、酒精灯、吸水纸等。

2. 方法

（1）涂片　取清洁载玻片一块，于载玻片中央滴一小滴生理盐水。用烧灼过且已冷却的接种环以无菌方式沾取菌苔少许置于生理盐水内研磨均匀，涂成直径1～1.5cm的圆形菌膜，菌膜不宜太厚。如果用菌液制作标本片，则可不加生理盐水，直接用灭过菌的接种环取菌液涂抹于载玻片上即可。接种环经火焰灭菌后方可放回原处。

（2）干燥　涂片最好放室温自然干燥；也可将标本片有菌面向上，在火焰上方微微加热烘干，但切勿太靠近火焰，以防高温引起细菌变形。

（3）固定　常用火焰加热固定法，其主要目的是杀死细菌并使菌体较牢固地黏附于载玻片上，在染色时不易被染液和水冲洗掉，同时改变细菌对染料的通透性，利于着色。方法是将干燥后的载玻片有菌面向上，在酒精灯火焰外焰中水平地迅速来回通过3次，注意温度不宜太高，以玻片反面触及手背部皮肤热而不烫为宜。

3. 结果　按上述方法制备的细菌涂片可见在涂抹部位有一层薄而均匀的菌膜。

（二）单染色法

1. 材料

（1）细菌涂片　大肠埃希菌18～24h斜面培养物涂片、金黄色葡萄球菌18～24h斜面培养物涂片。

（2）试剂　吕氏亚甲蓝染色液、复红染色液。

（3）其他　载玻片、生理盐水、接种环、酒精灯、吸水纸、显微镜、香柏油、二甲苯、擦镜纸等。

2. 方法

（1）将涂片置染色架上，滴加吕氏亚甲蓝染色液以覆盖标本为度，染色1～2min后水洗，吸干残留水分。

（2）待染色片干燥后，在已染色的标本片上加香柏油一滴，置显微镜油镜下观察染色结果。

（三）革兰氏染色法

1. 材料

（1）细菌涂片　大肠埃希菌18～24h斜面培养物涂片、金黄色葡萄球菌18～24h斜面培养物涂片。

（2）试剂　结晶紫染液、卢戈碘液、95%乙醇、苯酚复红液。

（3）其他　载玻片、生理盐水、接种环、吸水纸、试管、小滴管、酒精灯、吸水纸、香柏油、二甲苯、擦镜纸等。

2. 方法

（1）初染　将涂片置染色架上，滴加结晶紫染液以覆盖标本为度，1min后用流水冲洗并甩干，切勿先倒掉染液。

（2）媒染　滴加卢戈碘液（媒染剂）于细菌涂片上，维持1min后水洗甩干。媒染主要是增强菌体与染料之间的作用力。

（3）脱色　将乙醇适量滴加于经过媒染的标本上，20～30s后立即用水冲洗甩干。目的在于测知染料与被染菌之间结合的牢固程度，起鉴别细菌的作用。

（4）复染　滴加苯酚复红液使其全部覆盖涂片，1min后水洗甩干。

（5）镜检　染色片干燥后加香柏油一滴，置显微镜油镜下观察染色结果。

3. 结果　G^+菌（金黄色葡萄球菌）经染色呈紫色；G^-菌（大肠埃希菌）染成红色，镜检结果如实验图5-1所示。

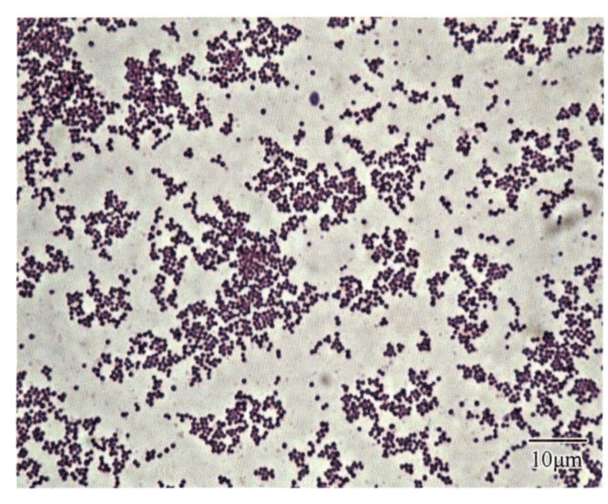

金黄色葡萄球菌（革兰氏染色，1000×）

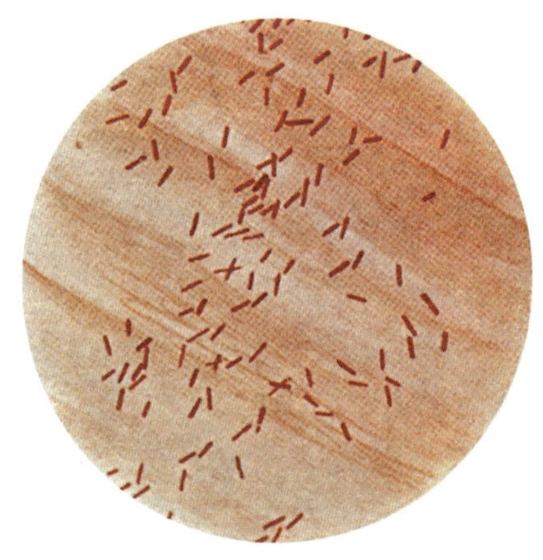

大肠埃希菌（革兰氏染色，1000×）

实验图5-1　革兰氏染色镜检结果

四、思 考 题

1. 标本片在染色前进行固定的意义是什么，有什么注意事项？
2. 革兰氏染色的步骤是什么？革兰氏染色法有何实际意义？染色效果有什么影响因素？

实验6　细菌生化反应

一、实验目的

1. 了解不同的微生物对单糖和双糖的利用能力。
2. 熟悉细菌生化反应中各种培养基的设计。
3. 掌握几种常用生化反应的原理及结果的判定。

二、实验原理

不同细菌产生分解同种糖的酶不完全相同，因此代谢产物也有差别。利用细菌生化反应的现象差异对细菌进行鉴别是鉴别细菌的重要手段。

溴甲酚紫是一种酸碱指示剂，该指示剂在pH中性时显紫色，碱性时呈现深红色，而在酸性时为黄色。操作糖发酵试验时在各试管中加一倒置小管，称为杜氏小管，分装入培养基，高压灭菌后杜氏小管内也充满培养基。接种培养后杜氏小管内收集到的气体则是由微生物在生长过程中产生的。当指示剂溴甲酚紫的颜色由紫色变为黄色时，则表明微生物利用碳源产生了酸性物质。

IMViC试验是以下四个试验名称的缩写：吲哚试验（I）、甲基红试验（M）、VP试验（V）和枸橼酸盐利用试验（C），字母i是为了发音的需要加入的。

1. 吲哚（indole）试验 色氨酸几乎存在于所有的蛋白质中，有些细菌（如大肠埃希菌）具有色氨酸酶，能分解蛋白胨中的色氨酸生成吲哚（靛青质），吲哚与柯氏试剂反应，形成红色的玫瑰吲哚。试验操作必须在48h内完成，否则吲哚进一步代谢，会导致出现阴性结果。

柯氏试剂包含三种成分，即盐酸、异戊醇、对二氨基甲基苯甲醛。盐酸主要是提供一个酸性条件；异戊醇用于浓缩分散在培养基中的吲哚；对二氨基甲基苯甲醛和吲哚在酸性条件下反应形成红色的化合物。

2. 甲基红（methyl red）试验 细菌分解培养基中的葡萄糖后终产物不同，造成培养基的酸碱度不同，甲基红指示剂呈现的颜色不同，因此可以区别不同的细菌。甲基红指示剂的变色范围是pH 4.4（红色）～6.2（黄色）。本试验主要是鉴别大肠埃希菌和产气荚膜梭菌。这两种菌都能分解葡萄糖产生丙酮酸。产气荚膜梭菌能将2分子的丙酮酸脱羧生成1分子的中性乙酰甲基甲醇，所以培养基的pH可在5.4以上，甲基红试剂呈现橘黄色，为甲基红试验阴性；而大肠埃希菌能进一步分解丙酮酸，产生的酸类较多，使培养基的酸碱度在pH 4.5以下甚至更低，故甲基红指示剂呈现红色，为甲基红试验阳性。

3. VP试验 该试验是测定细菌分解葡萄糖后能否产生乙酰甲基甲醇。在碱性条件下，乙酰甲基甲醇可以被氧化成二乙酰，后者可以与培养基含有的蛋白胨中的精氨酸所含的胍基反应，生成红色化合物，称VP试验阳性。试验时加入α-萘酚可以加速这个反应，VP试验和甲基红试验一起是鉴别大肠埃希菌和产气荚膜梭菌的最有效的方法。

4. 枸橼酸盐（citrate）利用试验 另一个区分大肠埃希菌和产气荚膜梭菌的方法是利用枸橼酸盐琼脂培养基。在配制的培养基中仅含有一种碳源即枸橼酸盐。一般的细菌可以利用磷酸二氢铵作为氮源，但不一定能分解枸橼酸盐而获得碳源。因此可以利用细菌能否分解枸橼酸盐而鉴别不同的细菌。能够利用枸橼酸盐者，则能在此培养基上生长，并使培养基变为碱性，培养基中的溴麝香草酚蓝指示剂由绿色变为深蓝色。产气荚膜梭菌可以在该培养基中生长，而大肠埃希菌则不能在上面生长。此外枸橼酸盐利用试验也可以用于检查某些肠道致病菌，如多数的沙门菌可以利用枸橼酸盐，但是伤寒沙门菌和所有志贺菌则不能利用。

三、实验内容

（一）糖发酵试验

1. 实验材料

（1）菌种 大肠埃希菌、伤寒沙门菌新鲜斜面培养物。

（2）培养基 蛋白胨水培养基、葡萄糖、蔗糖、乳糖、麦芽糖、溴甲酚紫指示剂[颜色变化范围是pH 5.2（黄色）～6.8（紫色）]。

（3）其他 接种环、酒精灯、杜氏小管、试管、温箱等。

2. 实验方法

（1）标记 在各试管上标记菌种的名称。

（2）接种 以无菌方式将试验用菌种接入标记好的试管中，同时取空白试管作为对照（不接菌），一起置于37℃温箱中培养24h，48h，5d后观察结果。

（3）记录实验结果。

3. 结果判断 若细菌能分解糖而产酸则能使指示剂变色，用“+”表示；若产生气体用“○”表示（实验图6-1是大肠埃希菌与伤寒沙门菌在含葡萄糖的培养基中的实验现象）；若产酸的同时产气则杜氏小管中有气泡以“⊕”表示；若细菌不分解糖则不能产酸，指示剂不变色，小倒管内也无气泡，则以“-”表示。

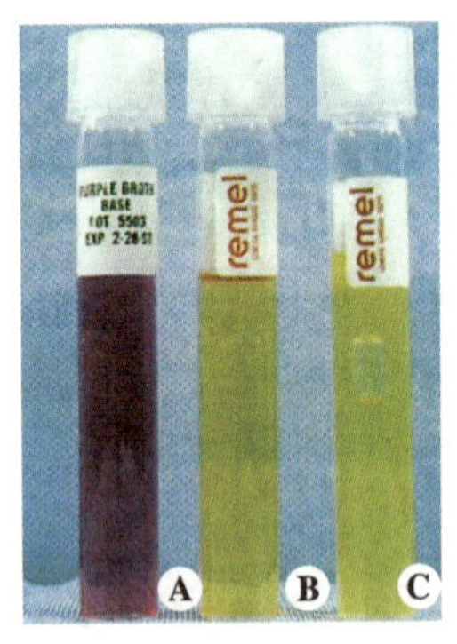

实验图6-1 葡萄糖发酵试验结果
A. 空白对照；B. 伤寒沙门菌+；C. 大肠埃希菌⊕

（二）IMViC 试验

1. 吲哚试验

（1）实验材料

1）菌种：大肠埃希菌、产气荚膜梭菌新鲜斜面培养物。

2）培养基：葡萄糖蛋白胨水培养基。

3）试剂：吲哚试剂（柯氏试剂）。

4）其他：接种环、酒精灯、温箱等。

（2）实验方法

1）分别以无菌的方法接种大肠埃希菌、产气荚膜梭菌于蛋白胨水培养基中，做好标记，置37℃温箱中培养48h。

2）取出后每管滴加10滴吲哚试剂，观察结果。

（3）实验结果 形成玫瑰红色吲哚为阳性，不能产生吲哚，加入试剂不呈红色为阴性，如实验图6-2所示。

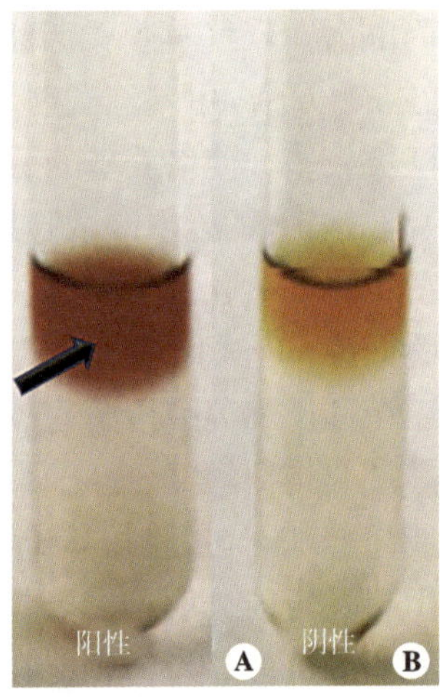

实验图6-2 吲哚试验结果
A. 大肠埃希菌；B. 产气荚膜梭菌

2. 甲基红试验

（1）实验材料

1）菌种：大肠埃希菌、产气荚膜梭菌新鲜斜面培养物。

2）培养基：葡萄糖蛋白胨水培养基。

3）试剂：甲基红试剂。

4）其他：接种环、酒精灯、温箱等。

（2）实验方法

1）分别以无菌的方法接种大肠埃希菌、产气荚膜梭菌于葡萄糖蛋白胨水培养基中，做好标记，置37℃温箱中培养48h。

2）取出后分别滴加甲基红试剂2～3滴，立即观察结果。

3）结果判断：加入甲基红试剂后呈红色者为阳性，呈橘黄色者为阴性，如实验图6-3所示。

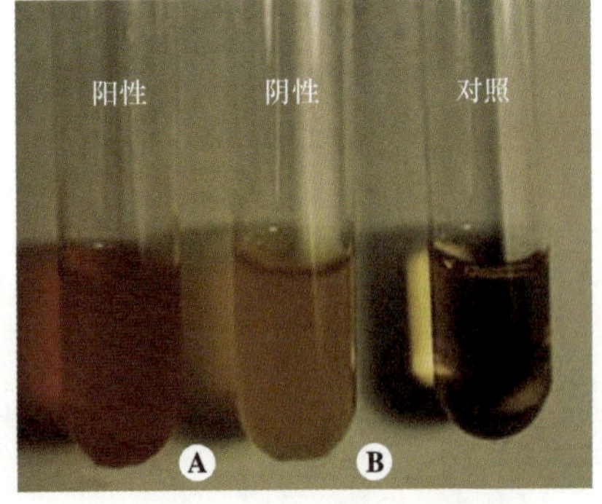

实验图6-3 甲基红试验结果
A. 大肠埃希菌；B. 产气荚膜梭菌

3. VP（Voges-Proskauer）试验

（1）实验材料

1）菌种：大肠埃希菌、产气荚膜梭菌新鲜斜面培养物。

2）培养基：葡萄糖蛋白胨水培养基。

3）试剂：40%氢氧化钾溶液，6% *α*-萘酚酒精溶液。

4）其他：接种环、酒精灯、温箱等。

（2）实验方法

1）分别以无菌的方法接种大肠埃希菌、产气荚膜梭菌于葡萄糖蛋白胨水培养基中，做好标记，置37℃温箱中培养48h。

2）取出后分别滴加40%氢氧化钾溶液10～20滴，摇匀，再各滴加等量的6% α-萘酚酒精溶液，静置15min后观察结果。

（3）结果判断　若所有试管均无红色，稍微加热后，再观察结果。产生红色化合物为阳性，实验图6-4为实验结果。

4. 枸橼酸盐（citrate）利用试验

（1）实验材料

1）菌种：大肠埃希菌、产气荚膜梭菌新鲜斜面培养物。

2）培养基：枸橼酸盐斜面培养基。

3）其他：接种环、酒精灯、温箱等。

（2）实验方法　分别以无菌的方法接种大肠埃希菌、产气荚膜梭菌于枸橼酸盐斜面培养基中，做好标记，置37℃温箱中培养24～48h。

（3）结果判断　培养基变为深蓝色为阳性，不变色为阴性，结果如实验图6-5所示。

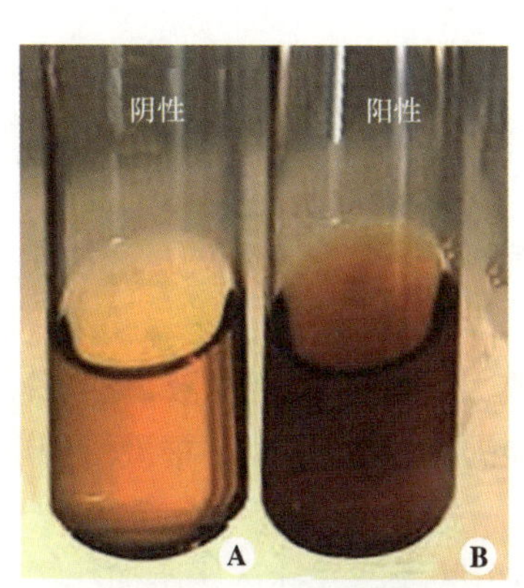

实验图6-4　VP试验结果
A. 大肠埃希菌；B. 产气荚膜梭菌

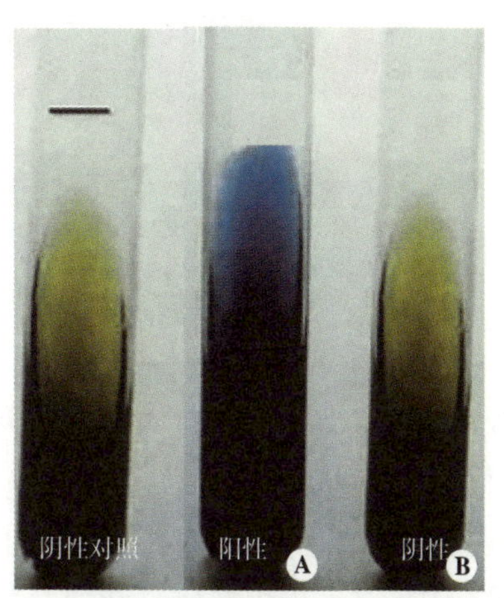

实验图6-5　枸橼酸盐利用试验结果
A. 产气荚膜梭菌；B. 大肠埃希菌

四、思考题

1. 简述糖发酵试验的原理。
2. 设置对照管有什么意义？
3. 细菌的生化反应有什么实际意义？
4. IMViC试验包含了哪几个试验？
5. 大肠埃希菌与产气荚膜梭菌都是革兰氏阴性杆菌，可以利用哪些生化反应进行区分，原理是什么？

实验7　药物的体外抗菌试验

一、实验目的

1. 了解抗生素对微生物的抑制或杀伤作用。
2. 熟悉药物体外抗菌活性的测定方法。

二、实验原理

药物的体外抗菌活性测定，作为临床用药指导和新药研发的关键环节，广泛应用于抗菌药物筛选、药物敏感试验及抗菌谱测定等多个方面。在诸多测定方法中，琼脂扩散法因其简便有效而被广泛采用，作为评估药物体外抗菌作用的主要手段。

琼脂扩散法可以初步判断药物抗菌能力的强弱。通常是将药物适当稀释后，加入含有敏感试验菌的混菌平板表面，药物在培养基中扩散，在一定的浓度范围内药物周围的试验菌的生长受到抑制，从而形成抑菌圈。根据抑菌圈的大小判断药物抑菌能力的强弱。

三、实验内容

1. 实验材料

（1）菌种　金黄色葡萄球菌、大肠埃希菌。

（2）培养基　营养琼脂培养基、肉汤培养基、斜面培养基。

（3）药物　青霉素、链霉素、阿奇霉素、诺氟沙星。

（4）试剂　无菌生理盐水。

（5）其他　无菌培养皿、无菌移液管、无菌试管、接种环、酒精灯、牛津杯、记号笔、电子称、温箱、无菌小镊子、无菌吸管、游标卡尺等。

2. 实验方法

（1）药品的配制　称取或吸取适量药品，用无菌生理盐水配制成1000U/ml的原液，再将原液进一步稀释成2U/ml的稀释液，待用。

（2）试验菌株的培养　选择敏感的金黄色葡萄球菌和大肠埃希菌在斜面培养基上培养后，再接种至肉汤培养基中，37℃培养16～20h，备用。

（3）混菌平板的制备　吸取1ml金黄色葡萄球菌或大肠埃希菌培养液，加入冷却到50℃左右的100ml营养琼脂培养基中，转动三角瓶，使菌和培养基混合均匀，用无菌移液管吸取20ml混菌培养基于无菌培养皿中，冷凝后制得混菌平板。

（4）加牛津杯　用记号笔把培养皿底部均匀分成四个区域，并标注好所加药物的名称。用无菌小镊子夹住牛津杯的上部，将其分别轻放在四个区的中央位置，用镊子轻按牛津杯，使其与培养基表面紧密接触。

（5）加药液　用无菌吸管吸取不同的药液，加入相应的牛津杯中。各种药物的加量要一致。

（6）结果记录　放在37℃温箱中培养18～20h，用游标卡尺测量抑菌圈的直径并记录数据，记录不同药物对相同（或不同）菌抑制能力的强弱。抑菌圈直径的大小与抗生素的抑菌能力成正比。

四、思考题

1. 利用琼脂扩散法能否测定药物的最小抑菌浓度？应如何设计实验？
2. 药物体外抗菌试验还有哪些方法？

实验8　抗生素的效价测定

一、实验目的

1. 了解微生物学测定法测定抗生素效价的基本原理。
2. 熟悉管碟法（二剂量法）的基本操作流程。

二、实验原理

抗生素效价的微生物学测定法，是一种基于抗生素对特定微生物抗菌性能的特性，以测定抗生素含量的科学方法。该方法主要包括稀释法、比浊法、扩散法三大类，其中扩散法中的管碟法应用最为广泛。管碟法的基本原理，是依据抗生素在琼脂平板培养基中的扩散渗透效应，通过对比标准品与供试品对试验菌所形成抑菌圈的大小来评估并测定供试品的效价。具体而言，抑菌圈的直径与抗生素的浓度成正比，通过比较抑菌圈的大小，可进一步计算出供试品中抗生素的效价。

在管碟法的实际操作中，二剂量法尤为常用。该方法首先需要将已知效价的抗生素标准品与未知效价的供试品进行相同倍数的稀释处理。随后，分别取这两种物质的高、低两种浓度稀释液，加入含有高敏感度试验菌的平板培养基表面的牛津杯中。经过培养后，在抗生素有效扩散的浓度范围内，会形成透明的无菌生长区域，即抑菌圈。最后，通过分别测量标准品与供试品所形成的抑菌圈大小，并将其代入效价计算公式中，即可精确计算出供试品的效价。

三、实验内容

（一）实验材料

1. 菌株 金黄色葡萄球菌[CMCC（B）26003]。

2. 培养皿 直径90mm，深20mm。要求皿底平坦。

3. 培养基 营养琼脂培养基、肉汤培养基等。

4. 抗生素 青霉素标准品、青霉素供试品。

5. 试剂 K_2HPO_4、KH_2PO_4。

6. 其他 牛津杯、无菌滴管、小镊子、无菌移液管（1ml、5ml）、1000ml容量瓶、蒸馏水、电子称、温箱、游标卡尺等。

（二）实验方法

1. 标准品与供试品抗生素溶液的配制

pH 6.0磷酸盐缓冲液的配制：精确称取K_2HPO_4 2.0g、KH_2PO_4 8.0g置于1000ml的容量瓶中，加少量蒸馏水使溶解后，补加蒸馏水定容至刻度。115℃灭菌30min。

精确称取青霉素标准品6mg，用pH 6.0的磷酸盐缓冲液配制成一定浓度的原液，再将此原液稀释成2U/ml和0.5U/ml的溶液。青霉素供试品用同样的方法配制成高、低两种浓度的溶液。

2. 金黄色葡萄球菌菌悬液的制备 取金黄色葡萄球菌[CMCC（B）26003]接种于新鲜营养琼脂培养基斜面上，37℃培养18～20h后，再转接于肉汤培养基中，37℃培养18～20h，取出备用。

3. 含菌平板的制备

（1）用无菌大口移液管吸取20ml已熔化的普通琼脂培养基置于无菌平皿中，放平待凝。

（2）用1ml无菌移液管吸取金黄色葡萄球菌培养液1.0ml，加入到48℃保温的100ml普通琼脂培养基中，摇匀后用无菌移液管吸取4.0ml加至已凝固的底层培养基上，立即摇匀，制成薄层含菌平板。

4. 效价测定方法

（1）待培养基完全凝固后，按实验图8-1分成四个区域，并做好标记。在每一个区域正中放置一个牛津杯，用小镊子轻按牛津杯使其与培养基紧密接触，但不能穿破培养基。

（2）分别用无菌滴管把四个浓度的药液加到相应的牛津杯中，不要使药液溢出杯外，并且四个杯中药液的量要尽可能相等。

（3）换上陶土盖，放在37℃温箱中培养18～20h后，用游标卡尺精确测量抑菌圈的直径并记录数据。

（4）效价的计算 二剂量法也称为平行线法、四点定线法。该法计算的统计基础是根据抗生素浓度的对数值与抑菌圈直径成直线函数关系，且标准品与供试品性质相同。当浓度不同时，标准品、供试品的直线原则上相互平行，因而根据两直线间的差数推导出下列公式：

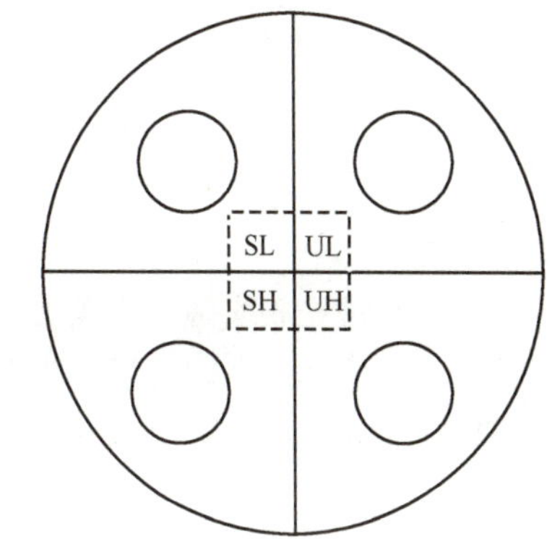

实验图8-1 二剂量法测抗生素的效价

$$\lg\theta=\frac{(\mathrm{UH}+\mathrm{UL})-(\mathrm{SH}+\mathrm{SL})}{(\mathrm{SH}+\mathrm{UH})-(\mathrm{SL}+\mathrm{UL})}\cdot\lg\frac{H}{L}$$

$$P_u=\theta\cdot P_s$$

式中：SH为标准品的高浓度稀释液的抑菌圈直径；SL为标准品的低浓度稀释液的抑菌圈直径；UH为供试品的高浓度稀释液的抑菌圈直径；UL为供试品的低浓度稀释液的抑菌圈直径；θ为相对效价（供试品效价与标准品效价之比）；P_s为标准品的效价；P_u为供试品的效价。

（三）实验结果

为了减少实验误差，一般平行做4个平皿，计算出每个浓度的平均直径，代入上述公式，计算出供试品的效价。

计算实例：

有一青霉素供试品，估计效价为1670U/ml，将供试品稀释成2U/ml和0.5U/ml（估计值）两种浓度的稀释液。将已知效价为1670U/ml的标准品配制成2U/ml和0.5U/ml两种浓度的工作液，通过试验，得到的抑菌圈直径结果见实验表8-1。

实验表8-1　抑菌圈直径结果

培养皿号	不同浓度的抑菌圈直径（mm）			
	UH	UL	SH	SL
1	24.0	18.0	24.3	18.0
2	24.0	18.5	24.0	18.0
3	24.0	18.0	24.5	18.5
4	24.5	18.0	24.0	18.0
平均值	24.1	18.1	24.2	18.1

将实验表8-1中各数值代入上述计算公式：

$$\lg\theta=\frac{(24.1+18.1)-(24.2+18.1)}{(24.2+24.1)-(18.1+18.1)}\times\lg\frac{4}{1}=\frac{-0.1}{12.1}\times\lg 4=-0.0050$$

$$\theta=0.989$$

$$P_u=\theta\cdot P_s=0.989\times1670=1651.63\ \mathrm{U/ml}$$

四、思 考 题

1. 抗生素效价测定中的影响因素有哪些？
2. 影响抑菌圈大小和清晰度的因素有哪些？

实验9　放线菌和真菌的形态结构观察

一、实验目的

1. 熟悉常见放线菌、真菌的形态结构特征。
2. 熟悉插片法和印片法观察菌丝和孢子的形态。
3. 观察放线菌、酵母菌和霉菌的形态结构。

二、实验原理

放线菌属于原核单细胞微生物，其细胞的基本结构和细菌相似。放线菌具有分枝状的菌丝体和孢子结构，菌丝体包括基内菌丝和气生菌丝，孢子通常呈现圆形、椭圆形、杆形等，并且具有各种颜色，孢子的形态和颜色常作为放线菌分类和鉴定的重要依据。

真菌是真核细胞型微生物，常见的有酵母菌和霉菌等。酵母菌属于单细胞真菌，个体比细菌大，有圆形、卵圆形等，无性繁殖方式包括芽殖、裂殖等，有性繁殖时形成子囊孢子。霉菌是多细胞真菌，也具有菌丝体和孢子结构。菌丝比放线菌粗，孢子可分为有性孢子和无性孢子。

三、实验内容

（一）实验材料

1. 菌种 链霉菌、啤酒酵母、青霉菌的培养物。

2. 试剂 亚甲蓝染色液、香柏油、二甲苯等。

3. 其他 载玻片、盖玻片、擦镜纸、酒精灯、显微镜、无菌接种环、小镊子等。

（二）实验方法

1. 酵母菌的形态观察

（1）在载玻片中央滴加一滴亚甲蓝染色液，用无菌接种环取啤酒酵母培养物少许，置于亚甲蓝染色液中研磨均匀。

（2）用小镊子取一块洁净盖玻片，先将盖玻片的一侧与液体接触，慢慢将盖玻片放下，尽量避免产生气泡，标本片静置2min。

（3）先用低倍镜观察，再用高倍镜观察，有时可观察到芽殖情况，记录酵母菌的形态。

2. 印片法观察链霉菌和青霉菌

（1）取培养好的链霉菌和青霉菌平板，用无菌盖玻片在菌苔表面轻轻按压，盖玻片上即印取了孢子和孢子丝。

（2）在载玻片上滴加亚甲蓝染色液，将盖玻片印有孢子的一面向下置于亚甲蓝染色液中，静置2min，孢子即可着色。

（3）用油镜观察孢子、孢子丝的形态结构，记录观察结果。

3. 插片法（实验图9-1） 观察链霉菌和青霉菌的菌丝和孢子形态。

（1）将菌种均匀涂布在相应的平板培养基上。以无菌方式用镊子夹住无菌盖玻片斜插入平板培养基中，插入深度为盖玻片高度的1/2或1/3。

（2）28℃温箱中培养5～7d。

（3）以无菌方式用镊子取出盖玻片放在载玻片上，用高倍镜或油镜观察菌丝或孢子的形态，记录观察结果。

实验图9-1 插片培养
左：链霉菌；右：青霉菌

四、思考题

1. 简述放线菌、酵母菌、霉菌的形态结构。
2. 比较放线菌、霉菌的菌丝和孢子的区别。

实验10 微生物的分布

一、实验目的

1. 学会土壤微生物的检测方法，了解土壤中微生物的数量和组成。

2. 学会并掌握检定和计数空气中微生物的基本方法。

3. 通过实验证明自然环境的空气、水、土壤中都存在大量的微生物，在人体体表也存在许多微生物。

二、实验原理

微生物适应环境的能力极强，种类多，繁殖速度快，在土壤、水、空气中以及人体的皮肤黏膜以及与外界相通的腔道中，均存在着大量的微生物。这些微生物大多数对人类无害，甚至直接或间接地对人类有益。

土壤是微生物在自然界生活最适宜的环境。它具有微生物所需要的一切营养物质和微生物进行生长繁殖及生存的各种条件，所以土壤中微生物的数量和种类都很多，它们参与土壤中的氮、碳、硫、磷等元素的循环。此外，土壤中微生物的活动对土壤形成、土壤肥力和作物生产都有非常重要的作用。因此，查明土壤中微生物的数量和组成情况，对发掘土壤微生物资源和对土壤微生物实行定向控制无疑是十分必要的。

空气中直接可利用的营养物质和水分有限，不是微生物生长繁殖的理想环境，因此空气中没有固定的微生物种类。它主要通过土壤尘埃、小水滴、人和动物体表的干燥脱落物、呼吸道的排泄物等被带入空气。由于微生物能产生各种休眠体，故可在空气中存活相当长的时间。空气中微生物的种类，主要是真菌和细菌。其数量取决于所处的环境和飞扬的尘埃量。空气中微生物的检测方法很多，沉降法是最常用的一种方法。

人体皮肤表面微生物的检查，通常选取一个手指为代表，模仿外科洗手法进行清洗、消毒后，通过培养检测皮肤表面的微生物。

三、实验内容

（一）材料和仪器

1. 培养基 牛肉膏蛋白胨琼脂培养基（培养细菌）、高氏一号培养基（培养放线菌）、沙氏琼脂培养基（培养霉菌）等。

2. 试剂 无菌水、2.5%碘酒、75%酒精、无菌生理盐水、5%苯酚溶液、80%乳酸等。

3. 其他 新鲜土壤样品、水样品、肥皂、镊子、酒精灯、酒精棉球、无菌吸管、酒精灯、记号笔、无菌干棉球、电子称、称量纸、温箱、涂布棒、锥形瓶、玻璃珠、无菌移液管、试管、无菌培养皿等。

（二）方法和步骤

1. 土壤微生物的检测

（1）土壤样品的连续稀释 取新鲜土壤样品1g，在酒精灯火焰旁加到一个装有99ml无菌水的锥形瓶中（锥形瓶内装有适量玻璃珠），将锥形瓶振荡数十次使土壤与水充分混匀，将菌分散，即为10^{-2}菌悬液。然后用无菌移液管吸取1ml 10^{-2}的菌液置于装有9ml无菌生理盐水的试管中，即得到10^{-3}菌悬液，用同样的方法将菌悬液进一步稀释。一直稀释到合适的稀释倍数（使接种1ml菌液的培养皿平板上出现30～300个菌落）。

（2）根据样品中各种微生物的数量选择合适的稀释度，每种选择三个稀释度，每个稀释度接种两个培养皿。选择出合适的稀释度后，用无菌移液管吸取1ml菌悬液置于无菌培养皿中。

（3）将已灭菌的培养基熔化后冷却至50℃左右倒入培养皿中，每皿15～20ml，迅速盖上皿盖，轻轻旋转，使培养基和菌悬液充分混匀，凝固后，制成平板，将培养皿倒置于培养箱中培养。

分离放线菌时，制备平板前在培养基中加入5%苯酚溶液2滴，以抑制细菌生长，于25～30℃温箱中培养7～10d观察。霉菌分离，在制备平板前在培养基中加入80%乳酸数滴，于25～30℃温箱中培养3～4d天观察。细菌在37℃培养24h观察。

（4）记录实验结果。

2. 空气中微生物的检测

（1）将牛肉膏蛋白胨琼脂培养基、沙氏琼脂培养基、高氏一号培养基熔化后，各倒四个平板。

（2）将上述三种培养皿在室内合适的位置打开皿盖，分别暴露于空气中5min、10min。

（3）牛肉膏蛋白胨平板于37℃倒置培养1d；沙氏琼脂平板和高氏一号培养基倒置于28℃培养，分别培养3～4d和7～10d后各自计算其菌落数，观察菌落形态、颜色。

（4）计算1m^{3}空气中微生物的数量并记录实验结果。

通常认为暴露在空气中5min，面积为100cm^{2}的平板培养基，相当于10L空气中的细菌数。计算公式如下：

$$\text{空气中细菌总数（CFU/m}^3\text{）}=\frac{5\times100\times1000\times N}{10\times A\times T}$$

式中：A为平板面积（cm^2）；T为平板暴露时间（min）；N为平板菌落数（CFU）。

3. 水中微生物的检测

（1）用无菌移液管吸取0.1ml水样，分别加到各种培养基平板上，用无菌涂布棒涂布均匀，盖上皿盖后做好标记。

（2）牛肉膏蛋白胨平板于37℃倒置培养1d；沙氏琼脂平板和高氏一号培养基倒置于28℃分别培养3～4d和7～10d后各自计算其菌落数，观察菌落形态、颜色。

（3）记录实验结果。

4. 皮肤表面微生物的检测

（1）取营养琼脂平板培养基一个，用记号笔把皿底分成三等份，分别标注1、2、3。

（2）以左（或右）手示指为代表进行检查。在未洗手前用示指在1区内“之”字形划线，勿划破培养基，盖好皿盖。

（3）用肥皂清洗该手指至少3min，以流水冲洗干净，用无菌干棉球擦干该手指后，在2区内“之”字形划线，盖好皿盖。

（4）用酒精棉球对该手指消毒后，在3区内“之”字形划线，盖好皿盖。

（5）置于37℃温箱中培养48h，观察并记录实验结果。

四、思 考 题

1. 用稀释法进行微生物计数时，怎样保证结果的准确性并防止污染？
2. 为什么在霉菌计数时要加入几滴80%乳酸？

实验11　灭菌制剂的无菌检查

一、实验目的

1. 掌握常用注射剂的无菌检查方法。
2. 了解无菌检查常用的几种常用培养基。

二、实验原理

无菌检查法是检查药品质量是否合格的一种方法，各种注射剂、手术制剂、眼科制剂都必须保证无菌，符合《中国药典》的相关规定，应严格执行。对于不同性质的药品无菌检查的方法不完全相同。一般的药品采用直接接种法，油性药品在培养基中预先加入表面活性剂，对于抗菌药品要先采用合适的方法去除其抗菌活性。

三、实验内容

（一）实验材料

1. 待检药品 肝素钠注射液。

2. 培养基 需氧菌培养基、真菌培养基（胰酪大豆胨液体培养基）、厌氧菌培养基（硫乙醇酸盐液体培养基）等。

3. 试剂与用具 无菌生理盐水、无菌吸管、试管、注射器、针头、酒精棉球、温箱等。

4. 菌种

（1）金黄色葡萄球菌[*Staphylococcus aureus*，CMCC（B）26003]菌液 用无菌接种环取金黄色葡萄球菌的新鲜斜面培养物1环，接种至需氧菌培养基中，30～37℃培养16～20h，用无菌生理盐水稀释成10^{-6}菌悬液。

（2）生孢梭菌[*Clostridium sporogenes*，CMCC（B）64941]菌液 用无菌接种环取生孢梭菌的新鲜斜面培养物1环，接种至厌氧菌培养基中，30～35℃培养18～24h，用无菌生理盐水稀释成10^{-5}菌悬液。

（3）白念珠菌[*Candida albicans*，CMCC（B）98001]菌液 用无菌接种环取白念珠菌的新鲜斜面培养物1环，接种至真菌培养基中，20～25℃培养24h，用无菌生理盐水稀释成10^{-5}菌悬液。

（二）实验方法

1. 以无菌操作方法分别吸取对照菌液、待检药品、无菌生理盐水各1ml，加入盛有15ml培养基的试管中，摇匀。

2. 需氧菌培养基和厌氧菌培养基置于30～35℃的温箱中培养，真菌培养基置于20～25℃的温箱中培养。

3. 培养期间应逐日检查是否有菌生长，结果记录在实验表11-1中，阳性对照24h内应有菌生长。

4. 结果判断 当阳性对照管浑浊并证实的确有菌生长，阴性对照管无菌生长时，试验管需氧菌、厌氧菌及霉菌培养基管均为澄清或浑浊，但经镜检证实无菌生长，则可判定为待测药品无菌检验合格（实验表11-1）。

实验表11-1 无菌检验（培养基分装量15ml，接种量1ml）

培养基	接种	培养时间（d）	结果
需氧菌培养基	金黄色葡萄球菌	1	
需氧菌培养基	阴性对照	7	
需氧菌培养基	肝素钠注射液	7	
厌氧菌培养基	生孢梭菌	14	
厌氧菌培养基	阴性对照	14	
厌氧菌培养基	肝素钠注射液	14	
真菌培养基	白念珠菌	14	
真菌培养基	阴性对照	14	
真菌培养基	肝素钠注射液	14	

四、思考题

1. 哪些药物需要进行无菌检查？
2. 抗菌药物应如何进行无菌检查？

实验 12　微生物的限度检查

一、实验目的

1. 掌握检查药品细菌总数和霉菌总数的测定方法。
2. 了解药物中控制菌的检查方法。

二、实验原理

口服药及外用药物不需要达到绝对无菌的要求，按照《中国药典》的规定只需要限制微生物的种类和数量。包括细菌总数的检查，霉菌总数的检查，大肠埃希菌、金黄色葡萄球菌、铜绿假单胞菌、沙门菌等病原菌的检查及活螨的检查。本实验主要介绍细菌总数、霉菌总数及酵母菌总数的检查方法。

三、实验内容

（一）实验材料

1. 药物　川贝枇杷糖浆。

2. 培养基　0.001%TTC 营养琼脂培养基、玫瑰红钠琼脂培养基、酵母浸出粉胨葡萄糖琼脂培养基等。

3. 试剂及用具　无菌生理盐水、无菌吸管、无菌培养皿、无菌试管等。

（二）实验方法

1. 药物配制　在无菌条件下将川贝枇杷糖浆摇匀，用吸管吸取10ml并加入到90ml无菌生理盐水中制备成1∶10的供试液；取1ml供试液置于9ml无菌生理盐水中制备成1∶100的稀释液，同样的方法制备成1∶1000、1∶10 000的稀释液。

2. 细菌总数的测定　分别吸取各稀释度的稀释液1ml置于无菌平皿中，加入15ml冷却至45～50℃的营养琼脂培养基混匀，每个稀释度2～3个平皿。琼脂凝固后于37℃温箱中倒置培养48h。

3. 霉菌总数的测定　分别吸取各稀释度的稀释液各1ml置于无菌平皿中，加入15ml冷却至45～50℃的玫瑰红钠琼脂培养基混匀，每个稀释度2～3个平皿。琼脂凝固后于25～28℃温箱中倒置培养72h。

4. 酵母菌总数的测定　分别吸取各稀释度的稀释液各1ml置于无菌平皿中，加入15ml冷却至45～50℃的酵母浸出粉胨葡萄糖琼脂培养基混匀，每个稀释度2～3个平皿。琼脂凝固后于25～28℃温箱中倒置培养72h。

5. 菌落计数　结果记录在实验表12-1中。细菌、霉菌、酵母菌总数如果在限量之内则供试品合格，如果超过限量则不合格。

实验表 12-1　实验结果

菌	不同稀释度菌落数				菌数（ml）
	1∶10	1∶100	1∶1000	1∶10 000	
细菌					
霉菌					
酵母菌					

四、思　考　题

1. 在实验操作过程中，应该注意哪些事项？
2. 为什么要对药品进行细菌及真菌的检查？

实验13　土壤中放线菌的分离

一、实验目的

1. 掌握高氏一号培养基的主要成分。
2. 掌握采集土样的要求和方法。
3. 掌握稀释倒平板法从土壤中分离放线菌的基本原理和基本操作技术。

二、实验原理

放线菌是指能形成分枝丝状体或者菌丝体的一类革兰氏阳性菌，常见的放线菌大多能形成菌丝体，紧贴培养基表面或深入培养基内生长的称基内菌丝（简称基丝），基丝长到一定程度还能向空气中生长出气生菌丝（简称气丝），并进一步分化产生孢子丝以及孢子。有的放线菌只产生基丝而无气丝。能否产生菌丝体及由菌丝体分化产生的各种形态特征是放线菌分类鉴定的重要依据。

迄今为止，已发现的抗生素有80%来自于放线菌，所以放线菌是重要的抗生素产生菌，主要分布在土壤中，其数量仅次于细菌，一般在中性偏碱、有机质丰富、通气性好的土壤中含量较多。由于土壤中的微生物是各种不同种类微生物的混合体，为了研究某种微生物，就必须把它们从这些混杂的微生物群体中分离出来，从而获得某一菌株的纯培养物。分离放线菌常用稀释倒平板法。根据放线菌的营养、酸碱度等条件要求，常选用合成培养基或有机氮培养基。如果培养基成分改变，或土壤预先处理（120℃热处理1h），或加入某种抑制剂（如加数滴10%酚等），都可以使细菌、霉菌出现的数量大大减少，从而淘汰了其他杂菌。再通过稀释法，使放线菌在固体培养基上形成单独菌落，并可得到纯菌株。

本实验使用高氏一号培养基进行放线菌的培养，配方中碳源为可溶性淀粉，氮源为KNO_3，NaCl、$K_2HPO_4 \cdot 3H_2O$、$MgSO_4 \cdot 7H_2O$作为无机盐，$FeSO_4 \cdot 7H_2O$提供铁离子等作为微生物的微量元素。

三、实验材料

已配制灭菌好的高氏一号培养基，无菌培养皿，小铲，培养箱、乳钵、无菌牛皮纸、三角瓶、玻璃珠、无菌生理盐水、无菌试管、无菌吸管、标签、记号笔、无菌刮棒等。

四、操作步骤

1. 采土　选择适宜采样地点，取5～10cm深处的土壤约100g，装入无菌牛皮纸袋中，并注明采样日期、地点、采样人姓名等。

2. 土样稀释　将土样放入用酒精擦拭过的乳钵中，除去石块、草根、研磨压碎后，称土样10g放入装有玻璃珠的三角瓶中并用无菌生理盐水定容至100ml，振荡10～20min，使土样中的菌体、芽孢或孢子均匀分散，得到10^{-1}土壤稀释液，静置30s。另取试管5支分别编号10^{-2}、10^{-3}、10^{-4}、10^{-5}、10^{-6}，每支均加入9ml无菌生理盐水，用无菌吸管无菌操作取10^{-1}土壤稀释液1ml加入编号10^{-2}的无菌试管中，并吹吸吸管2～3次，使与9ml水混匀，得到10^{-2}土壤稀释液。依此类推，直到稀释至10^{-6}的试管中（每个稀释度换1支无菌吸管，见实验图13-1）。

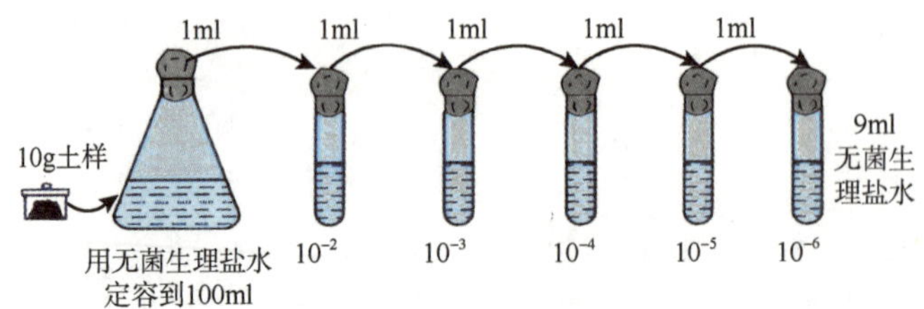

实验图13-1　土壤样品的系列稀释示意图

3. 稀释倒平板法分离土壤中的放线菌 取15套无菌培养皿，在皿底贴上标签，注明土壤稀释液的稀释度（10^{-2}、10^{-3}、10^{-4}、10^{-5}、10^{-6}）、组别、姓名、操作日期等。每个稀释度做3个培养皿。然后在每皿中倒入已熔化并冷至50℃左右的高氏一号培养基15～20ml，待冷凝成平板。

用无菌吸管从浓度最小稀释液开始，每次吸取0.5ml加到一组相应编号（10^{-6}）的高氏一号培养基上（每次吸取前，吸管要在液体内吹吸几次），再依次将10^{-5}、10^{-4}、10^{-3}、10^{-2}的土壤稀释液加到相应平板上，每一个稀释度做3个平皿。用无菌刮棒（从浓度小的稀释液开始）将加入平板培养基上的土壤稀释液在整个平板表面涂匀。

4. 接种完毕，将平皿倒置于28℃恒温箱培养7d，培养基上会出现微生物菌落。如果菌落的硬度较大，干燥致密，且与基质紧密结合，不易被针挑起，这就是放线菌菌落。

五、实验报告

观察平板长出的菌落，找出具有放线菌特征的菌落并描述其大小、形状、表面、基内菌丝的颜色、气生菌丝（颜色及状态）、可溶性色素等。

六、思考题

1. 高氏一号培养基的主要成分有哪些，分别起什么作用？
2. 采集土样时为什么要取5～10cm处土壤？
3. 接种前为什么要做土样的系列稀释？
4. 放线菌的菌落有哪些特征？

实验14 甜酒酿的制作

一、实验目的

1. 通过甜酒酿的制作了解酿酒的基本原理。
2. 掌握甜酒酿的制作技术。

二、实验原理

酒酿是我国传统的发酵食物，主要以糯米经蒸煮、加曲、糖化、发酵而成，香甜可口，营养丰富。酒酿制作用的是甜酒曲，在发酵过程中糖化菌（根霉菌）首先将糯米中的淀粉分解成葡萄糖，接着酵母菌又将葡萄糖转化成酒精，从而赋予甜酒酿特有的香气和风味。酒曲中的根霉菌和酵母菌相互协作才能完成酒酿的制作，其比例也是有严格要求的。随着发酵时间延长，甜酒酿中的糖度下降，酒度提高，故适时结束发酵是保持甜酒酿口味的关键。

实验过程中应严格无菌操作，制作甜酒酿的器具都要清洗干净，淋洗的水要用白开水或纯净水，尽量避免杂菌污染。

三、实验仪器及材料

蒸锅、糯米、甜酒曲、带盖的器皿等。

四、实验方法

1. 将糯米淘洗干净，用水浸泡5～24h，根据环境温度决定浸泡时间，直至浸泡好的糯米能用手指碾碎，捞起沥干，置于蒸锅内蒸熟。

2. 用冷开水或纯净水淋洗蒸熟的糯米饭使其降温至30℃左右（以防烫死酒曲中的微生物），做到米粒之间不粘连为好。

3. 将甜酒曲均匀撒入糯米中（安琪甜酒曲8g/2～2.5kg米），加入适量白开水拌匀，将搅拌好的糯米装入干净的器皿并用手压紧，中间用手指戳出一个小坑，便于观察出酒的情况。器皿应做好消毒，以防杂菌污染。

4. 密封好器皿，30℃温暖环境进行发酵36～48h，有酒香味即可食用（实验图14-1）。

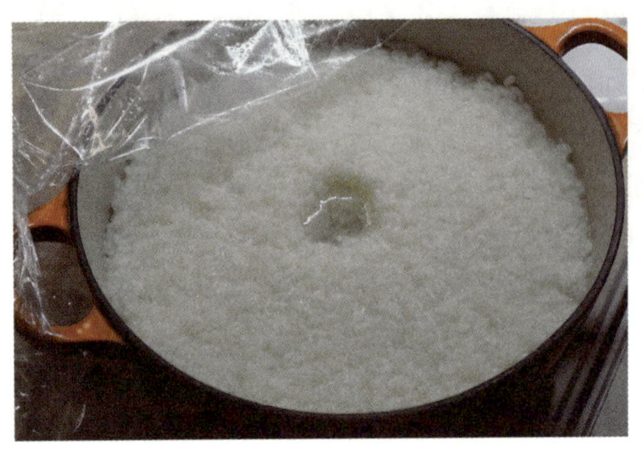

实验图14-1 发酵中的甜酒酿

五、思考题

1. 如果发现制成的甜酒酿上有白花花的毛状物，是否意味着污染了杂菌？
2. 甜酒酿制作过程中有哪些注意点？

实验15 噬菌体的分离纯化及效价测定

一、实验目的

1. 掌握噬菌体分离纯化的原理及方法。
2. 掌握双层琼脂平板法测定噬菌体效价的操作技能。
3. 了解检查噬菌体的方法及效价测定的原理。

二、实验原理

噬菌体是一类专门感染细菌、真菌、放线菌等微生物的病毒。由于它们能够导致宿主细胞裂解，因此得名噬菌体。噬菌体具有高度的宿主特异性，并且分布广泛，几乎在所有含有细菌的环境中都能发现相应的噬菌体。当强效噬菌体感染敏感细菌时，会迅速引发细菌裂解，释放出大量子代噬菌体，这些子代噬菌体随后继续扩散并感染周围的细胞。因此，在液体培养基中，噬菌体能够使原本浑浊的菌悬液变得清澈透明；在固体培养基（如平板）上，噬菌体的存在会形成肉眼可见的空斑，即噬菌斑。掌握噬菌体的这些特性对于研究噬菌体的生物学特性、开发新的抗病毒药物以及监测工业生产中的噬菌体污染等都具有重要的意义。

噬菌体的效价是指在1ml样品中所含有的具有侵染能力的噬菌体粒子数量。通常，效价的测定采用双层琼脂平板法进行。在含有特定宿主细菌的琼脂平板上，每个噬菌体通常会产生一个噬菌斑。因此，通过计算一定体积的噬菌体培养液中出现的噬菌斑数量，可以推算出噬菌体的效价。由于该方法产生的噬菌斑形态和大小较为统一，并且清晰度较高，因此计数结果相对准确，该方法得到了广泛应用。

三、实验材料

1. 菌种 敏感指示菌（大肠埃希菌斜面培养物，37℃培养18h）、大肠埃希菌噬菌体（采自阴沟或粪池污水）。

2. 培养基

（1）上层培养基 牛肉膏蛋白胨半固体培养基（试管分装，每管5ml）。

（2）下层培养基 牛肉膏蛋白胨固体琼脂培养基。

（3）牛肉膏蛋白胨液体培养基、3倍浓缩的牛肉膏蛋白胨液体培养基。

3. 仪器和器具 无菌试管、培养皿、灭菌锥形瓶、细菌滤器、移液管、恒温水浴锅、离心机等。

四、实验方法

1. 噬菌体的分离

（1）制备菌悬液 取大肠埃希菌斜面培养物一支，加4ml无菌水洗下菌苔，制成菌悬液。

（2）噬菌体增殖培养 取100ml 3倍浓缩的牛肉膏蛋白胨液体培养基加入锥形瓶中，加入污水样品200ml、大肠埃希菌悬液2ml，37℃培养16～24h。

（3）制备裂解液 以上混合培养液2500r/min离心15min取上清液。将已灭菌的细菌滤器用无菌操作安装于灭菌抽滤瓶上，用橡皮管连接抽滤瓶与安全瓶，安全瓶再连接于真空泵。将上清液倒入细菌滤器，开动真空泵过滤除菌。所得滤液倒入灭菌锥形瓶内37℃培养过夜，以作无菌检查。

（4）确证试验 经无菌检查没有细菌生长的滤液进一步证明噬菌体的存在。

1）牛肉膏蛋白胨琼脂平板上加一滴大肠埃希菌悬液，再用灭菌玻璃涂布器将菌液涂布成均匀的薄层。

2）滤液处形成无菌生长的透明噬菌斑，便证明滤液中有大肠埃希菌噬菌体（实验图15-1）。

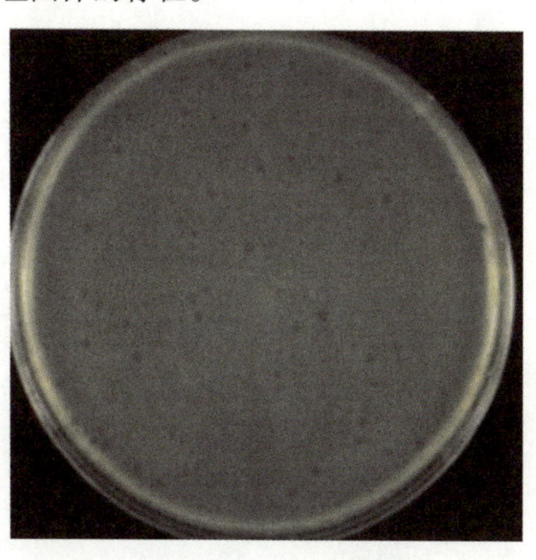

实验图15-1 透明噬菌斑

2. 噬菌体的纯化

（1）如果已证明确有噬菌体存在，用接种环取菌液一环接种于液体培养基内，再加入0.1ml大肠埃希菌悬液，使混合均匀。

（2）取上层培养基，熔化并冷至48℃（可预先熔化、冷却后放48℃水浴箱内备用），加入以上噬菌体与细菌的混合液0.2ml，立即混匀。

（3）立即倒入下层培养基上，混匀。置37℃培养12h。

（4）此时产生的独立噬菌斑，其形态和大小往往不统一。随后，使用接种针轻轻刺入单个噬菌斑中，谨慎地提取噬菌体，并将其接种至含有大肠埃希菌的液体培养基中。继而于37℃条件下进行培养。

（5）等待管内菌液完全溶解后，过滤除菌，即得到纯化的噬菌体。

注：以上（1）（2）（3）三个步骤，目的是在平板上得到单个噬菌斑，能否达到目的，取决于所分离得到的噬菌体滤液的浓度和所加滤液的量，若平板上的噬菌体连成一片，则需减少接种量（少于一环）或增加液体培养基的量；若噬菌斑太少，则增加接种量。

3. 噬菌体效价的测定

（1）倒平板 将熔化后冷却到45℃左右的下层牛肉膏蛋白胨固体琼脂培养基倾倒于11个无菌培养皿中，每皿约倾注10ml培养基，平放，待冷凝后在培养皿底部注明噬菌体稀释度。

（2）稀释噬菌体 按10倍稀释法，吸取0.5ml大肠埃希菌噬菌体，注入一支装有4.5ml液体培养基的试管中，即得到10^{-1}稀释液，取五支装有0.9ml液体培养基试管（已灭菌），依次标记10^{-2}、10^{-3}、10^{-4}、10^{-5}和10^{-6}，用无菌移液管从10^{-1}试管中吸取0.1ml大肠埃希菌噬菌体稀释液注入10^{-2}试管中混匀，另取一支无菌移液管从10^{-2}试管中吸取0.1ml至10^{-3}试管中，以此类推到10^{-6}试管。

（3）噬菌体与菌液混合、培养 将11支经过灭菌处理的空试管依次标记为10^{-4}、10^{-5}、10^{-6}和对照。从10^{-4}、10^{-5}和10^{-6}的噬菌体稀释液中分别吸取0.1ml，移入对应的无菌试管中，每个稀释度需设置三个重复。同时，在另外两支标记为对照的试管中加入0.1ml无菌水。随后，向所有试管中加入0.2ml大肠埃希菌菌悬液，轻轻摇动试管以确保菌液与噬菌体液充分混合。将试管置于37℃的水浴中，保温5min，以便噬菌体粒子能够充分吸附并侵入宿主细胞。

（4）接种上层培养基　将11支经熔化并维持在45℃的上层培养基各5ml，分别加入含有噬菌体和敏感菌液的混合试管中，迅速进行摇匀处理，随后立即倾注至相应编号的下层培养基平板表面。在倾注过程中，同时摇动平板以确保培养基迅速均匀铺展。待培养基凝固后，将平板置于37℃条件下进行培养。

（5）噬菌体效价计算　观察平板中的噬菌斑，并将结果记录于实验报告表格内，选取每皿有30～300个噬菌斑的平板计算噬菌体效价。

噬菌体效价=平均噬菌斑数/（取样量×稀释度）

例如：当稀释度为10^{-6}时，取样量为0.1ml/皿，同一稀释度中3个平板上的噬菌斑的平均值为179个，则该样品的噬菌体效价＝179/（0.1×10^{-6}）=1.79×10^{9}。

五、实验结果

1. 绘出平板上的噬菌斑检测结果，指出噬菌斑和宿主细菌。
2. 记录平板上噬菌斑数目，填入实验表15-1中。

实验表15-1　噬菌斑数目记录表

噬菌体稀释度	10^{-4}噬菌体稀释液	10^{-5}噬菌体稀释液	10^{-6}噬菌体稀释液	对照
噬菌斑数/皿				
平均噬菌斑数				

3. 计算噬菌体效价。

六、思考题

1. 测定噬菌体效价的原理及意义是什么？
2. 注意哪些操作可提高测定的准确性？

实验16　凝集反应

一、实验目的

1. 掌握玻片凝集反应的操作。
2. 学会根据凝集反应的现象鉴别结果。

二、实验原理

颗粒性抗原（细菌、红细胞等）与相应的抗体血清混合后，在电解质参与下经过一定时间，抗原抗体凝集成肉眼可见的凝集块，这种现象称为凝集反应。

玻片凝集反应是使用已知抗体与未知颗粒性抗原在玻片上直接结合而出现的凝集反应。此类反应较简单迅速，多用已知免疫血清诊断未知抗原，本次实验使用玻片凝集试验进行人类ABO血型的鉴定。

试管凝集反应多用已知抗原来检测未知抗体，在试管内将待检血清对倍稀释后，加入等量的已知颗粒性抗原与待检血清混合，然后观察试管内有无凝集块出现。如出现凝集块者为阳性反应。混合后仍均匀浑浊，无凝集块出现者为阴性反应。本次实验以定量的伤寒沙门菌为抗原，根据是否发生凝集反应来检测血清中是否含有对应的抗体；根据各试管凝集程度的不同，来判断血清抗体的效价。

三、实验材料

1. 菌种 伤寒沙门菌。

2. 试剂 生理盐水、手指末梢血、抗A标准血清、抗B标准血清、伤寒沙门菌抗原溶液、伤寒沙门菌免疫血清、消毒液等。

3. 器材 载玻片、记号笔、无菌采血针、酒精灯、接种环、试管、尖吸管、无菌棉棒、木棒、水浴箱、2.5%碘酒棉球、75%乙醇棉球、干棉球等。

四、实验方法

1. 玻片凝集试验——ABO血型的测定

（1）取洁净载玻片一张，用记号笔分为两格并注明A、B分区。

（2）倒置标准抗血清试剂瓶，悬空垂直轻轻挤出抗A标准血清一滴，滴在A区内；同法在B区内滴加抗B标准血清一滴。

（3）使用消毒液对左手环指进行消毒，待消毒液自然干燥后，使用无菌采血针快速刺破手指。

（4）用木棒的两端取血，分别在抗A标准血清和抗B标准血清中搅拌均匀，切记A、B两区不能混在一起。

（5）用无菌棉棒压迫手指止血。

（6）静置玻片数分钟后，观察红细胞凝集反应结果。

ABO血型判定方法如实验表16-1所示。

实验表16-1 ABO血型判定方法

抗A标准血清	抗B标准血清	血型
+	−	A
−	+	B
+	+	AB
−	−	O

2. 试管凝集试验

（1）取试管7支并标明管号。

（2）加生理盐水，第1管加0.9ml，其余各管加0.5ml。

（3）稀释血清，取伤寒沙门菌免疫血清0.1ml加入第1管中混匀后，取出0.5ml加至第2管吹打混匀。再将第2管中的溶液取出0.5ml加入第3支试管中，其余各管依次按照上述步骤将伤寒沙门菌免疫血清对倍稀释。至第6支试管时，将试剂混匀后，取出0.5ml弃之不用。第7支试管不含待检血清，作为实验的阴性对照管。

（4）加伤寒沙门菌抗原溶液，所有各管均加入0.5ml。

（5）摇荡试管架，使管内液体混匀，置37℃水浴2～4h（或37℃温箱孵育过夜），取出后观察结果，凡最高血清稀释度与菌液可产生明显凝集现象的，即为该血清的效价。

（6）结果分析及效价确定。各管反应结果判断见实验表16-2。

实验表16-2 试管凝集反应结果判定

液体	管底	判定
清晰透明	有大且厚、边缘稍不规则的凝集块	++++
比较清晰	凝集块完整，但较薄	+++

续表

液体	管底	判定
有轻度浑浊	有不完整但较大片的凝集块	++
浑浊	凝集块较小，呈颗粒状	+
同对照管	无凝集块，可能有少许细菌沉淀，轻摇即飘起后立即消散	–

五、实验结果

将实验结果填入实验表16-3和实验表16-4。

实验表16-3　ABO血型检测结果

检测内容	A侧发生的现象	B侧发生的现象	血型判定
检测结果			

实验表16-4　试管凝集试验现象及结果

	试管编号						
	1	2	3	4	5	6	7
血清稀释倍数							
凝集现象							
效价判定							
报告结果							

六、思　考　题

1. 本实验中电解质（生理盐水）的作用是什么？
2. 何谓血清的凝集效价？

（靖吉芳　钟芝兰　龙小山）

主要参考文献

曹德明，吴秀珍，2021. 病原生物与免疫学. 2版. 北京：人民卫生出版社

国家药典委员会，2025. 中华人民共和国药典（2025年版）. 北京：中国医药科技出版社

韩秋菊，2023. 药用微生物. 北京：化学工业出版社

李朝品，陈廷，2017. 微生物学与免疫学. 北京：科学出版社

李凡，徐志凯，2018. 医学微生物学. 9版. 北京：人民卫生出版社

刘文辉，胥振国，勾秋芬，2019. 微生物与免疫学. 2版. 北京：化学工业出版社

邵启祥，孙运芳，2024. 医学免疫学与病原生物学. 4版. 北京：科学出版社

孙静，高锐，2023. 病原生物与免疫学基础. 4版. 北京：高等教育出版社

万国福，2022. 微生物检验技术. 2版. 北京：化学工业出版社

万洪善，2024. 微生物应用技术. 3版. 北京：化学工业出版社

吴雄文，强华，2023. 微生物学与免疫学. 9版. 北京：人民卫生出版社

肖纯凌，吴松泉，2020. 病原生物学与免疫学. 8版. 北京：人民卫生出版社

杨朝辉，张宸豪，2022. 病原生物与免疫学. 2版. 北京：中国医药科技出版社

周德庆，2019. 微生物学教程. 3版. 北京：高等教育出版社

附　　录

附录A　常用培养基的配制

1. 普通营养琼脂培养基（培养细菌用）

牛肉膏	3～5g
蛋白胨	10g
NaCl	5g
琼脂	15～20g
水	1000ml
pH	7.2～7.4

2. 高氏一号培养基（培养各种放线菌用）

可溶性淀粉	20g
KNO_3	1.0g
NaCl	0.5g
$K_2HPO_4 \cdot 3H_2O$	0.5g
$MgSO_4 \cdot 7H_2O$	0.5g
$FeSO_4 \cdot 7H_2O$	0.01g
琼脂	15～20g
蒸馏水	1000ml

注：先用少量冷水把可溶性淀粉调成糊状，用文火加热，然后再加水及其他药品，待各成分溶解后再补足水至1000ml。

3. 改良沙氏培养基（培养真菌用）

葡萄糖	40g
蛋白胨	10g
琼脂	15～20g
蒸馏水	1000ml
pH	自然

4. 各种生化反应培养基

（1）糖发酵培养基

1）制备蛋白胨水培养基（蛋白胨1%，NaCl 0.5%，调pH 7.6）备用。

2）配制各种糖（葡萄糖、蔗糖、乳糖、麦芽糖）的20%的水溶液，0.56～0.7kg/cm^{2}高压蒸汽灭菌20min，备用。

3）取蛋白胨水培养基100ml，加入1.6%溴甲酚紫0.1ml，混匀，分装于小试管中，试管中倒置一杜氏小管，0.56～0.7kg/cm^{2}高压蒸汽灭菌20min，冷却后以无菌操作加入相应的灭菌糖溶液，使糖的最终浓度为0.5%～1.0%。

（2）磷酸盐-葡萄糖-蛋白胨-水培养基（甲基红试验、VP试验培养基）

蛋白胨	5g
K_2HPO_4	5g
葡萄糖	5g
蒸馏水	1000ml
pH	7.2～7.6

（3）枸橼酸盐琼脂培养基

枸橼酸钠（无水）	2.0g
NaCl	5.0g
K_2HPO_4	1.0g
硫酸镁	0.02g
磷酸二氢铵	1.0g
琼脂	15～20g
蒸馏水	1000ml
pH	6.8～7.0

注：各成分称量好置于烧杯中加热融化，调pH至6.8～7.0，加入1%溴麝香草酚蓝溶液1ml，混匀后分装于试管中，121.3℃灭菌20～30min后制成斜面。

（4）蛋白胨水培养基（吲哚试验用）

蛋白胨	10g
NaCl	5g
蒸馏水	1000ml
pH	7.2～7.4

（5）明胶培养基

牛肉膏	3～5g
蛋白胨	10g
NaCl	5g
明胶	120g
水	1000ml
pH	7.2～7.4

5. 硫乙醇酸盐培养基

葡萄糖	5.0g
酪胨	15.0g
L-胱氨酸	0.5g
硫乙醇酸钠	0.5g
酵母浸出粉	5.0g
NaCl	2.5g
0.1%刃天青（新配制）	1.0ml
琼脂粉	0.5～0.75g
水	1000ml

6. 玫瑰红钠琼脂培养基

葡萄糖	10.0g
胨	5.0g

KH_2PO_4	1.0g
$MgSO_4$	0.5g
玫瑰红钠	0.0133g
琼脂	15～20g
水	1000ml

附录 B　常用染色剂的配制

1. 碱性亚甲蓝染色液　亚甲蓝2g溶于100ml 95%的乙醇中制备成饱和溶液备用，取饱和溶液30ml与0.01%的KOH水溶液100ml混合均匀即可。

2. 苯酚复红染色液　碱性复红4g，溶于100ml 95%的乙醇中制备成饱和溶液备用，取该饱和溶液10ml与5%的苯酚溶液90ml混匀即可。

3. 结晶紫染色液　甲液：结晶紫2g，溶于95%乙醇20ml。乙液：草酸铵0.8g，蒸馏水80ml。甲液、乙液混匀即可。

4. 卢戈碘液　KI 2g溶于少量（如100ml）蒸馏水中，然后加入1g I_2，完全溶解后缓慢加蒸馏水至300ml即可。

5. 稀释复红溶液　用蒸馏水将苯酚复红染色液稀释10倍即可。

附录 C　常用试剂的配制

1. 甲基红试剂　称取甲基红0.1g，溶于95%的乙醇300ml中，用蒸馏水定容至500ml即可。

2. 柯氏试剂（测吲哚反应）　称取5.0g对二甲基氨基苯甲醛加至75ml戊醇中，50～60℃水浴搅拌使之完全溶解，冷却后将25ml浓盐酸缓慢加入，边加边搅拌，配好后置于棕色瓶中并放在暗处保藏。

3. 溴麝香草酚蓝　称取指示剂0.1g，置于研钵中磨成粉末，滴加0.01mol/L NaOH 1.6ml，补加蒸馏水至250ml即可。

自测题参考答案

第1章　细菌

一、判断题

1. × 2. × 3. √ 4. × 5. × 6. × 7. × 8. × 9. × 10. × 11. × 12. √ 13. × 14. √ 15. √ 16. √ 17. √ 18. × 19. × 20. √

二、单项选择题

1. D 2. C 3. D 4. A 5. A 6. D 7. D 8. C 9. A 10. C 11. D 12. C 13. D 14. D 15. B 16. B 17. B 18. D 19. D 20. D 21. B 22. D 23. A 24. C 25. C 26. A 27. D 28. D 29. D 30. B

三、多项选择题

1. ACDE 2. BCD 3. ABDE 4. ABC 5. CD 6. ABDE 7. ABCDE 8. ABCE 9. ABCDE 10. ABCD

第2章　放线菌

一、判断题

1. × 2. × 3. × 4. × 5. × 6. × 7. × 8. √ 9. √ 10. √

二、单项选择题

1. A 2. B 3. A 4. C 5. D 6. A 7. C 8. A 9. C 10. D 11. C 12. A 13. D 14. C 15. C 16. A 17. D 18. A 19. C

三、多项选择题

1. ABC 2. BE 3. BCD 4. ACD 5. ABCDE

第3章　其他原核细胞型微生物

一、判断题

1. √ 2. × 3. √ 4. × 5. × 6. × 7. √ 8. √ 9. √ 10. √

二、单项选择题

1. B 2. B 3. C 4. C 5. D 6. A 7. D 8. A 9. D 10. B 11. A 12. D 13. B 14. A 15. D 16. B 17. D 18. A 19. B 20. D

三、多项选择题

1. ABCDE 2. ABCD 3. ACDE 4. BCDE 5. ABDE 6. ABCD 7. ACDE 8. ACDE 9. ABCD 10. ABDE

第4章　真菌

一、判断题

1. √ 2. √ 3. × 4. × 5. √ 6. × 7. × 8. √ 9. √ 10. ×

二、单项选择题

1. C 2. D 3. C 4. A 5. C 6. B 7. A 8. A 9. B 10. A

三、多项选择题

1. ABCDE 2. ABC 3. CD 4. BCE 5. AD

第5章　病毒

一、判断题

1. × 2. √ 3. × 4. × 5. √ 6. × 7. √ 8. √ 9. × 10. √

二、单项选择题

1. C 2. D 3. D 4. D 5. B 6. B 7. D 8. A 9. C 10. D 11. D 12. B 13. A 14. B 15. C 16. C 17. B 18. A 19. B 20. D 21. D 22. C 23. C 24. B 25. B 26. D 27. D 28. A 29. A 30. B

三、多项选择题

1. AB 2. ABCDE 3. BCE 4. ACD 5. ABDE 6. ABCD 7. ACDE 8. BCE 9. AC 10. ABCDE 11. ABCE 12. ABCD 13. BD 14. ABCD

第6章　微生物的分布与控制

一、判断题

1. × 2. √ 3. √ 4. × 5. ×

二、单项选择题

1. A 2. C 3. B 4. D 5. B 6. B 7. A 8. C

9. C　10. D

三、多项选择题

1. AD　2. ABCDE　3. BC　4. ABCDE　5. ACD

第7章　药物制剂的微生物学检查

一、判断题

1. ×　2. ×　3. √　4. √　5. ×　6. ×　7. √　8. √　9. √　10. √

二、单项选择题

1. D　2. A　3. C　4. B　5. C

三、多项选择题

1. ABCD　2. ABCDE　3. ABDE　4. ABCDE　5. CDE

第8章　微生物在制药工业中的应用

一、判断题

1. √　2. ×　3. √　4. ×　5. √

二、单项选择题

1. C　2. A　3. D　4. B　5. B

三、多项选择题

1. ACE　2. ADE　3. BCE　4. ABCDE　5. ABCDE

第9章　制药工业中微生物的控制

一、判断题

1. ×　2. √　3. ×　4. ×　5. ×　6. ×　7. √　8. √　9. ×　10. √

二、单项选择题

1. A　2. C　3. C　4. B　5. C

三、多项选择题

1. ABCDE　2. ABCDE　3. ABCDE　4. ABCD　5. ABCDE　6. ABCDE　7. ABE　8. BCDE　9 . BCD　10. ABCDE

第10章　非特异性免疫

一、判断题

1. √　2. √　3. ×　4. ×　5. ×

二、单项选择题

1. D　2. D　3. B　4. C　5. D　6. B　7. A　8. B　9. A　10. D

三、多项选择题

1. ABD　2. ABC　3. ABC　4. ABCD　5. ABCDE

第11章　特异性免疫

一、判断题

1. √　2. √　3. ×　4. √　5. √

二、单项选择题

1. B　2. C　3. D　4. B　5. D　6. D　7. B　8. A　9. B　10. D　11. D　12. B　13. C　14. B　15. D

三、多项选择题

1. AB　2. BCE　3. BCE　4. ABCDE　5. DE　6. ABCDE　7. AB　8. BDE　9. ABC　10. ABCD

第12章　超敏反应

一、判断题

1. √　2. ×　3. √　4. ×　5. ×

二、单项选择题

1. C　2. B　3. B　4. D　5. A　6. B　7. B　8. C　9. D　10. C

三、多项选择题

1. ABDE　2. ABCE　3. AE　4. ABCDE　5. CD

第13章　免疫学的临床应用

一、判断题

1. ×　2. √　3. ×　4. √　5. ×

二、单项选择题

1. D　2. C　3. D　4. A　5. A　6. A　7. A　8. B　9. A　10. B

三、多项选择题

1. CDE　2. AB　3. ACD　4. ABCDE　5. BCDE